肖承悰◎主编

肖承悰

妇科集验真传

中国健康传媒集团

中国医药科技出版社

内容提要

本书是京城四大名医之首萧龙友先生嫡孙女、学术继承人肖承悰教授治疗妇科疾病临床实践之精要，包含了学术思想、常见妇科疾病诊治经验、对药应用经验等。书中理论完备，医案、组方分析翔实，附有自拟经验方，具有较高的临床实用价值，适合广大中医临床工作者，尤其是中医妇科临床工作者以及中医院校学生、中医爱好者研读、参考。

图书在版编目（CIP）数据

肖承悰妇科集验真传/肖承悰主编.—北京：中国医药科技出版社，2021.4
（2024.9 重印）

ISBN 978-7-5214-2349-5

Ⅰ.①肖…　Ⅱ.①肖…　Ⅲ.①中医妇科学–临床医学–经验–中国–现代
Ⅳ.①R271

中国版本图书馆CIP数据核字(2021)第031044号

美术编辑　陈君杞
版式设计　友全图文

出版　**中国健康传媒集团** | 中国医药科技出版社
地址　北京市海淀区文慧园北路甲 22 号
邮编　100082
电话　发行：010-62227427　邮购：010-62236938
网址　www.cmstp.com
规格　710×1000 mm $^1/_{16}$
印张　16
字数　283 千字
版次　2021 年 4 月第 1 版
印次　2024 年 9 月第 2 次印刷
印刷　北京京华铭诚工贸有限公司
经销　全国各地新华书店
书号　ISBN 978-7-5214-2349-5
定价　49.00 元

获取新书信息、投稿、为图书纠错，请扫码联系我们。

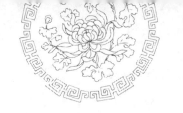

编 委 会

肖承悰教授主编《肖承悰妇科集验真传》即将付梓，读后有感至深！

　　肖承悰教授是我认识数十年的忘年之交，学术挚友，我比她大九岁，九岁为大，故属忘年，因而直到如今我惯称她肖小妹，所以我十分了解她。

　　肖教授祖籍四川三台人，她的祖父萧龙友先生（1870—1960年）是京城"四大名医"之首的一代儒医楷模，是难得的国学、医学、教育、管理（曾任知府、知县等）融为一体的复合人才，终生授业中医，尤擅长妇科。悬壶济世数十年，道术并重，誉满京城，至今传承百年。

　　肖承悰是燕京萧氏妇科嫡传弟子，自幼承听家训，受到祖父国学国医的熏陶，并在全日制普及教育的基础上又受到中医高等教育的培养。她集家传、师承、院校教育优势于一身，根基扎实，继承有素，发展有加。构成了她知识结构宽厚、中医学术思维传承创新的大理念。所以本书的出笼不仅是一部中医临床集验，更是有着她独具笃志国医的背景。

　　全书构写思路清晰，经典古籍和临床相结合，紧跟医学发展前沿趋势，衷中参西对妇科疑难疾病进行诊治，论点鲜明，病证结合，方药演绎匠心独运。既继承了燕京萧氏妇科的临证经验和学术思想，又具有自己的特色创新，在前沿知识上青出于蓝而胜于蓝，可谓难能可贵。又，本书的特色和影响不仅仅在于它的结构新颖，文字流畅，更在于它具有传承教育的可借鉴之处，上辈祖父传承于她，她接力传承于后辈，薪火相传已四代，根底坚实，形成了燕京萧氏妇科学术风格：

医道为先，临床为本，正本清源，全面发展，不拘门户，发挥特长。所以本书的集成不只在内容的撰写，更在于体现家传、师传、校传的活态传承之路。

　　肖承悰教授已是耄耋之年，为她祖父所期已是全国中医妇科名家，受同业人敬佩。也有人认为她性格上过于率直，我却认为她的诚实、正直、勤奋、踏实正是她在为人、为学、为医中的优秀品德，也是造就她成为一位中医妇科名家的素质所在。

　　肖承悰教授立足现代中西医医学发展，将其祖传的中医精华结合自身五十余年的医、教、研经历和临床实践，总结验方、医案，真实传输于本书，志成之心当为之传扬！特为之作序。

　　书，自有读者品鉴；序，谨此抒意共勉。

　　　　　　　　　　　　　　　　　　　　国医大师
　　　　　　　　　　　　　　　　　成都中医药大学教授　刘敏如
　　　　　　　　　　　　　　　　　　庚子年九月于北京

　　时光荏苒，从18岁走入北京中医药大学东直门医院的大门，我在这里已经学习及工作了60余年。我对中医痴心不改，爱之弥坚，至今仍坚持每周坐诊3~4次，支撑我的是传承中医的责任，鼓舞我的是中医济世的疗效，看到求子的患者如愿以偿，听到称我为"送好奶奶"，我感受到的不仅是个人成就，更多的是对中医认可的欣慰。有疗效就是硬道理，中医五千年不败，即使面对西医学的冲击，仍能一阳来复、重换生机，关键就在于疗效。博大精深的中医理论及前辈医家的学术经验，给后人提供了应对病证的办法，树立了其治病救人的信心。"作为妇科医生，用中医的办法，能让孩子生出来，就有信心"，这是我行医悟出的朴素道理。把我检验过的有效的治病经验和其中的道理传下去，也就是编著此书的初衷。

　　传承和发展中医也是我传承祖父志愿的承诺。我的祖父萧龙友先生是京城四大名医之首。20世纪20年代，老人家"自感数十年浮沉宦海于国于民无益"，毅然弃官从医，曾名动京师。他在中医最为艰难困苦时，以医术博得西医界同仁的信任和尊重，开创了中医进入西医院并用中药治病之先例。他筚路蓝缕，苦心经营，与孔伯华先生创办了中国北方第一所中医药大学——北平国医学院，在国医学院困难时倾囊相助，挽救中医教育事业。1954年，他以84岁高龄当选第一届全国人大代表，并提案设立中医学院，促成了1956年北京、上海、广州、成都4地中医学院的设立。我自幼与祖父、祖母一起生活，在祖父身边生活整整20年，耳濡目染，体会到为医先要为人、以淡泊宁静养医者仁心的精要；受言传身教，领

1

悟到医者要博采众长，摒弃门户之见，以天人合一、辨证论治为宗旨，衷中参西达治病救人之要的道理。他老人家是我一辈子的榜样，虽高山仰止，已很难企及他的高度，然景行行止，我还是要尽心尽力，为中医传承、发展做出自己的一点贡献。

中医要在坚守中传承，在创新中发展。我从祖父那里学习、继承了他的学术思想和经验，又在1959年考入北京中医药大学接受了6年正规的中医学院教育，系统学习了中西医理论，并跟师临床见习、实习。我在临证时谨遵祖父的真言："夫医者意也，意生于心，必心正而后意诚，意诚而后能辨证，而后能处方"，四诊合参，以辨证施治为核心，借鉴西医的检查方法，以求中医辨证、病证结合的精华。我通过临床实践感受到，临证取效之精髓在于坚守中医辨证施治的根本，同时借鉴西医的检查、检验等，如把B超、化验等作为望诊的延伸，将不能感受到的人体内部的"表现"用现代手段"望"见，就会增加诊治的把握。因此，我自己一贯践行不断学习西医妇科最新理论和实践成果的习惯，也不惮于在中医之外，建议患者使用适当的西医方法，也激励、教育我的学生重视对西医的学习，中西并重，因为对患者来说，无论中医还是西医治疗，能够解决或者减轻痛苦才是最关键的。这本书的很多篇章都体现了我的这个观点。

纸上得来终觉浅，绝知此事要躬行。中医是实践的医学，没有诊疗的实践，书本上的中医理论不可能变成确切的疗效。我50多年没有离开过临床一线，一直执着于直面患者、服务基层，去过青海高原、川蜀盆地、新疆等地，对此深有感触。没有实践就没有提高，只有不断地学思践悟，才可能在中医的殿堂中登堂入室，体会中医的规律与奥秘所带来的欢欣和喜悦。古往今来，中医名家的著作汗牛充栋，但要成为一名好中医，恐怕就是读遍百家之书也不可能实现，唯有注重师承，又在诊疗的实践中不断积累、体会和感悟，再博采众长才有可能。这本书是我的临床经验集成，是我思考与实践的结晶，我很珍视它，但我不企望也知道不可能使其成为医者以及学习者诊治妇科疾病的宝典，只是希望能够为读者进阶中医殿堂提供一级台阶，能够为医者诊治提供有益参考。

本书从临床实际需要出发，编述了妇科常见及疑难疾病，均是我50余年临床实践之精要。每病均有中西医的定义、病因病机，有方之组成及方义，附有验案，体现了衷中参西、病证结合、辨证论治为核心的宗旨。附有黄芪、阿胶用药心得，及1979年5月在原卫生部主办的全国第一届妇科师资班毕业时有关月经的讲义。

中医学有着悠久的历史，是中华民族的瑰宝，特别是中医妇科学，其为中华民族的繁衍昌盛、为妇女的健康做出了极大的贡献。我已至耄耋之年，然身逢盛世，仍志在千里。今国家高度重视中医药发展，当前抗疫中取得的成绩彰显了中医药的力量，凝聚着古今中医人的智慧与担当。我相信中医的繁荣发展未来可期，前途不可限量。我们践行习近平总书记"传承精华，守正创新"的精神，代代相传，使中医药、中医妇科学发扬光大，为人类做出更加卓越的贡献。我仍愿为这样的期望贡献自己的一份力量，是为序。

本书难免有不足之处，望同道及读者给予指正。

肖承悰

2020 年 9 月

目录

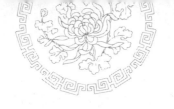

|第一章|
学术思想

一、注重阴阳平衡，用药平和

肖承悰教授在临床上注重肾中阴阳平衡，讲究用药平和。肖教授认为中医就是"中庸之道"，尤其妇人处于"血不足，气有余"的状态，更应"以和为贵"，用药讲究平衡、和谐，即人与整体社会环境一样要和谐。所谓自然和则美，国家和则强，社会和则安，家庭和则睦，生命和则康，身体和则健。

和者，调也，谐也。调即调和，谐即和谐。和法是通过和解或调和的作用以祛除病邪为目的的一种治法。调和之义如戴北山《广瘟疫论》所说："寒热并用之谓和，补泻合剂之谓和，表里双解之谓和，平其亢厉之谓和。"适用于脏腑气血不和，或寒热混杂，或虚实互见的病证。和方即全方无明显的寒热偏颇，性质平和，作用和缓，照顾较全面。

肖教授临证时强调肾中阴阳的平衡调节，辨其肾中水火之盈亏，病证之虚实，而调其阴阳，恢复肾中阴阳平衡。若为肾阳虚者要用中性偏阳一点的药物，若为肾阴虚者要用中性偏阴一点的药物，即"阴平阳秘，精神乃治"。

《素问·生气通天论篇》云："凡阴阳之要，阳密乃固，两者不和，若春无秋，若冬无夏，因而和之，是谓圣度。故阳强不能密，阴气乃绝，阴平阳秘，精神乃治，阴阳离决，精气乃绝。"此段经文揭示了阴阳协调平衡是维持生理功能的必要条件，凡肾中阴阳不平衡、肝脾不和、气血失调导致妇科疾病时，即用和法，调其偏胜，扶其不足，达到肾中阴阳平衡之目的，使病去人安。

肖教授所诊疾病大多是复杂、疑难、矛盾之病，多是从西医三甲医院诊治很久而转诊过来的患者，但是看肖教授开具的处方，用药往往无新奇之处，一般是避免大辛大热或大苦大寒之性的，使人感到这种处方是一杯"温吞水"，没有什么新意可言，可经过治疗，疗效甚佳，这与肖教授注重肾中阴阳平衡，重视气血调和是分不开的。

肖教授认为女子为阴柔之体，不能采用刚强猛烈之药，用药不怕轻柔，柔可克刚，贵在一个"和"字。女子以和为贵，和则气血顺畅，月事应时而下，和则美丽健康，和则妊娠有子。正如自然界中，天地之气和则风调雨顺、五谷丰登，人们安家乐业，人体内部阴阳动态平衡即是"和"的最好体现。

肖教授用药时考虑阴阳平衡关系，应用阴中求阳及阳中求阴的理论，其依据是阴阳互根互用。阴中求阳的治疗方法适用于阳虚，补阳时适当配伍补阴药的方法称为阴中求阳；阳中求阴的治疗方法适用于阴虚，补阴时适当配伍补阳药的方法称为阳中求阴。肖教授用药温而不燥，补而不腻，追求阴阳平衡。阴虚体质的人用滋阴药加少量助阳药，阳虚体质的人用助阳药加少量滋阴药，达到阴平阳秘、精神乃治的境界，往往是一两味中药就可起到画龙点睛作用。

肖教授治疗疾病时遵张景岳之意。《景岳全书》云："命门为精血之海，脾胃为水谷之海，均为五脏六腑之本。然命门为元气之根，为水火之宅，五脏之阴气，非此不能滋，五脏之阳气，非此不能发。""调经之要，贵在补脾胃以资血之源，养肾气以安血之室"，肖教授临证强调补肾以培先天之根，健脾以滋气血之源，调肝以利气血畅行。补肾善于阴阳双调，注重阴阳平衡，取景岳"善补阳者，必于阴中求阳，则阳得阴助而生化无穷；善补阴者，必于阳中求阴，则阴得阳升，而泉源不竭"之意。

临床上肖教授在经后期善用生熟地黄、女贞子、枸杞子、桑椹子、山萸肉以补肾阴，当归、白芍养肝养血柔肝，炒白术、茯苓、生薏苡仁健脾祛湿，配伍桑寄生、续断、菟丝子、覆盆子、沙苑子等平和的补益脾肾阳气的药物以阳中求阴。经间期及行经期在上方基础上辅以川牛膝、鸡血藤、赤芍、川芎、丹参、生山楂、泽兰等活血通经药，甚者运用苏木、地鳖虫以破血通经。在经前期运用仙灵脾、续断、菟丝子、巴戟天、紫石英、石楠叶、锁阳、鹿角霜补肾阳，紫河车大补精血，配伍生熟地黄、枸杞子、女贞子以阴中求阳。

二、辨证与辨病相结合

肖教授在疾病的诊治中充分利用了中西医各自的优势，参照西医诊断，结合中医辨证论治和随证施治规律以达到提高疗效的目的。肖教授重视天癸在女性生理、病理中的作用，常将天癸理论与西医下丘脑–垂体–卵巢性腺轴理论结合运用到临床上指导实践。天癸一词，最早见于《素问·上古天真论篇》："女子七岁，肾气盛，齿更发长；二七而天癸至，任脉通，太冲脉盛，月事以时下，故有子……七七任脉虚，太冲脉衰少，天癸竭，地道不通，故形坏而无子也"。"天"

即"先天"，"癸"即水，天癸是指来源于父母的、先天所得之水。天癸男女均有，其既具备物质属性，又具备功能属性，与人体的生长、发育、生殖功能存在密切的关系。从物质属性来说，天癸可以理解为元阴，从功能属性来说，天癸可理解为元气。

肖承悰教授认为，就女性来言，天癸是促使女性生长发育的一种物质，它来源于先天肾气，依靠后天脾气的支援逐渐发育成熟（天癸至），随后又逐渐衰退（天癸竭）。根据《素问·上古天真论篇》这条经文所述，月经产生的环路为肾气盛-天癸至-任通冲盛-胞宫月事以时下。在这个环路中，天癸至是最关键的一步，天癸的到来，显示了肾精的充盛，意味着生殖系统发育成熟，表现为初潮的到来及月经周期的建立，并具备了生育功能。因此，天癸与月经及生殖关系密切。天癸的"至"与"竭"与月经的初潮与停止、生殖功能的盛衰有密切的关系。在临床中，凡因天癸为病的疾病，除从补肾药入手之外，尚需调理其他脏腑。

肖承悰教授重视肾气-天癸-冲任-胞宫-月经轴对女性生理、病理的调节作用。早在1979年，肖教授在原卫生部举办的中医妇科师资班中的讲义指出，肾气是产生月经的最开始的环节，类似下丘脑产生的促性腺激素释放因子的作用，而天癸则类似垂体前叶所分泌的促性腺激素（如卵泡刺激素FSH及黄体生成素LH），并代表了卵巢的一部分功能。冲任二脉直接作用于胞宫，是产生月经的最后环节，故类似卵巢所分泌的雌、孕激素的作用。督脉、任脉循环往复维系人体阴阳脉气的平衡，维持月经的周期性，类似卵巢与下丘脑-垂体的反馈作用。心主神明、肝主谋略、脾主思虑的生理功能又与大脑皮层的功能类似，对月经周期是有影响的。所以，肖教授认为月经产生的路径是肾气-天癸-冲任-胞宫-月经，与西医学下丘脑-垂体-卵巢内分泌途径反馈作用机制相符合。肖教授在近60年的临证中一直运用中医肾气-天癸-冲任-胞宫-月经轴理论与西医下丘脑-垂体-卵巢性腺轴理论结合治疗妇科生殖内分泌疾病。

肖教授在诊治疑难疾病时，尤其注重发挥中医四诊八纲的优势，同时参考西医检测结果，为患者取得更精细、科学的确诊依据，然后对症治疗以求速效。注重辨证与辨病相结合，这与肖教授的家传有很密切的关系。

其祖父萧龙友先生力倡中西医结合，其所撰《整理中国医学意见书》云："今者西学东渐，趋重科学，其术虽未必尽合乎道，而器具之完备，药物之精良，手术之灵巧，实有足称者。今欲提倡国医，如仅从物质文明与之争衡，势必不能相敌。而所谓中医之精粹能亘数千年而不败者，其故安在？必当就古书中过细搜讨，求其实际，列为科学，而后可以自存……总之医药为救人而设，本无中西之分，研此道者，不可为古人愚，不可为今人欺，或道或术，当求其本以定，一是不可舍己芸人，亦不可非人是我。""至于治病之法，中西医虽不同，其愈病则一。"
又说："医无中西，同一救人，不过方法不同耳……医学关国家兴废存亡，非同小
可，吾敢断言，纯用西法，未必能保种强国，如提倡中西并用或有振兴之日。"充
分说明中西医结合是他的理念之一，肖教授深受其影响。

肖教授临证坚持中医为主，西医为辅，一切以患者利益为根本。她特别主张
治病时先明确西医诊断，将现代仪器设备检测到的有关疾病的微观数据，包括各
种化验及病理结果等作为症状和体征的延伸，融入中医学的辨证材料之中，病证
结合，不断丰富和发展辨证论治的内涵，以进一步明确诊断，防止误诊误治，提
高疗效，并且有助于早期发现疾病的症结，早期治疗，同时防止疾病传变，这是
"上工"的体现。

中医辨证与西医辨病，虽然是两个截然不同的理论体系和思维模式，但肖教
授在临床上对疾病做分析处理时，常把二者有机地结合起来。如闭经既是症状，
也是疾病，临证时首先将闭经西医病因明确，再结合中医辨证治疗。若闭经由高
泌乳素引起，在辨证基础上则加用炒麦芽、蝉衣、当归、桃仁、香附等药；若闭
经由高睾酮引起，在辨证基础上则加用生地黄、女贞子、赤白芍、知母、麦冬等
药；若闭经由高胰岛素引起，在辨证基础上则加用海藻、昆布、泽兰、炒山楂、
丝瓜络、枳实、茯苓等药。

现今社会，女性要上学、工作、升职，压力太大，社会因素多变，如年轻女
孩崇尚骨感美，盲目减肥，或有些女性反复流产，人们多食肥甘厚味，加之食品
添加剂等问题，新情况层出不穷，故中医需要与时俱进。肖教授说："医学检查的
器械越来越精细，实验方法越来越先进，如果充分利用这些中西医共有的检查仪
器、化验手段，加强微观辨证，就可以更好地为中医服务。"肖教授还强调："中
西医结合，衷中参西，始终要把'中'放在第一位。中医需要我们科学、客观、
严谨地对待，只有严格按照中医的辨证施治、理法方药治病，因人因时因地制宜，
才能发挥真正的优势，才是疗效好的关键。"

但是，临床上有时会遇到无证可辨的情况，如有些卵巢囊肿患者，无任何自
觉症状，月经亦正常，只在体检时做B超发现卵巢囊肿才来就诊，肖教授强调：
"这就要从病论治，从卵巢囊肿产生的机制入手，辨病论治，立法处方。若有大的
囊肿，应以西医为主，中医是辅助，不能大包大揽，耽误患者，可以考虑先治一
个月，若情况允许，则继续治疗"。在治疗上严格从中医角度分析其发病机制，辨
属中医何种证候，对证用药。正是本着这种"继承传统不泥古，开拓创新不离源"
的精神，肖教授在临床诊疗中，坚持结合基础体温测定、B超检查、血女性激素
检验、血肿瘤5项检查等，既有助于明确西医诊断，指导用药，又可为疗效提供

验证，不易误诊，形成了自己独特的学术观点和治疗方法。

三、配伍精当，注重对药

肖教授临证之时，常常双药并书，或三药相互协同、相互促进以增效，肖教授常说是二三用药。肖教授组方用药的关键在于配伍，几分入气、几分入血，几分温热、几分寒凉，几分补益收涩、几分攻利散结，诸药入于五脏各占几分等，悉当辨析而成竹于心。肖教授临证处方用药之时，多根据辨证思路，选定治疗之主方，再以对药增减，增强主方对主症的疗效，同时兼顾其他兼症，形成了一定的处方用药特色和经验。肖教授诊治疾患，处方精炼而平和，总离不了二三用药的灵活运用。

如湿热下注引起带下量多，色黄有异味，用土茯苓与车前草清热利湿、椿根皮与鸡冠花止带去味；血虚血瘀者根据月经周期合用牡丹皮与丹参；肝郁气滞，胁肋疼痛用延胡索与郁金；胃痛不适选用鸡内金与佛手；胃痛不适偏寒者选用香附与高良姜；心火上炎导致的口疮用竹叶与灯心草；癥瘕患者加用制鳖甲与生牡蛎；肿瘤放疗、化疗的患者选用半枝莲与白花蛇舌草等。

肖教授组方用药非常重视中药的配伍，并在长期临床实践中形成了一些固定的药物配伍模式，如赤芍配白芍，赤芍以泻为用，清热凉血，活血祛瘀通经脉，白芍以补为功，能补血敛阴，柔肝和营，具有缓急止痛的作用，二药配伍应用，敛散相抑，补泻并举，有养血活血止痛之效，对虚中夹瘀或因瘀致虚者用之尤宜，常用于治疗输卵管阻塞性不孕症、痛经、盆腔炎、卵巢囊肿等。

胡芦巴与巴戟天常用于治疗痛经，但因二药大热，故常佐配牡丹皮与紫丹参凉血活血，赤芍与白芍凉血敛阴，可制约胡芦巴与巴戟天的燥热之性，且凉而不滞，效果较好。

肉苁蓉、锁阳既温肾阳，又益精血，临床常用于治疗肾阳虚型月经量少、月经后期、不孕症、卵巢早衰、更年期综合征、阳虚便秘等患者。妇人素体肾虚，阳气不足，或多次人工流产，或病情日久，致肾虚精血不足，肖教授临证用此对药，尤其对临床精血亏虚合并大便秘结者，有一箭双雕之功效。

灵磁石与石决明、黄芩与杜仲这两对对药常用于治疗肾虚肝旺、肝阳上亢之头晕目眩、急躁易怒等，也用于降血压，尤其用于更年期综合征合并高血压患者。经断前后肾气渐衰，肾精渐耗，精血更显不足，精血同源，肝肾阴虚，阴虚阳亢，故易出现血压波动、头晕耳鸣等症。灵磁石、石决明同用，可平肝潜阳、清肝明目，但药性寒，质沉，脾胃虚弱患者慎用。对已诊断为高血压的患者，嘱之不能停用降压药。对从未服西药降压药的患者，可先嘱其服中药治疗，静待观察，如若血压恢复正常，则不必服西药。

龙骨、牡蛎也是肖教授临床常用之药。龙骨味甘、涩，性平，入心、肝、肾、大肠经，功能敛气逐湿，止盗汗，安神，涩精止血。牡蛎味咸、涩，入肝、肾经，敛阴，潜阳，止汗，涩精，化痰，软坚。肖教授临证用其4种功效：①二药之安神定志作用，用于治疗更年期综合征、卵巢早衰之心烦失眠者。②二药之软坚散结作用，用于治疗子宫肌瘤、卵巢囊肿、子宫内膜异位症及子宫腺肌症等癥瘕患者。③二药之重镇作用，镇静子宫，且常收敛固涩，用于治疗胎漏、胎动不安患者。④二药之固涩止汗止血止带作用，用于治疗潮热汗多之更年期综合征、出血不止之崩漏以及肾虚带下量多之症。

红藤与忍冬藤两药常用于治疗盆腔炎性疾病后遗症患者。盆腔炎性疾病后遗症常为湿热毒邪与冲任胞宫气血搏结，凝滞不去，而致妇人小腹疼痛。两药皆有清热解毒、抗菌消炎作用，可清热消痈，解毒通络，不但能祛除湿热，还能通过两药的通络作用，祛瘀止痛，所谓通则不痛。

白茅根、马齿苋：白茅根入血分，清血分之热而凉血止血，正如《本草正义》所言："白茅根，寒凉而味甚甘，能清血分之热而不伤于燥，又不粘腻，故凉血而不虑其积瘀，以主吐衄呕血。泄降火逆，其效甚捷"。马齿苋清热凉血，收敛止血，用治崩漏下血。二药相配，可清热凉血，收敛止血。

四、注重心理疏导，以情胜情

对于七情致病，肖教授主张辅以心理治疗。南宋著名妇产科医家陈自明在《妇人大全良方·室女经闭成劳方论》中说："夫人之生，以气血为本，人之病，未有不先伤其气血者。世有室女、童男，积想在心，思虑过当，多致劳损……盖病起于五脏之中，无有已期，药力不可及也，若或自能改易心志，用药扶接，如此则可得九死一生。"

肖教授认为医学心理学的融入对妇科有很好的指导作用。现代女性压力较大，既要照顾好家庭，又要保证工作，更年期可能提前；经前期综合征的女性经前出现的心烦、头痛、腹泻、失眠等症状加重；求子心切的女性，承受来自家庭、社会及个人的压力，这些妇科疾病都和心理有关，所以肖教授在临诊时总是给患者做思想工作，跟患者交朋友，重视其心理治疗。除了通晓医道外，肖教授还了解许多天文地理、饮食起居及风土人情方面的知识，常常一句乡音就和患者一见如故，使患者放松紧张和戒备心理，滔滔诉出其苦恼及病痛，肖教授则从中察出"症结"所在，细心疏导，对症下药，达到事半功倍的效果。

对于更年期综合征的治疗，不仅是给予药物，也包括心理疏导。肖教授时常告诉患者要注意自我调节，心态要平和，了解更年期是女性必经的正常生理现象，肖教授常常一句"我也有更年期"的话，就使患者放松而平衡了心态。肖教授在诊治疾病时从心理、社会方面考虑患者的诊疗与康复，经常给陪同家属做一些解释工作，让他们理解患者，从而达到更好的疗效。

肖教授临床诊病认真仔细，态度和蔼，重视精神因素对于病情演变及治疗效果的影响，仔细倾听患者心声，观察其精神状态，不厌其烦地疏导患者心理，并深入浅出地给予科学解释，使患者对医生充满信任感，积极配合治疗。如患者对自己病情焦虑、恐惧、悲观，她还常通过亲身经历对患者进行指导性交谈，缓解其消极情绪，使其树立起战胜疾病的信心和决心，不少患者因此明显好转或痊愈。

对于求子者，肖教授经常跟患者讲相似的有效病例，使其心态平和，提高信心。虽然这样做很费神，需要跟患者做大量的解释工作，但肖教授不厌其烦，巧妙地劝解患者，往往能够收到很好的效果。中医的传承真正可贵之处不只在于精湛医术的传承，还在于高尚医德的延续，这也正是萧氏家族的传统。

肖教授从祖父的言传身教中深深懂得，作为一个医生要心中有仁，眼里有爱，不能嫌贫爱富，对患者要一视同仁。她常说："我们必须要努力去实践大医精诚。行医要对得起患者，要有同情心，不可以敷衍。不是说要同情弱者吗？病人就是弱者。"肖教授将心比心，真正把患者当作自己的亲人，"患者不远千里、万里来就诊，又要请假、安排工作，每天熬药，天天喝苦药是不容易坚持的"，想想患者头天下午或半夜就在医院门外为挂号排个通宵，肖教授就心疼不已，总是满足患者的加号需求，即使是在自己病痛之时。记得有几次肖教授胃痛难忍，都坚持出诊直至看完最后一名患者，甚至有一次上午半天的门诊看到了下午3点多。肖教授不顾自己身体极度不适，坚强地忍着病痛，靠着顽强的毅力为患者免除痛苦，以实际行动践行着大医精诚。

在用药方面，肖教授常用价格低廉之中药，不用贵药，若因病情需要必须要用，则询问患者是否能够承受，患者认可方才开具处方。肖教授从不开大方，从各个方面切实为患者着想，不愧为真正的平民大医。

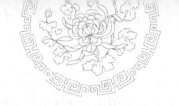

|第二章|
妇科疾病诊治经验

第一节 多囊卵巢综合征

多囊卵巢综合征（polycystic ovary syndrome，PCOS）是一种发病多因性、临床表现多态性的综合征，是妇科临床常见的内分泌紊乱性疾病。多囊卵巢综合征的病因迄今不明，其临床表现有月经稀发、闭经、无排卵、多毛、肥胖、子宫异常出血、痤疮、黑棘皮症、不孕合并双侧卵巢增大呈多囊改变等，以雄激素过多和持续无排卵为主要临床特征。中医无多囊卵巢综合征病名，根据其临床表现的多样性，将多囊卵巢综合征归属于月经后期、月经量少、闭经、崩漏、不孕等疾病范畴，根据卵巢增大、表面包膜增厚的特点，又可归属于癥瘕的范畴。

一、中西医发病机制

（一）西医发病机制

1.遗传因素

尽管PCOS的发病机制尚未完全阐明，但遗传因素仍被认为是PCOS的主要发病机制之一。Kahsar—Miller等对93例PCOS患者进行追踪调查，发现其母亲及姐妹的患病率分别是24%和32%，显著高于一般人群。Vink等对1332对单卵双胞胎和1873对双卵双胞胎进行研究，发现单卵双胞胎均患PCOS的几率是双卵双胞胎的2倍，对月经稀发、痤疮、多毛症进行遗传分析亦证实PCOS具有家族遗传性。Kulshreshtha等研究也发现PCOS的家族聚集性表现为一级亲属患代谢综合征、糖尿病、肥胖以及高血压的风险增加。

2.高黄体生成素

PCOS患者普遍存在黄体生成素（luteinizing hormone，LH）升高，且部分患者的LH与卵泡刺激素（follicle stimulating hormone，FSH）的比值（LH/FSH）升高，这种下丘脑-垂体-卵巢（hypothalamus-pituitary-ovary，HPO）轴的紊乱也被认为是PCOS的发病原因之一。促性腺激素释放激素的大量脉冲式释放，导致LH升高。LH的释放能够使雄激素水平升高，一方面，LH通过与卵泡膜细胞上的LH受体结合，激活卵泡膜上的细胞色素P450，将细胞内的胆固醇转化为雄激素；另一方面，LH可诱导卵巢通过旁分泌或自分泌方式分泌胰岛素生长因子1（insulin-like growth factor 1，IGF-1），促进雄激素的合成及释放。高水平的LH抑制FSH的功能，使颗粒细胞过早黄素化，小窦状卵泡发育停滞，加之雄激素水平较高，最终导致卵巢多囊样改变。

3.高雄激素血症

PCOS患者具有临床或生化指标的雄激素过高的表现，80%～90%患者循环血液中能检测到雄激素水平的升高。一方面，高水平的LH使卵泡膜细胞产生过量雄激素，FSH的水平低下及雄激素向雌二醇转化不足，无法募集优势卵泡，从而导致排卵停止；另一方面，高雄激素血症主要是由睾酮、雄烯二酮和硫酸脱氢表雄酮升高引起，异常和未成熟的卵母细胞暴露在卵泡液的高水平雄激素下，阻断优势卵泡发育，使卵泡生长停滞甚至闭锁，且子宫内膜由于持续受雌激素刺激而无孕激素抵抗，增加了患子宫内膜癌的风险。

4.高胰岛素血症及胰岛素抵抗（IR）

IR是人体生理水平的胰岛素促进器官组织和细胞利用葡萄糖能力下降的一种代谢状态，机体只有代偿性增加胰岛素的分泌才能维持正常的血糖水平，从而形成高胰岛素血症。据报道，44%～77%的PCOS患者合并IR或高胰岛素血症，IR不仅存在于肥胖PCOS患者，身材消瘦者也可存在。一方面，高胰岛素血症直接作用于卵巢卵泡膜细胞上的胰岛素受体（INSR），影响PCOS患者的卵泡发育和受孕；另一方面，IR选择性地影响组织特异性代谢作用，增加卵巢卵泡膜细胞对LH的应答敏感性，使雄激素分泌增多，还可以通过IGF-1诱导细胞色素P450协同作用增加雄激素的合成及分泌，同时较高的胰岛素水平抑制了肝脏性激素结合球蛋白（sex hormone binding globulin，SHBG）合成，进一步增加了游离雄激素的水平，进而影响PCOS患者受孕与胚胎着床。

5.低度炎症反应

目前研究证实PCOS与炎症相关。炎症可能参与HPO轴功能紊乱及卵泡发育障碍的过程，其中淋巴细胞具有分泌多种炎症因子及免疫调节因子的功能，可能参与调节卵巢多种功能，如卵泡形成、排卵、黄体形成和撤退及引发卵泡闭锁，脂肪组织中单核细胞产生的促炎因子可能是PCOS发生IR的介质，而巨噬细胞可吞噬卵泡细胞使其凋亡。Kelly等研究对17例PCOS患者与15例健康者的C反应蛋白（C-reactive protein，CRP）水平进行了比较，发现PCOS患者的CRP水平明显高于健康组，且与体质量、IR呈正相关。Zafari Zangeneh等研究纳入85例PCOS患者和86例非PCOS患者，发现PCOS患者血清炎性因子白细胞介素1、肿瘤坏死因子α水平均高于非PCOS患者。IR和雄激素水平与PCOS低度炎症反应密切相关，炎症因子的信号转导与INSR后的信号通路存在交叉，炎症因子可能通过干扰INSR的酪氨酸磷酸化过程直接介导IR；某些炎症因子可能通过促进卵巢颗粒细胞凋亡及抑制芳香化酶P450，影响睾酮向雌激素的转化，使PCOS患者雄激素水平升高。

6.肥胖

PCOS患者普遍存在肥胖，且多表现为中心性肥胖。李慧蓉等的研究按体质量指数将141例PCOS患者进行分组比较，发现体质量指数越大者，合并IR及高雄激素血症的几率越高。一方面，肥胖能够抑制肝脏合成性激素结合球蛋白（sex hormone-binding globulin，SHBG），促进雄激素和胰岛素的分泌进而导致IR，而高水平的胰岛素和雄激素又进一步加重了脂肪分布异常；另一方面，肥胖加重PCOS患者的代谢功能异常，导致患者更容易发生IR。肥胖通过提高脂肪组织的氧化应激水平，激活炎症信号通路，提高脂肪细胞炎症因子的表达，延长PCOS患者慢性炎症状态并加重IR水平。

7.环境及其他因素

Barker等提出假设，婴儿时期暴露在高雄激素水平的环境中，会导致成年后某些基因的突变，进而增加了PCOS发生的可能。Homburg等研究纳入9例PCOS孕妇和12例非PCOS孕妇，检测新生儿皮脂分泌物来评估宫内雄激素的累积水平，发现6例PCOS孕妇的新生儿雄激素水平过高，而非PCOS孕妇的新生儿仅有1例高雄激素血症。Bottcher等研究认为PCOS患者体内过多的阿片类物质可能突破了促性腺激素脉冲式分泌的阈值，导致LH水平升高，增加雄激素分泌。Petríková等提出PCOS卵巢功能异常可能与机体自身免疫异常有关，如抗卵巢抗体、抗精子抗体、抗甲状腺抗体的产生引发PCOS。另有研究通过比较12例健康者与24例PCOS患者体内与细胞自噬相关的因子水平，发现PCOS患者的高雄激素血症可能与子宫内膜自噬的调控能力下降有关。

8.抗苗勒管氏激素

抗苗勒管氏激素，也就是AMH，是由窦前卵泡和窦卵泡的颗粒细胞所分泌的一种糖蛋白激素。其血清里的浓度在青春期前处于低水平（3.09±2.91）ng/ml，青春期开始，它开始逐渐升高，在20～25岁达到顶峰（5.02±3.35）ng/ml，之后此激素水平开始慢慢随年龄增长而降低，实际上也是随着卵巢储备功能的下降而下降，直到绝经后达到一个不能探测到的水平。多囊卵巢综合征患者的AMH水平会比一般人升高2~3倍，所以诊断多囊卵巢综合征时，AMH是一个很有用的指标。而且，伴有胰岛素抵抗的多囊卵巢综合征患者的AMH水平会更高。

（二）中医发病机制

《医碥》记载："积久聚多……经络为之壅塞，皮肉为之麻木，甚至结成窠囊，牢不可破，其患固不一矣。"多囊卵巢综合征与肾虚、脾虚、肝郁、痰湿、血瘀、郁热等因素有关，涉及肾、肝、脾多脏腑。肾虚不能蒸腾下焦津液，水湿津液聚而成痰；平素肝失疏泄，横逆犯脾，脾虚不能运化水湿；痰湿阻滞胞络，经水不行，故出现闭经、不孕等。主要病因病机可归纳为肾虚痰湿、肝郁血瘀、肝经湿热和脾虚痰湿。

1.肾虚痰湿

肾之阳气，职司气化，主前后二阴，有调节水液、推动月经周期演变的作用。如禀赋薄弱，先天不足，肾气欠盛，冲任失资，天癸不能按时泌至。肾气受损，冲任不足，气化不力，一方面不能推动月经，以致闭经不潮；另一方面，水液精微失运，停聚而成痰湿。肾虚气化不力，不能协助肝脾以司运化，加之平素恣食膏粱厚味，或饮食失节，或饥饱无常损伤脾胃，脾虚则痰湿更易产生，气机不畅，经脉受阻，冲任失调而致月经不调，渐致闭经；或痰湿积聚，脂膜壅塞，体肥多毛；或痰脂凝聚而致卵巢增大，包膜增厚。

2.肝郁血瘀

赵献可在《医贯》中云："七情内伤，郁而生痰。"七情内伤导致肝郁，肝郁凝痰，痰瘀成癥，致气滞血瘀，日久之后，亦容易导致癥瘕。清代萧埙《女科经纶》引武叔卿之说："痞一癥二；曰血曰食，而不及痰饮，何也？盖痞气之中，未尝无饮，而血癥、食癥之内，未尝无痰。"因此，当血癥形成后，或日益加深，闭经亦日趋顽固，而气滞血瘀日益加深，痰湿脂浊的症状也日趋明显，其痰瘀凝聚而成癥，结于胞脉胞络，形成月经稀发、月经失调、不孕等顽症。

3.肝经湿热

七情内伤导致肝郁，肝郁凝痰。因肝有疏泄功能，亦能助脾胃升降运化，肝脾气血之间的协调对内分泌的调节，特别是对脂浊的运化更有重要意义。严用和在《济生方》中说："人之气道贵乎顺，顺则津液流通，决无痰饮之患。"肝郁气滞易于凝聚痰湿脂浊，而且肝郁之后，气郁化火，热扰冲任，月经先期甚至淋漓不断，同时可见烦躁口渴、痤疮多毛等现象。

4.脾虚痰湿

脾为后天之本，主运化水谷及水湿，升清统血，为气血生化之源。脾又为生痰之源，若素体肥胖或恣食肥甘厚味，或饮食不节，或饥饱无常，损伤脾胃，致气机升降失常，运化功能减弱，进而气血乏源，水湿代谢失常，则停聚为痰。痰湿脂膜流注下焦，阻滞于冲任，胞脉气机不畅，遂致月经后期甚或闭经；冲任失司，躯脂满溢，闭塞胞宫，而致不孕；痰湿脂膜积聚体内，而致体胖多毛。《丹溪心法》中指出："若是肥盛妇人，禀受甚厚，恣于酒食之人，经水不调，不能成胎，谓之躯脂满溢，闭塞子宫。宜行湿燥痰，用星、夏、苍术、台芎、防风、羌活、滑石，或导痰汤之类。"

二、肖承悰教授对该疾病的认识及治疗特点

（一）病因病机认识

肖承悰教授经过多年的理论及临床深入研究，对多囊卵巢综合征有自己独特的见解，提出多囊卵巢综合征主要责之于肾、肝、脾三脏，其中肾虚为根本，肾虚痰瘀是本病的主要病机。

1.肾虚

（1）在生理上，肾为五脏六腑之本，肾所藏之精，又称为肾中精气，具有促进机体生长、发育和生殖的作用。肾藏精，精能生髓，精髓又可以化血，精血同源，肾精充足，则血液不亏。肾主生殖繁衍，肾精是胚胎发育的原始物质，又能促进生殖功能的成熟。《素问·奇病论篇》谓："胞络者系于肾"，"冲任之本在肾"，《傅青主女科》云："经水出诸肾"，"经本于肾"，《医学正传》云："月经全借肾水施化"，为从肾治疗月经病提供了理论依据。肾气盛是天癸至的先提条件，在肾气—天癸—冲任—胞宫—月经性腺轴中，肾气是起主导作用的，说明肾在月经来潮中具有重要作用。

（2）月经的产生是肾气、天癸、气血、冲任共同协调作用于胞宫的结果，肾气、天癸、冲任、胞宫是产生月经的主要环节，其中任何一个环节发生功能失调都可导致月经病。若先天禀赋不足，则易致肾气不足，冲任精血虚少，天癸早绝；若早婚多产，房事不节，可损伤胞宫胞脉，致肾精损伤；若过劳易耗气失血致冲任损伤；若节食过饥则气血生化乏源；若暴饮暴食，过食肥甘致脾胃受损，气血生化之源匮乏，病久及肾。肾之阴阳不足，精亏血少，天癸不足，冲任血虚，胞宫失于濡养则经水渐少。《医学正传》云："月经全借肾水施化，肾水既乏，则经血日以干涸"，说明月经的产生以肾为主导。若肾气受损，天癸亏乏，精血匮乏，源断其流，冲任失养，血海不足，可致闭经不潮。因多囊卵巢综合征患者排卵障碍且多伴有闭经、月经稀发等，故肾虚也是引起多囊卵巢综合征的一个主要因素。

2.痰浊

（1）在生理上，《素问·逆调论篇》云："肾者，水脏，主津液。"肾为水脏，调节水液代谢，称为肾的气化作用。肾主水的功能是靠肾阳对水液的气化作用来实现的。肾阳的温煦、蒸腾气化使肺脾等脏腑发挥各自在水液代谢中的作用，尤以肾的作用贯穿始终，居于极其重要的地位。

（2）在病理上，水液精微失运，停聚而成痰湿。痰湿的产生主要在于肾，肾之阳气职司气化，主前后二阴，有调节水液的作用。肾阳不足，气化不利，水液内停，聚而生痰。肾虚气化不利，不能协助脾之运化、肝之疏泄，加之平素恣食肥甘炙煿或饮食失节，或饥饱无常损伤脾胃，使脾失健运，胃失和降，水湿不化，变生痰浊；嗜酒之人，湿热内蕴，脾胃失和，运化无权，水津失布，聚而为痰；或平素忧思、郁怒、惊恐等，皆可引起气机紊乱，经络阻滞，气化不能，升降运动受阻，水液停蓄而为痰浊；或愤郁不伸，肝郁克脾，脾失运化，湿聚成痰；或郁怒伤肝，肝气郁结，郁而化火，肝火旺盛，炼液成痰。肾、肝、脾功能失调易引起脾肾气虚、痰湿阻滞、肝郁气滞化火而使患者出现肥胖、多毛、痤疮等症状。

3.瘀血

（1）在生理上，血是人体生命活动的物质基础，其藏于肝，总统于心，统摄、生化于脾，宣布于肺，施泄于肾，与五脏皆相关联。血行脉中，周流全身，依赖气的推动与固摄。

（2）在病理上，若脏腑功能失调，影响气之运行而致气升降出入失常，导致血行障碍，形成瘀血；或因肾气不足，推动无力，血行迟滞，形成瘀血；或因固摄失权，血溢脉外，形成瘀血；或因慢性疾病，病程久远，常常在某种程度上兼有瘀血，即所谓"久病多瘀"。

痰浊与瘀血都是疾病过程中形成的病理产物，往往相互影响，既可因痰致瘀，又可因瘀致痰，最终致痰瘀互结。

痰湿凝聚，气滞血瘀，易致癥瘕。多囊卵巢综合征病程长，较难治愈，患者易情志不畅，导致肝气郁结，日久化热；木克脾土，脾失健运，湿浊内生，湿热互结，下注胞宫；肝主疏泄，助脾胃升降运化，亦可助脂浊运化，故肝郁气滞，易于凝聚痰湿脂浊。气滞其血，血滞其气，损伤冲任。肾气不足，气化不利，水液失运，停聚而成痰湿；痰湿积聚，脂膜壅塞，体肥多毛，或痰脂凝聚而致卵巢增大，包膜增厚。癥瘕形成后，或日益加深，闭经也日趋顽固，而气滞血瘀日益加深，痰湿脂浊的症状也日趋明显，其痰瘀凝聚而成癥，结于胞脉、胞络，形成月经稀发、月经失调、不孕等顽症。

在临床上，肖教授发现多囊卵巢综合征患者多事业心强，工作负担重，精神压力大或患病前有不良生活事件发生，有些初、高中学生是班级学习尖子，学习负担过重，经常熬夜学习，睡眠少，活动少，有些学生则在国外就读，小小年纪背井离乡，形单影只，这些沉重的精神压力往往容易诱发多囊卵巢综合征。

（二）治疗经验

多囊卵巢综合征是妇科临床常见病、疑难病，近年来由于生活节奏加快，工作压力增加，其发病率呈明显上升趋势。肖教授对多囊卵巢综合征的治疗有独特的见解，临床效果显著。

1.辨证分型

肖承悰教授将多囊卵巢综合征分为两种证型：肾脾阳虚、痰瘀互阻型；肾肝阴虚、血虚肝旺型。

（1）肾脾阳虚、痰瘀互阻：PCOS患者临床表现之一为肥胖，约占50%。中医认为肥胖的主要病理基础为痰湿聚于体内，多由肾虚气化失调，后天之本不能化生精血，津液在下焦凝聚而成。

临床中，此类证型多见于较肥胖者，月经多出现后期或闭经，同时伴有纳差、大便溏、怕冷、乏力、腰酸腿软、夜尿频多等肾脾阳虚的临床表现，肖教授以温肾健脾、化痰活血、调畅天癸为基本治疗原则，应用自拟"温肾培土调癸汤"加减治疗。方中用续断、炒杜仲、桑寄生、巴戟天、菟丝子温补肝肾；白术、茯苓、陈皮、胆南星、半夏、炒枳实、荷叶健脾理气，化痰除湿；泽兰、川牛膝活血调经，引药下行。诸药合用，温肾阳以养先天癸水，培脾土以充盛气血，养后天之本，先后天同补以益癸水之源，再加以理气健脾、利湿活血之药，以化痰调畅气血。

肖教授临证时建议患者戒烟、戒酒，同时建议患者通过调控饮食、加强运动等行为方式减轻体重。体重降低至正常范围可以阻止多囊卵巢综合征长期发展的不良后果，如糖尿病、高血压、高血脂和心血管疾病等，利于疾病的治疗。

（2）肾肝阴虚、血虚肝旺：此证型多见于痤疮、多毛、崩漏的患者，常伴有眼干、眼涩、脱发、失眠、烦躁等症状，肖教授以益肾精、养肝血、调畅天癸为基本治疗原则，应用自拟"益肾养肝调癸汤"，方药组成如下：生地黄、熟地黄、女贞子、旱莲草、枸杞子、沙苑子、茯苓、茵陈、杭白芍、生龙牡、白蒺藜、杭菊花、制香附、巴戟天。生地黄、熟地黄、女贞子、旱莲草、枸杞子、沙苑子、巴戟天益肾中之精气以滋养癸水；乙癸同源，以白芍、生龙牡、杭菊花、白蒺藜养肝血，平肝阳；天癸来源于先天肾精，又得后天脾气运化的水谷精微的滋养，故调癸除益肾养先天癸水外，还需要健脾理气，以促使后天对天癸的补充更加充足，故以茯苓、茵陈、香附健脾理气，利湿。

2.治疗特色

（1）注重真机期：大部分多囊卵巢综合征患者闭经、无排卵，常处于经后期（相当于卵泡期），此时多数卵泡发育不良，缺乏或极度缺乏优势卵泡，无法按照女子月经四期的生理特点进行治疗。在此时，肖教授格外注重真机期（氤氲期、的候期、经间期、排卵期）的到来。

《女科经纶》引袁了凡之言曰："凡妇人一月经行一度，必有一日氤氲之候……此的候也……顺而施之，则成胎矣。"真机期，是肾之阴精发展、由阴转阳的关键时期，主动；此期肾气充盛，阴阳转化，亦是阳气发动、阴精施泄的种子时期。肾精滋长是排卵的基础，冲任经脉、气血和畅是排卵的条件，肾阴、肾阳消长转化正常是排出成熟卵泡的关键。蛋清样白带是真机期的显著临床标志。

健康妇女阴中排出一种色白稠厚或透明黏稠的液体，无异常气味，其量适度，属正常生理现象，称生理性带下。中医认为肾气充盛，脾气健运，任脉通调，带脉健固，致使阴液源源泌淖于胞中，布施于前阴。真机期时，阴精充盛，阳气推动，卵子排出，阴充阳盛，迫津布于胞中而带下增多。西医学认为生理性带下主要是由宫颈腺体分泌物、阴道黏膜渗出物、少量子宫内膜分泌物所组成，受女性激素的调节。排卵功能不良者，常常缺乏这种现象或现象不明显，所出现的蛋清样白带，或称拉丝状带下偏少。

真机期前的一期血海空虚，肾阴增长，呈重阴状态。此期是西医的卵泡期，亦是中医的经后期，血海空虚渐复，所以可运用补益肝肾精血之药以使阴血渐生，促使卵泡发育成熟，雌激素水平升高，子宫内膜渐厚，为排卵奠定物质基础。肾为精血之源，肾阴为月经来潮的物质基础，肾中真阴充实才能促使真机期来临，使天癸至而"月事以时下"。经后期的阴生阳长，至此时阴长至"重阴阶段"，阴长至极，重阴必阳，便开始了月经周期中的第一次转化，转化的结果导致排卵。

至真机期时，重阴转阳，阴盛阳动，以促进卵子突破、排出，故云"主动"。在此时肖教授多运用苏木、土鳖虫来助动，促排卵。临证时肖教授将西医生殖生理与中医月经产生机制有机地结合起来，并应用于临床，结合月经变化情况，通过监测基础体温有无双相，B超监测子宫内膜厚度、卵泡大小及有无排卵，结合血激素水平来考虑患者此时是否达到真机期。

（2）治疗中重视肾阴、肾阳的消长转化：肖教授重视调节肾阴、肾阳的消长转化，使阴阳二气达到相对平衡。肾精充实，肾阳旺盛，在补益肾气同时，注意选用活血化瘀通脉之品如苏木、地鳖虫以助其转化，促进天癸、冲任、气血的功能，使卵巢生化出成熟的卵泡，激活排卵。若有排卵的可能，肖教授常谓："真的机会来了"，机不可失，此期若阴阳交接有受孕可能，可服方药至经前7天左右，即受精卵着床之前。因此时尚未确定是否妊娠，肖教授用药以补肾益脾、固冲安任为主，若怀孕则为保胎，未孕则为调经促孕，肖教授特称为"双保险"，患者亦应安心静候。常用药为巴戟天、仙灵脾、菟丝子、鹿角霜、熟地黄、生地黄、女贞子、山萸肉、炒杜仲、党参、白术、续断、桑寄生、苏梗、砂仁等。

（3）提倡中西医结合治疗：肖承惊教授认为，中西医结合不等于中医加西医，而是有目的地针对患者特点，分别按中医、西医治疗作用的特点有机结合，以中医为重点。这样可以避开各自的弱点或副作用，发挥各自治疗的优点，获得比单用中医或西医治疗更好的效果。

（4）重视心理疏导和饮食调节，强调张弛有度：肖承惊教授在临床中特别注意制定个体方案及心理治疗。她强调与患者交谈时要注意方式、方法，耐心解答她们的问题，对其进行开导，调整其心理状况，与患者真心沟通有助于疾病的治疗。

总之，肖教授认为多囊卵巢综合征主要以肾、肝、脾三脏功能失调为本。虽然临床中分为两个基础证型，但不能严格分开，应以辨证为基础，同时病证结合，因人、因症加减用药。

三、验案举隅

病案一　穆某某，女，28岁。2009年5月11日初诊。

【主诉】经期延后5年余。

【现病史】患者2004年因环境改变出现经期延后，月经周期为30~60天，经期为3~5天，量少，色暗，无血块，无痛经，末次月经为2009年3月9日。曾间断服中成药治疗，效果不明显。刻下症：月经延后，阴道分泌物量中，腰酸，乏力，纳差，眠安，二便调。患者体型肥胖，身高155 cm，体重67.5kg。舌淡红，苔白腻，脉沉滑，尺弱。

【既往史】体健。

【经孕产史】14岁月经初潮，既往月经周期28~32天，经期5~7天，量中。2004年因环境改变出现经期延后，月经周期30~60天，经期3~5天，量少，色暗，无血块，无痛经，末次月经为2009年3月9日，适龄结婚，孕0产0。

【妇科检查】外阴阴毛较密，发育正常，阴道通畅，子宫正常大小，质地中等，无压痛，双侧附件可触及。

【辅助检查】2009年5月3日于北京妇产医院化验性六项LH：11.07 mIU/ml，FSH：3.78 mIU/ml，E_2：60pg/ml，P：0.34ng/ml，T：4.7 ng/ml（增高），PRL：13.26 ng/ml。B超：子宫大小为4.0cm×2.9cm×3.5cm，内膜厚0.6cm，左卵巢大小为4.1cm×2.5cm，右卵巢大小为3.9cm×2.4cm，双侧卵巢内均可见12个以上

小的无回声区，提示双卵巢多囊样改变。

【中医诊断】月经后期。

【辨证】肾虚痰瘀。

【西医诊断】多囊卵巢综合征。

【治法】补肾养血，健脾祛湿，活血通经。

【处方】女贞子15g，生熟地黄各15g，桑寄生10g，川续断各10g，川牛膝15g，鸡血藤15g，赤芍10g，川芎10g，丹参15g，炒白术10g，茯苓15g，生薏米15g，生山楂10g，泽兰10g。

2009年6月1日第2诊：19剂后，月经5月29日来潮，量少，较前略增多，色暗，无血块，无痛经。经期腰酸、乏力明显，纳寐可，二便调。舌淡红，苔白薄，脉沉弱。处方：桑寄生10g，续断10g，菟丝子15g，女贞子15g，覆盆子10g，沙苑子10g，山萸肉10g，生熟地黄各15g，赤白芍各10g，鸡血藤15g，丹参10g，当归10g，香附10g，茯苓15g。

2009年7月18日第3诊：45剂后，月经7月15日来潮，量略少，较前增多，色鲜红，无血块，无痛经，乏力，腰酸明显减轻，纳可，二便调。舌淡红，苔白薄，脉沉滑。处方：上方去香附，加北沙参15g，茯苓改为10g。

2009年8月26日第4诊：30剂后，月经8月20日来潮，量略少，较前增多，色鲜红，无血块，无痛经，无乏力、腰酸，纳可，二便调。舌淡红，苔白，脉沉滑。体重较前减轻6.5kg。8月23日查LH：5.23 mIU/ml，FSH：4.02 mIU/ml，E_2：100pg/ml，P：0.33ng/ml，T：2.5 ng/ml，PRL：12.57ng/ml。患者诸症均明显减轻，血激素水平正常。予以2009年7月18日处方以巩固疗效。后随访一年，患者经期正常，并且妊娠，次年足月产一子。

按：患者女性，经期延后5年，病程日久。根据四诊辨证为肾虚痰瘀型。因停经63天，B超子宫内膜厚0.6 cm，一诊以补肾养血、健脾祛湿、活血通经为主。二诊月经已来潮，以补肾健脾、滋阴养血为主，促进卵泡发育。三、四诊以补肺启肾、养血通经为主。多囊卵巢综合征是一种发病多因性、临床表现多态性的内分泌综合征，以月经紊乱、不孕、多毛、肥胖、双侧卵巢持续增大以及雄激素过多、持续无排卵为临床特征。我们在临床中应注意：①首重明确诊断。②以辨证与辨病相结合的方式，应用补肾养血、健脾祛湿、活血通经法。因肾藏精，主生殖，胞络系于肾，"冲任之本在肾"，"经水出诸肾"，而肾阴不足，精亏血少，天癸不足，冲任血虚，胞宫失于濡养则经水渐少，肾气盛是天癸至的先提条件，补肾可益精气、调冲任。本例睾酮高，故运用女贞子、生熟地黄、山萸肉、白芍、当归以补肾滋阴养血；配伍桑寄生、川续断、菟丝子、覆盆子、沙苑子等平和的补益脾肾阳气的药物以阳中求阴，以免更灼阴液；运用北沙参以金生水，补肺启肾；炒白术、茯苓、生薏米健脾祛湿；川牛膝、鸡血藤、赤芍、川芎、丹参、生山楂、泽兰活血通经。因PCOS患者卵巢功能减弱，若因闭经而过用活血化瘀药，易伤及冲任，故运用上述较柔和的活血养血通经药，既能调经，又不伤及冲任，使机体阴阳维持一个相对平衡的状态而不大起大落。③制定个体方案。④注意心理治疗。与患者交谈时要注意方式、方法，耐心解答她们的问题，对其进行开导，调整其心理状况，与患者真心沟通有助于取得良好的治疗效果。

病案二 李某，女，26岁。2018年5月13日初诊。

【主诉】月经6个月未行。

【现病史】患者诉自14岁月经初潮起，月经周期后错，40天~6个月一行，经期5~7天，量可，有少量血块，无腹痛，伴腰酸。自服乌鸡白凤丸等中成药治疗，未见明显好转。末次月经为2017年12月10日。就诊时症见：食欲可，大便略溏，日1~2次，体型肥胖（162cm/94kg，BMI为35.8），入睡困难，怕冷，乏力，舌体胖大有齿痕，舌淡暗，苔白略厚，脉沉细无力。

【既往史】体健，有家族糖尿病病史。

【经孕产史】14岁月经初潮，周期为40天~6个月，经期5~7天。未婚，否认性生活史。末次月经：2017年12月10日。末次前月经：2017年9月6日。

【过敏史】否认药物、食物过敏史。

【辅助检查】性激素六项（2018年5月12日）E_2: 26ng/ml, P: 0.62 ng/ml, FSH: 3.25 mIU/ml, LH: 10.5 IU/ml, PRL: 12.6ng/ml, T: 0.79 nmol/L；空腹胰岛素（5月12日）：30.28mIU/ml；超声（5月13日）：子宫大小为5.6cm×6.1cm×4.2cm，内膜厚0.7cm，双卵巢内多个小卵泡发育（≥12个）。生化全项：甘油三酯2.70mmol/L。

【中医诊断】闭经。

【辨证】肾脾阳虚，痰瘀互结。

【西医诊断】多囊卵巢综合征；高胰岛素血症；高脂血症。

【治法】温肾健脾，化痰活血，调畅天癸。

【处方】温肾培土调癸汤加减。

川续断15g，炒杜仲15g，桑寄生15g，巴戟天15g，菟丝子15g，炒白术15g，茯苓块15g，广陈皮10g，胆南星6g，法半夏9g，炒扁豆15g，泽兰15g，莲子肉15g，川牛膝15g，生荷叶15g，赤芍15g，炒枣仁15g，远志10g。

14付，水煎服，日1剂，早晚饭后各1次。嘱适当运动，控制饮食，降低体重，起居有时。

2018年6月1日第2诊：月经仍未至，自觉怕冷减轻，大便略成形，日1~2次，自觉下腹略胀，轻度乳房胀痛，睡眠好转，每遇情绪紧张则入睡难。舌淡暗，苔白略厚，脉沉细略弦滑。体重下降1kg。考虑患者的失眠与情绪因素有关，上方加合欢皮以解郁安神，根据患者自觉下腹略胀、乳房胀痛等症状，再结合脉象，加大活血利湿的力度，加入马鞭草15g。再服14剂，嘱患者若经期血量多停药，并继续降低体重。

2018年6月15日第3诊：患者于2018年6月10日月经来潮，目前仍有少量咖色分泌物，量可，有少量血块，无腹痛、腰酸，怕冷减轻，情绪好转，食欲可，大便略溏，日一次，睡眠好转，舌淡暗，苔白略厚，脉沉细略滑。患者目前为经后期，考虑加强温肾培土的力量以温补天癸。以上方去赤芍、马鞭草、川牛膝，加入骨碎补15g、补骨脂10g。补骨脂味辛、苦，性温，主入肾、脾二经，具有温肾助阳、温脾止泻的功效；骨碎补味苦，性温，既可温肾，又可活血，有调经的作用。嘱患者监测基础体温，暂服此方30剂，若出现基础体温升高，暂时停药，继续管理生活方式，降低体重。

2018年7月20日第4诊：患者于7月15日出现基础体温升高，至复诊当日晨体温波动在36.7~37.0℃，且出现拉丝样分泌物，怕冷症状消失，食欲可，大便成形，眠可，仍感觉倦怠乏力，体重较初次就诊下降5kg。肖教授考虑近期患者真机期到来，以上方加入活血调经之赤芍15g、川牛膝15g，并加入黄芪15g以益气健脾调天癸，既取其健脾充养天癸之意，又取其推动之力，推动天癸顺利运行。嘱患者继续管理生活方式，控制体重，经期不用停药。

2018年8月22日第5诊：7月30日月经来潮，量、色、质同上次月经，无腹痛、腰酸，食欲可，大便成形，睡眠可，乏力减轻。继续服上方30付，继续监测基础体温及管理体重及生活方式。

2018年9月25日第6诊：患者因工作原因，情绪出现波动，9月1日月经如期来潮，量可，有少量血块，下腹轻微胀痛，伴腰酸，眠可。以上方去补骨脂，加郁金10g以活血止痛，行气解郁。嘱患者再服30剂，观察体温及月经情况。

2018年10月2日月经正常来潮，无明显不适感，体重较初诊时下降12kg，嘱患者暂停药，继续管理生活方式及体重。

按：该患者为多囊卵巢综合征临床中较常出现的肾脾阳虚、痰瘀互结型，此型患者多体型肥胖，有脾阳虚、肾阳虚的典型症状。该患者怕冷，乏力，便溏，且舌淡暗，为阳虚典型舌象，又兼夹瘀象，苔白厚为痰湿阻滞之象，综合分析属于脾肾阳虚兼杂痰瘀之证。治疗上以温肾培土、调畅天癸为基本原则，再加以化痰活血等药。在治疗过程中，虽然该患者无妊娠需求，但仍应注意真机期的到来，用监测基础体温的方法结合患者的临床表现进行分析，真机期到来前着重温肾培土，真机期之后加重活血调经的力度。在这里需要说明的是，此证型虽然主要与脾肾关系密切，但与肝亦密不可分，该患者的病情受情绪影响非常大，几次病情反复均与情绪相关，这也与肝脾及肝肾之间的关系有关，情绪焦虑、紧张最易伤肝，而肝郁克伐脾土，肝血受损又子病及母，故肖教授非常注意情绪因素在多囊卵巢综合征治疗中的影响，因肝郁而致失眠者，用合欢皮以解郁安神，并善用郁金，入肝、胆、心经，可解郁、清心，又兼行气止痛之功。全方温肾健脾、化痰利湿而使患者月经按月来潮。

第二节　异常子宫出血

西医疾病概述

异常子宫出血（abnormal uterine bleeding，AUB）是妇科常见的症状和体征，作为总的术语，是指与正常月经的周期频率、规律性、经期长度、经期出血量任何1项不符的、源自子宫腔的异常出血。

异常子宫出血可发生于女性各个年龄阶段，本文中所述异常子宫出血限定于育龄期非妊娠妇女，因此需排除妊娠和产褥期相关的出血，也不包含青春发育前和绝经后出血。

1.相关术语

正常子宫出血即月经。月经的临床评价指标至少包括周期频率和规律性、经期长度、经期出血量4个要素，我国暂定相关术语见表1，其他还应该有经期有无不适，如痛经、腰酸、下坠等。

表1　正常子宫出血（月经）与AUB术语的范围

月经的临床评价指标	术语	范围
周期频率	月经频发	<21d
	月经迟发	>35d
周期规律性（近1年的周期之间的变化）	规律月经	<7d
	不规律月经	≥7d
	闭经	≥6个月无月经
经期长度	经期延长	>7d
	经期过短	<3d
经期出血量	月经过多	>80ml
	月经过少	<5ml

根据出血时间，AUB分为经间期出血（intermenstrual bleeding, IMB），不规则子宫出血、突破性出血（breakthrough bleeding, BTB）。出血较多者称为出血，量少者为点滴出血。

根据出血缓急，AUB可分为慢性和急性两类：慢性AUB指近6个月内至少出现3次AUB，无须紧急临床处理，但需进行规范诊疗的AUB；急性AUB指发生了严重的大出血，需要紧急处理以防进一步失血的AUB，可见于有或无慢性AUB病史的患者。

2.病因及分类

根据国际妇产科联盟（International Federation of Gynecology and Obstetrics, FIGO）2011年发表的"育龄期非妊娠妇女AUB病因新分类PALM-COEIN系统"，我国2014年发布了中国育龄期妇女AUB诊断与治疗指南。

指南中病因诊断分类采用的是FIGO病因新分类PALM-COEIN系统，其将AUB病因分为两大类9个类型，按英语首字母缩写为"PALM-COEIN"。"PALM"存在结构性改变，可采用影像学技术和（或）组织病理学方法明确诊断，而"COEIN"无子宫结构性改变。具体分类为子宫内膜息肉所致AUB（简称：AUB-P）、子宫腺肌病所致AUB（简称：AUB-A）、子宫平滑肌瘤所致AUB（简称：AUB-L）、子宫内膜恶变和不典型增生所致AUB（简称：AUB-M）；全身凝血相关疾病所致AUB（简称：AUB-C）、排卵障碍相关的AUB（简称：AUB-O）、子宫内膜局部异常所致AUB（简称：AUB-E）、医源性AUB（简称：AUB-I）、未分类的AUB（简称：AUB-N）。

既往所称功能失调性子宫出血（无排卵性异常子宫出血）包括无排卵性异常子宫出血及排卵性月经失调两类，前者属于AUB-O，后者包括黄体功能不足（luteal phase defect, LPD）和子宫内膜不规则脱落（irregular shedding of endometrium）等，涉及AUB-O和AUB-E。根据中华医学会妇产科学分会妇科内分泌学组2014年建议，不再使用功能失调性子宫出血（无排卵性异常子宫出血）这一名称。

3.临床表现

多数不排卵女性表现为月经紊乱，即失去正常周期和出血自限性，出血间隔长短不一，短者几日，长者数月，常被误诊为闭经；出血量多少不一，出血量少者只有点滴出血，多者大量出血，不能自止，导致贫血和休克。出血的类型取决于血雌激素水平及其下降速度、雌激素对子宫内膜持续作用的时间及子宫内膜的厚度。少数无排卵妇女可有规律的月经周期，临床上称无排卵月经。

排卵性异常子宫出血由于黄体功能不足者常表现为月经周期缩短。有时月经周期虽在正常范围内，但卵泡期延长，黄体期缩短，以致患者不易受孕或在妊娠早期流产。由于子宫内膜不规则脱落者常表现为经期延长，基础体温呈双相型，但下降缓慢。

子宫内膜局部异常者可表现为月经过多、经间期出血或经期延长，而周期、经期持续时间正常。

4.治疗

本病西医可采用激素类药物治疗、刮宫术及手术切除等。

对于无排卵性异常子宫出血，无器质性改变，育龄期妇女首选诊刮、止血、调经，但对于顽固性异常子宫出血且合并贫血，治疗无效者，只能采取手术治疗。

中医疾病概述

本病中无排卵性异常子宫出血属中医崩漏范畴，强调的是排除器质性疾病，由神经内分泌失常或由下丘脑—垂体—卵巢轴功能失调引起的异常子宫出血。而有排卵性异常子宫出血与中医的月经先期、月经过多、经期延长和经间期出血等病证相类似，可相互参考。

崩漏是月经的周期、经期、经量发生严重失常的病证，是指经血非时暴下不止或淋漓不尽，前者谓之崩中，后者谓之漏下。崩与漏出血情况虽不同，然二者常互相转化，交替出现，且其病因病机基本相同，故概称崩漏。

历代医著对崩漏论述不断深化。崩，首见于春秋战国时期成书的《内经·素问·阴阳别论篇》："阴虚阳搏谓之崩"，泛指一切血势急之妇科血崩证。漏下，首见于汉代张仲景《金匮要略·妇人妊娠病脉证并治》："妇人宿有癥病，经断未及三月，而得漏下不止者……所以血不止者，其癥不去故也。当下其癥，桂枝茯苓丸主之"。其首先提出"漏下"之名和宿有癥病，癥瘕阻滞，旧血不去，新血不得归经，下血不止，故而成"漏下"。又在《金匮要略·妇人杂病脉证并治》中指出了妇人年五十，病下血数十日不止，温经汤主之，是冲任虚寒兼瘀热互结导致更年期崩漏的证治。此外，本篇还记载"妇人陷经，漏下黑不解，胶姜汤主之"。《内经》论崩和《金匮要略》论漏下，为后世研究崩漏奠定了基础。

隋代巢元方《诸病源候论》首列"漏下候""崩中候""崩中漏下候"，并指出"劳伤气血"或"脏腑损伤"，以致"冲任气虚，不能制约经血"，还观察到崩与漏可以互相转化。

宋代陈自明《妇人大全良方·调经门》中多处论述崩漏，如："崩漏不止，亦由阴阳衰盛，寒热为邪"，"若经候过多，遂至崩漏"，且已将崩漏合并称为崩漏。

金元时期李东垣在《兰室秘藏·妇人门》中论述崩主脾肾之虚，认为"肾水阴虚，不能镇守胞络相火，故血走而崩也"，即阴虚致崩的机制。

明代医家对崩漏的认识较深刻，薛己在《女科撮要·经漏不止》中提到："因脾胃虚损，不能摄血归源，或因肝经有火，血得热而下行，或因肝经有风，血得风而妄行，或因怒动肝火，血热而沸腾，或因脾经郁结，血伤而不归经，或因悲哀太过，胞络伤而下崩"。提出了脾虚失摄、肝郁化火、心脾两虚、胞络损伤之说。方约之在《丹溪心法附余》中提出治崩三法："初用止血以塞其流，中用清热凉血以澄其源，末用补血以还其旧。"后世医家继承并发展了三法的内涵，推陈出新，成为治疗崩漏的"塞流""澄源""复旧"三法。值得推崇的是《景岳全书·妇人规》对崩漏论述尤为全面和精辟，明确指出"崩漏不止，经乱之甚者也"，确立了崩漏属严重的月经病范畴，对病因病机提出"先损脾胃，次及冲任""穷必及肾"，认为崩漏尤其与五脏阴虚阳搏有关，"五脏皆有阴虚，五脏皆有阳搏""凡阳搏必属阴虚，络伤必致血溢"，进而提出"凡治此之法，宜审脏气，宜察阴阳。无火者求其脏而培之、补之；有火者察其经而清之、养之"，并出具了各证型之方药。如举元煎治气虚下陷、血崩血脱、亡阳垂危等证，若去血过多，血脱气竭者，当速用独参汤提握其气，以防脱绝，这是补气固脱和回阳救逆防脱的崩漏急症抢救的措施。此外，还观察到崩漏发病过程中"崩"与"阻隔"交替出现，即"过期阻隔，便有崩决之兆"的发病特点。

清代《傅青主女科》指出："止崩之药，不可独用，必须于补阴之中行止崩之法"，创制了治疗气虚血崩的固本止崩汤和治疗血瘀致崩的逐瘀止血汤，此两方均为后世常用。《医宗金鉴·妇科心法要诀》总结概括为："淋漓不断名为漏，忽然大下谓之崩。"沈金鳌《妇科玉尺·崩漏》中提出："究其源，则有六端，一由火热，二由虚寒，三由劳伤，四由气陷，五由血瘀，六由虚弱。"较全面地概括了崩漏的病因。

历代医家认识并论治崩漏源远流长，逐步明确了崩漏属月经病范畴，并全面论述其病因病机、证候特点、鉴别诊断和辨证论治，尤其是提出了具有鲜明特色和优势的"治崩三法"，这些学术理论及经验，至今仍有很大的学术价值。

一、中西医发病机制

（一）西医发病机制

1.无排卵性异常子宫出血

正常月经的发生是基于排卵后黄体生命期结束，雌激素和孕激素撤退，子宫内膜功能层皱缩坏死而脱落出血。正常月经的周期、持续时间和出血量表现为明显的规律性，出血有自限性。当机体内部和外界各种因素，如精神紧张、营养不良、代谢紊乱、慢性疾病、环境及气候骤变、饮食紊乱、过度运动、酗酒以及其他药物等影响时，可通过大脑皮层和中枢神经系统，引起下丘脑-垂体-卵巢轴功能调节或靶器官效应异常而导致月经失调。

（1）雌激素突破性出血：无排卵性AUB常见于青春期、绝经过渡期，生育期也可发生。

在青春期，下丘脑-垂体-卵巢轴激素间的反馈调节尚未成熟，大脑中枢对雌激素的正反馈作用存在缺陷，下丘脑和垂体与卵巢尚未建立稳定的周期性调节，卵泡刺激素（FSH）呈持续低水平，无促排卵性黄体生成素（LH）峰形成，卵巢虽有卵泡生长，但卵泡发育到一定程度即发生退行性变，形成卵泡闭锁，无排卵发生；在绝经过渡期，卵巢功能不断衰退，卵泡近于耗尽，剩余卵泡往往对于垂体促性腺激素的反应性低下，所以雌激素分泌量锐减，以致促性腺激素水平升高，FSH常比LH要高，不形成排卵前LH高峰，故不排卵。生育期妇女有时因应激、肥胖或PCOS等因素影响，也可以发生无排卵。

（2）雌激素撤退性出血：无排卵性AUB的另一出血机制是雌激素撤退性出血，即在单一雌激素的持久刺激下，子宫内膜持续增生。此时，若有一批卵泡闭锁，或由于大量雌激素对FSH的负反馈作用，使雌激素水平突然下降，内膜因失去雌激素支持而剥脱，其表现与外源性雌激素撤药所引起的出血相似。

（3）子宫内膜出血自限机制缺陷：无排卵性AUB还与子宫内膜出血自限机制缺陷有关。主要表现为：①组织脆性增加：在单纯雌激素作用下，子宫内膜间质缺乏孕激素作用，致使子宫内膜组织脆弱，容易自发破溃出血。②子宫内膜脱落不完全：由于雌激素波动，子宫内膜脱落不规则和不完整，子宫内膜某一区域在雌激素作用下修复，而另一区域发生脱落和出血，这种持续性增生子宫内膜的局灶性脱落缺乏足够的组织丢失量，使内膜的再生和修复困难。③血管结构与功能异常：单一雌激素的持续作用，使子宫内膜破裂的毛细血管密度增加，小血管多处断裂，加之缺乏螺旋化，收缩无力造成流血时间延长，流血量增多。多次组织破损活化纤溶酶，引起更多的纤维蛋白裂解，子宫内膜纤溶亢进。另外，增殖期子宫内膜前列腺素 E_2（PGE_2）含量高于前列腺素 $F_{2\alpha}$（$PGF_{2\alpha}$），过度增生的子宫内膜组织中 PGE_2 含量和敏感性更高，血管易于扩张，出血增加。

2.排卵性异常子宫出血

排卵性异常子宫出血较无排卵性少见，多发生于生育期女性。患者有周期性排卵，因此在临床上有可辨认的月经周期。主要包含黄体功能不足、子宫内膜不规则脱落和子宫内膜局部异常所致的AUB。

（1）黄体功能不足：月经周期中有卵泡发育及排卵，但黄体期孕激素分泌不足或黄体过早衰退，导致子宫内膜分泌反应不良和黄体期缩短。足够水平的FSH和LH及卵巢对LH良好的反应是黄体健全发育的必要前提。黄体功能不足可由多种因素造成，卵泡期FSH缺乏，使卵泡发育缓慢，雌激素分泌减少，从而对垂体及下丘脑正反馈不足；LH脉冲峰值不高及排卵峰后LH低脉冲缺陷，使排卵后黄体发育不全，孕激素分泌减少；卵巢本身发育不良，排卵后颗粒细胞黄素化不良，孕激素分泌减少。此外，生理性因素如初潮、分娩后、绝经过渡期等也可导致黄体功能不足。

（2）子宫内膜不规则脱落：月经周期有排卵，黄体发育良好，但萎缩过程延长，导致子宫内膜不规则脱落。由于下丘脑-垂体-卵巢轴调节功能紊乱，或溶黄体机制异常，引起黄体萎缩不全，内膜持续受孕激素影响，以致不能如期完整脱落。

病理：正常月经第3~4日时，分泌期子宫内膜已经全部脱落。黄体功能萎缩不全时，月经期第5~6日仍能见到呈分泌反应的子宫内膜，常表现为混合型子宫内膜，即残留的分泌期内膜与出血坏死组织及新增生的内膜混合共存。

（3）子宫内膜局部异常所致AUB（AUB-E）：是指原发于子宫内膜局部异常的异常子宫出血。当AUB发生在有规律且有排卵的周期，特别是经排查未发现其他原因可解释时，则可能是原发于子宫内膜局部异常所致的AUB。其临床可表现为月经过多（血量＞80ml）、经间期出血或经期延长，而周期、经期持续时间正常。其发病可能涉及子宫内膜局部凝血纤溶调节机制异常、子宫内膜修复机制异常，如子宫内膜炎症、子宫内膜血管生成异常等。

（二）中医发病机制

崩漏的发病是肾-天癸-冲任-胞宫轴的严重失调。其主要病机是冲任损伤，不能制约经血，使胞宫藏泄失常。导致崩漏的常见病机有脾虚、肾虚、血热和血瘀，概括为虚、热、瘀。

1.脾虚

素体脾虚，或劳倦思虑、饮食不节损伤脾气。脾虚血失统摄，甚则虚而下陷，冲任不固，不能制约经血，发为崩漏。《妇科玉尺》云："思虑伤脾，不能摄血，以致妄行。"

2.肾虚

先天肾气不足，或少女肾气未盛，天癸未足，或房劳多产损伤肾气，或久病大病穷必及肾，或七七之年肾气渐衰，天癸渐竭，肾气虚则封藏失司，冲任不固，不能制约经血，子宫藏泄失常发为崩漏。亦有素体阳虚，命门火衰，或久崩久漏，阴损及阳，阳不摄阴，封藏失职，冲任不固，不能制约经血而成崩漏。或素体肾阴亏虚，或多产房劳耗伤真阴，阴虚失守，虚火动血，迫血妄行，子宫藏泄无度，遂致崩漏。

3.血热

素体阳盛血热或阴虚内热，或七情内伤，肝郁化热，或内蕴湿热之邪，热伤冲任，迫血妄行，发为崩漏。

4.血瘀

七情内伤，气滞血瘀，或热灼、寒凝、虚滞致瘀，或经期、产后余血未净而合阴阳，内生瘀血，或崩漏日久，离经之血为瘀。瘀阻冲任、子宫，血不归经而妄行，遂成崩漏。

二、肖承悰教授对该疾病的认识及治疗特点

1.对该病的认识

崩漏是指经血非时而下或暴下不止或淋漓不尽。崩与漏有出血量多少及病势急缓的不同，前者出血量多而势急，又称崩中、血崩、经崩等，后者出血量少而势缓，又称漏下、血漏、经漏等。临床上崩与漏可单独发生，亦常交替出现。《诸病源候论》首列"漏下候""崩中候"，书中说："血非时而下，淋漓不断，谓之漏下""忽然暴下，谓之崩中"。指出崩中、漏下为经血非时而下，明确了崩漏的概念。崩漏发病均为非月经周期而阴道出血，虽在病势上有缓急之分，但在发病过程中又可互相转化，如血崩日久，气血大衰，可变为漏，久漏不止，病势日进，亦将成崩。

无排卵性AUB最常见的症状即不规则的子宫出血，是妇科常见病。其发病主要是调节生殖功能的神经内分泌功能失调，临床上常见崩、漏交替，故统称崩漏，即前人所说："崩为漏之甚，漏为崩之渐。"宋代严用和《济生方》云："崩漏之疾，本乎一证，轻者谓之漏下，甚者谓之崩中。"崩漏病因多端，病机复杂，既是妇科常见病、多发病，也是疑难急重病症。

本病相当于西医学的无排卵性异常子宫出血，表现为月经周期和月经量的异常，而全身及内外生殖器官没有器质性病变。无排卵性异常子宫出血可以发生于月经初潮至绝经的任何年龄，多发生于绝经前期及青春期，亦可发生在育龄期。有关崩漏所属疾病范畴，目前医家认识尚不一致。肖教授认为无排卵性异常子宫出血与中医的崩漏相符，而排卵性异常子宫出血则符合中医的月经先期、月经过多、经期延长等疾病范畴。

2. 对病因病机的认识

肖教授认为崩漏的病机主要是肾虚。月经产生的路径是肾气–天癸–冲任–胞宫–月经。冲任支配胞宫是月经产生的最后环节，任何原因一旦使冲任损伤，则不能制约经血，经血从胞宫非时而下，这是崩漏发生的主要机制。常见的原因是热、虚、瘀，热迫经血妄行，虚则经血失于统摄，瘀则经血离经。但其发病并非单一，常是因果相干，气血同病，多脏受累，故其病因病机颇为复杂，有虚有实，或虚实夹杂，但以虚者居多。根据"肾主冲任""肾主胞宫胞脉""经水出诸肾"的道理，肖教授认为肾虚是导致冲任损伤引发崩漏的基本原因。

肖教授尤其赞成《内经》"阴虚阳搏谓之崩"的观点，认为这是崩漏发生的根本因素，是崩漏发病机制的总纲。人体阴阳之气是要相对平衡的，按阴阳消长的道理，阴虚可致阳亢，则阴虚是本，阳亢是标，所谓阳搏，即是阳气搏结、亢进之意。李东垣《兰室秘藏》曰："妇人血崩，是肾水阴虚，不能镇守胞络相火，故血走而崩也。"也就是说，人体肾的阴精是基础，肾阴虚则火旺，火旺则阳气偏亢，冲任不固，迫血妄行，自然成崩，即所谓的"阳崩"，肖教授认为这个观点值得重视并进一步研究。另外，临床上也观察到有少数阳虚而致崩者，多因素体阳虚或久病伤肾，肾阳不足不能温煦脾阳，使脾不统血，肾失封藏，冲任不固而致崩漏，即所谓的"阴崩"。

3. 治疗特点

明代方约之《丹溪心法附余》云："治崩之策，初用止血以塞其流，中用清热凉血以澄其源，末用补血以还其旧。"肖教授认为把三法截然分开欠妥，在治疗崩漏时本着尊古重今的精神，严格遵循传统的中医辨证论治宗旨，结合西医学的理论与检测手段，采用"急则治其标、缓则治其本"的原则，灵活运用塞流、澄源、复旧三法，在临床治疗时三法不会截然分开，塞流与澄源、澄源与复旧常常结合应用，而澄源贯穿始终，体现了中医辨证论治的精神。肖教授自创方剂分期治疗本病，每获佳效，形成了自己独特的学术观点和治疗方法。

三、经验方

塞流：即止血。在暴崩出血多时运用，采取紧急措施迅速止血，以防脱证的发生，所谓"留得一分血，便是留得一分气"。暴崩之际急防虚脱，但要分寒热虚实，分别施治，不可专事止涩。一般采用固气摄血法，若血势不减，要输血救急，中西医结合治疗。

澄源：即审因论治、澄清本源的意思。澄清出血的原因是辨证论治崩漏的重要环节，是治本的主要措施。其一般用在血止后，或流血势稍缓和后，应根据不同病证，辨证论治，切忌不分原因及病机概投寒凉或温补之剂。

复旧：即固本，为善后调理之法。此时疾病向愈，脏腑气血未愈，宜用固本调治之法。其目的：一是帮助机体脏腑恢复功能，以使正气充足；二是调整月经周期，使期、量恢复正常。此时患者多出血日久，精血必亏，故应调理脾胃，使脾气健旺，化生精微，以充精血，固后天之本，以后天养先天，先天肾气才能得养。另出血日久，精血损伤，肝肾必亏，肾气亏虚，不能温煦脾阳，肝血不足，不能疏土，脾之运化将受影响。肾为先天之本，肝为女子先天，因此也要补养肝肾，先天本固，才能助后天脾胃。如此治疗，以图使本固血充，冲任相益，月经自调。

此病的基本病机虽然在于肾虚，但是崩漏患者多出血日久或出血量较大，气阴耗伤，故临床多为气阴两伤之证。治疗初期法当益气健脾，养阴止血，肖教授据多年临床经验，自拟"四草龙牡一苋汤"，临证多与"小西洋参汤"（自拟方，由党参、太子参和南沙参组成）合用，小西洋参汤合四草龙牡一苋汤临床治疗崩漏气阴两伤证效果颇佳。

1.药物组成

党参、太子参、南沙参、五味子、麦冬、仙鹤草、益母草、鹿衔草、旱莲草、马齿苋、煅龙骨、煅牡蛎、生地黄、熟地黄、白芍。

2.方义

党参：味甘，性平，归脾、肺经。具有健脾补肺、益气生津之效。主脾胃虚弱、食少便溏、四肢乏力、肺虚喘咳、气短自汗、气虚诸症。现代药理研究显示党参具有调节免疫、增强造血功能、抗肿瘤等众多作用。

太子参：味甘、微苦，性平，入脾、肺经。功能益气健脾，生津润肺。用于脾虚体倦，食欲不振，病后虚弱，气阴不足，自汗口渴，肺燥干咳。现代药理研究显示太子参含多种化学成分，有增加免疫、抗氧化、抗应激、抗疲劳等作用。

南沙参：味甘、微苦，性微寒，入肝、肺经。有养阴清肺、化痰、益气之功效。用于肺热燥咳、阴虚劳嗽、干咳痰黏、气阴不足、烦热口干等症。药理研究显示南沙参具有抗衰老、调节免疫功能、抗辐射、清除自由基等作用。

五味子：味酸、甘，性温，归肺、心、肾经。有收敛固涩、益气生津、补肾宁心之功效。用于久嗽虚喘、梦遗滑精、遗尿尿频、久泻不止、自汗盗汗、津伤口渴、内热消渴、心悸失眠等。现代药理研究显示，五味子具有保护心血管、调压降脂、保肝护酶、消炎抗癌、改善记忆力和改善睡眠以及提高免疫力等多种药理作用。

麦冬：味甘、微苦，性微寒，归心、肺、胃经。有养阴生津、润肺止咳之功效。用于肺胃阴虚之津少口渴、干咳咯血；心阴不足之心悸易惊及热病后期热伤津液等。现代药理研究显示，麦冬具有保护胃黏膜、降血糖、保护心血管系统、增强免疫力、抗炎、抗肿瘤等药理作用。

仙鹤草：味苦、涩，性平，归心、肝经。有收敛止血、截疟、止痢、解毒、补虚之功。可用于咯血、吐血、崩漏下血、疟疾、血痢、痈肿疮毒、阴痒带下、脱力劳伤等。现代药理研究显示仙鹤草含有多种化学成分，具有抗肿瘤、止血、抗菌和杀虫等作用。

益母草：味苦、辛，性微寒，归肝、心包经。能活血调经，利尿消肿。用于月经不调，痛经，经闭，恶露不尽，水肿尿少。药理研究显示益母草对子宫平滑肌有双向调节作用，并有抗炎、抑菌、抗氧化等作用。

鹿衔草：味甘、苦，性温，归肺、胃、肝、肾经。功能补虚益肾，祛风除湿，活血调经，止咳止血。用于肾虚腰痛，风湿痹痛，筋骨痿软，吐血，衄血，崩漏，外伤出血。药理研究显示鹿衔草具有抗菌、抗炎、抗氧化、抗肿瘤等多种药理作用。

旱莲草：味甘、酸，性寒，归肾、肝经。能滋补肝肾，凉血止血。用于肝肾阴虚，牙齿松动，须发早白，眩晕耳鸣，腰膝酸软，阴虚血热吐血、衄血、尿血，血痢，崩漏下血，外伤出血。现代药理研究显示旱莲草具有止血、免疫调节、保肝、抗炎镇痛、抗衰老等作用。

马齿苋：味酸，性寒，归肝、大肠经。功能清热解毒，凉血止血，止痢。用于热毒血痢，痈肿疔疮，湿疹，丹毒，蛇虫咬伤，便血，痔血，崩漏下血。药理研究显示马齿苋具有抗炎、镇痛、抑菌、降血脂、降血糖、抗肿瘤、抗氧化、抗衰老、增强免疫、抗疲劳等作用。

煅龙骨：味涩、甘，性平，归心、肝、肾、大肠经。能镇心安神，敛汗固精，止血涩肠，生肌敛疮。用于心悸怔忡，失眠健忘，惊痫癫狂，头晕目眩，自汗盗汗，遗精遗尿，崩漏带下，久泻久痢，溃疡久不收口及湿疮。现代研究表明龙骨具有中枢抑制和骨骼肌松弛、调节机体免疫功能、镇静催眠、抗惊厥等作用。

煅牡蛎：味咸，性微寒，归肝、胆、肾经。有收敛固涩、制酸止痛、重镇安神、软坚散结之功。用于滑脱诸证（自汗、盗汗、尿频、带下、崩漏、遗精等）以及胃痛泛酸、心神不安、失眠、肝阳上亢、头晕目眩等。药理研究显示煅牡蛎具有提高机体免疫力、抗肿瘤、抗氧化、抗疲劳、降血糖血脂血压等药理活性。

生地黄：味甘，性寒，归心、肝、肾经。能清热凉血，养阴，生津。用于热病烦渴，发斑发疹，阴虚内热，吐血，衄血，糖尿病，传染性肝炎。药理研究显示生地黄对神经系统具有保护作用，且能调节免疫、促进造血、止血、改善糖脂代谢等。

熟地黄：味甘，性微温，归肝、肾经。能补血滋阴，益精填髓。用于血虚萎黄，心悸怔忡，月经不调，崩漏下血，肝肾阴虚，腰膝酸软，骨蒸潮热，盗汗遗精，内热消渴，眩晕，耳鸣，须发早白。药理研究显示熟地黄具有提高机体免疫力、抗衰老、抗氧化、促进造血等功效。

白芍：味苦、酸，性微寒，归肝、脾经。功能养血调经，敛阴止汗，柔肝止痛，平抑肝阳。用于血虚萎黄、月经不调、自汗、盗汗、胁痛、腹痛、四肢挛痛、头痛眩晕等。药理研究显示白芍对心血管系统具有明显影响，还具有抗抑郁、保肝、镇痛、抗炎等作用。

小西洋参汤由党参、太子参、南沙参组成，太子参平补气血，党参补气摄血，南沙参益气滋阴，三药配合益气养阴且不动血，止血而不化热，可替代西洋参，肖教授在临床上经常应用，效果颇佳。肖教授的博士生药理实验结果显示，小西洋参汤与美国花旗参效果等同。四草是指仙鹤草、益母草、鹿衔草、旱莲草。仙鹤草、益母草均有收缩子宫的作用，且能够祛瘀生新，鹿衔草、旱莲草有益肾止血的作用。麦冬、五味子生津以增补阴液，其中麦冬还能够滋养阴液，五味子又兼有敛阴止血的作用。煅龙牡固涩止血，收敛益阴，马齿苋有明显的收缩子宫作用，止血效良，又能清热解毒，可预防盆腔感染。全方守而不走，旨在益气敛阴，镇守胞脉，固摄冲任。在临床上，肖教授往往会在此方基础上再选用一味炭灰药，以加强止血的效果。肖教授对于炭灰药的用药经验是血热者加有凉血止血作用的贯众炭，脾虚者加有补脾止血作用的莲房炭，肾虚者加有补肾止血作用的杜仲炭，血瘀者加有祛瘀止血作用的蒲黄炭。总之，一定要根据辨证和药物性味归经精选炭类药，且不可多用，不可乱用，以防留瘀。

四、验案举隅

病案一　田某，女，38岁。2012年11月9日初诊。

【主诉】阴道淋漓出血不断5个月余。

【现病史】末次月经为2012年6月30日，量时少时多，色鲜红，量多时伴有血块，近一周量稍多，伴少许血块，色鲜红。2011年9月1日因异常子宫出血在北京友谊医院行诊刮术，病理诊断为子宫内膜单纯性增生。近5个月曾间断服用中药汤剂、云南白药胶囊、宫血宁胶囊、甲硝唑片等药物治疗，无明显疗效。刻下症：患者贫血貌，自诉头晕、乏力、纳差、腰酸，大小便调，睡眠正常。舌淡暗，舌尖稍红，苔薄白，脉沉滑略数。

【经孕产史】以往月经尚规律，21~28天行经一次，经期5~7天，轻度痛经。孕2产1，1999年行人工流产术，2001年顺产一女婴。

【辅助检查】2012年11月9日妇科超声：子宫前位，大小为5.6cm×5.1cm×4.8cm，子宫内膜中等不均，厚0.7cm，右卵巢大小为3.0cm×2.0cm，左卵巢大小为2.6cm×1.2cm，两侧卵巢均可见4~5个无回声，最大直径为0.6 cm。子宫直肠陷凹处未见明显液性回声。2012年11月9日血常规：红细胞$3.18×10^{12}$/L，血红蛋白95g/L。

【中医诊断】崩漏。

【辨证】气阴两伤。

【西医诊断】无排卵性异常子宫出血；轻度贫血。

【治法】益气健脾，养阴止血。

【处方】小西洋参汤合四草龙牡一苋汤加减。

党参20g，太子参20g，南北沙参各15g，生黄芪15g，麦冬15g，五味子10g，煅龙牡各30g，生熟地黄各15g，白芍15g，仙鹤草15g，益母草15g，鹿衔草15g，马齿苋15g，贯众炭15g，女贞子15g，旱莲草15g，阿胶珠15g，三七粉3g（分冲）。

14剂，水煎服，每日1剂。

2012年11月23日第2诊：自诉服药9天后血止，乏力有所改善，近一周偶有小腹坠痛及腰酸，双侧乳房胀痛，纳差，眠可。舌淡，舌尖稍红，苔薄白，脉细弱。处方：党参15g，生黄芪15g，南沙参15g，山萸肉15g，枸杞子15g，女贞子15g，旱莲草15g，巴戟天15g，白芍15g，香附15g，山药15g，炒白术15g，红藤15g，马齿苋15g。水煎服，28剂，每日1剂。

2012年12月21日第3诊：自诉2012年12月17日月经按期来潮，量较前有所减少，未见明显血块，今日为经期第5天，量已极少。服药后小腹坠痛及腰酸症状明显改善，双侧乳房胀痛减轻，乏力改善，仍感纳差，12月19日性激素六项结果E_2：91pg/ml，FSH：5.01mIU/ml，LH：3.96mIU/ml，P：0.76ng/ml，PRL：8.63ng/ml，T：0.20ng/ml。血常规：红细胞$4.21×10^{12}$/L，血红蛋白109g/L。舌淡略胖，苔薄白，脉沉细滑。继服2012年11月23日二诊方，水煎服，14剂，每日1剂。

按：此患者为气阴两伤，出血量多并出血时间长，阴血丢失重，气随血脱，气阴两伤，故要抓紧时间塞流止血，止血时注意塞流与澄源相结合。以益气健脾、养阴止血为治则，予小西洋参汤合四草龙牡一苋汤加减。小西洋参汤中太子参平补气血，党参补气摄血，南沙参益气滋阴，三药配合益气养阴且不动血，止血而不化热，应用于临床效果颇佳。麦冬滋养阴液，五味子敛阴止血，两药均有生津作用，以增补阴液。仙鹤草、益母草均有收缩子宫的作用，祛瘀生新，止血不留瘀。鹿衔草、旱莲草功能益肾止血，煅龙牡收敛益阴，固涩止血。马齿苋有明显的收缩子宫作用，故有较好的止血作用，又能清热解毒，可预防盆腔感染。全方守而不走，旨在益气敛阴，镇守胞脉，固摄冲任。因其偏于血热加贯众炭以凉血止血，患者已经贫血，予阿胶珠以加强补血之力，三七化瘀止血，以防留瘀。二诊血止以后要采用固本治疗，即调理善后，体现复旧与澄源相结合，重点是调节月经周期。自拟调周系列方，采用补肾、调肝、健脾方法，调理冲任，使月经恢复正常。方中山萸肉、枸杞子、女贞子滋补肾阴，仅一味巴戟天补肾阳益精，但其性微温而柔润，补而不腻，温而不燥。白芍、香附养血调肝，促使肝之疏泄有度，山药、白术健脾益气，补后天之本，以后天养先天，红藤苦而不燥、温而不烈、行血散瘀，调经止痛，同时又兼补血作用，马齿苋清热解毒防治盆腔感染。全方补而不燥，直接、间接地调理冲任的功能，使血海安宁，力图使经期按期而潮。三诊患者出血日久，精血必亏，应用调理脾胃之法，使脾气健旺，化生精微，以充精血，先天肾气才能得养，即调理脾胃，固后天之本，以后天养先天。患者出血日久，精血损伤，肝肾必亏，肾气亏虚，不能温煦脾阳，肝血不足，不能疏土，脾之运化将受影响。肾为先天之本，肝为女子先天，因此要补养肝肾，先天本固，才能助后天脾胃，即补养肝肾，补先天之本，以先天助后天。如此治疗，本固血充，冲任相益，月经自调。

病案二 王某，女，40岁。2014年4月18日初诊。

【主诉】阴道淋漓出血3个月余。

【现病史】末次月经为2014年1月5日，月经量时少时多，色红稍暗，量多时有血块，近3天量稍多，伴血块，色鲜红。2014年3月因月经淋漓不尽就诊于当地医院，行诊刮术，术后病理提示子宫内膜单纯性增生。刻下症：患者轻微贫血貌，自诉头晕乏力、纳差、腰酸痛，睡眠可，二便正常。舌淡暗，苔薄白，脉沉滑略数。

【经孕产史】既往月经尚规律，22~28天行经一次，经期6~7天，偶有痛经。孕1产1。1998年顺产一男婴。

【辅助检查】2014年4月18日妇科经阴道超声提示：子宫前位，子宫大小为5.1cm×4.9cm×4.5cm，子宫内膜中等不均，厚0.6cm，右卵巢大小为2.9cm×2.0cm，左卵巢大小为2.8cm×1.6cm，左右两侧卵巢均可见3~4个无回声，最大直径为0.5cm。子宫直肠陷凹处未见明显液性回声。2014年4月18日血常规：红细胞3.8×10^{12}/L，血红蛋白102g/L。

【中医诊断】崩漏；虚证。

【辨证】气阴两伤。

【西医诊断】无排卵性异常子宫出血；轻度贫血。

【处方】小西洋参汤合四草龙牡一苋汤加减。

党参15g，太子参20g，南北沙参各15g，生黄芪15g，麦冬15g，五味子10g，煅龙牡各30g，生熟地黄各15g，白芍15g，仙鹤草15g，益母草15g，鹿衔草15g，马齿苋15g，女贞子15g，旱莲草15g，阿胶珠15g，三七粉3g（分冲）。

2014年4月25日第2诊：自诉服药5天后血止，仍有乏力，近3天偶有小腹隐痛及腰酸，双侧乳房胀痛，纳差，眠可。舌淡，舌尖稍红，苔薄白，脉细弱。处方：党参20g，生黄芪15g，南沙参15g，山萸肉15g，枸杞子15g，女贞子15g，旱莲草15g，巴戟天15g，白芍15g，香附15g，山药15g，炒白术15g，红藤15g，马齿苋15g。

2014年5月9日第3诊：自诉二诊后至今未有子宫异常出血情况，服药后小腹隐痛等症状明显改善，双侧乳房轻微胀痛，乏力改善，仍感纳差，舌淡略胖，苔薄白，脉沉细滑。继服2014年4月25日二诊方。

2014年5月23日第4诊：自诉2014年5月16日月经来潮，月经量中等，色红，无血块，昨日月经已净。轻微腰酸，小腹隐痛消失，乏力、纳差好转。舌淡略胖，苔薄白，脉沉细滑。2014年5月23日血常规：红细胞4.2×10^{12}/L，血红蛋白106g/L。处方：党参15g，生黄芪15g，南沙参15g，山萸肉15g，枸杞子15g，女贞子15g，旱莲草15g，巴戟天15g，白芍15g，香附15g，山药15g，炒白术15g，桑寄生15g，续断15g。

按：患者病史较长，迁延不愈，阴血反复丢失，日久伤及气分，治疗时应先抓紧时间塞流——止血，且塞流与澄源相结合。予小西洋参汤合四草龙牡一苋汤加减以益气健脾，养阴止血。患者轻度贫血，予阿胶珠以加强补血之力，三七化瘀止血，以防留瘀。二诊血止，当固本，以复旧与澄源相结合，调节月经周期。予自拟的调周系列方，补肾，调肝，健脾，调理冲任，使月经恢复正常。处方中山茱萸、枸杞子、女贞子滋肾阴，一味巴戟天补肾阳，性微温而柔润，补而不腻，温而不燥，同时寓有"阳中求阴"之意。白芍、香附养血调肝，山药、白术健脾益气，补后天之本，以后天养先天。因患者出现小腹隐痛、腰酸等症，予红藤、马齿苋清热解毒，全方补而不腻，温而不燥，使血海安宁，月经如期，奏调理冲任之功。三诊患者血止之后至下次月经来潮之前未出现子宫异常出血，故继予2014年04月25日二诊方以固本，补肾，调肝，健脾，调理冲任，力图使下次月经如期来潮。四诊患者月经已恢复正常，故当继以补肾调肝健脾、调理冲任为治疗原则，患者小腹隐痛消失，有轻微腰酸，去红藤、马齿苋，加桑寄生、续断，补肝肾强筋骨，使冲任相益，月经自调。

参考文献

［1］中华医学会妇产科学分会妇科内分泌学组.异常子宫出血诊断与治疗指南［J］.中华妇产科杂志，2014，49（11）：801-806.

［2］谢幸，孔北华，段涛.妇产科学［M］.9版.北京：人民卫生出版社，2018：333-340.

［3］程慧莲，韩璐，谢群.功能性子宫出血98例临床分析［J］.新疆中医药，2011，10（3）：56-57.

［4］周秀英.中药治疗重症功能性子宫出血12例疗效观察［J］.中国煤炭工业医学杂志，2010，5（3）：86.

［5］丁秀英.固崩汤治疗功能性子宫出血100例［J］.四川中医，2012，6（8）：123.

［6］张玉珍.中医妇科学［M］.北京：中国中医药出版社，2007：106-115.

［7］刘美霞，戚进，余伯阳.党参药理作用研究进展［J］.海峡药学，2018，30（11）：36-39.

［8］褚书豪，汪小彩，冯良.太子参化学成分及其药理作用研究进展［J］.光明中医，2016，31（7）：1047-1048.

［9］魏巍，吴疆，郭章华.南沙参的化学成分和药理作用研究进展［J］.药物评价研究，2011，34（4）：298-300.

［10］黄兴，王哲，王保和.仙鹤草药理作用及临床应用研究进展［J］.山东中医杂志，2017，36（2）：172-176.

［11］乔晶晶，吴啟南，薛敏，等.益母草化学成分与药理作用研究进展［J］.中草药，2018，49（23）：5691-5704.

［12］盛华刚.鹿衔草的化学成分与药理作用研究进展［J］.西北药学杂志，2012，27（4）：383-385.

［13］程敏，邓雅婷，王庆伟.墨旱莲有效成分的提取工艺与药理作用研究进展［J］.中国药师，2015，18（11），1956-1959.

［14］秦月雯，侯金丽，王萍，等.马齿苋"成分-活性-中药功效-疾病"研究进展及关联分析［J］.中草药，2020，51（7）：1924-1938.

［15］高昂，巩江，董磊，等.龙骨药材的鉴别及药学研究进展［J］.安徽农业科学，2011，39（15）：8922-8923，8925.

［16］代春美，廖晓宇，叶祖光.海洋中药牡蛎的化学成分、药理活性及开发应用［J］.天然产物研究与开发，2016，28（3），471-474，437.

［17］叶永山，汤明杰，张旗，等.生地黄药效物质基础研究进展［A］.中华中医药学

会中药化学分会.中华中医药学会中药化学分会第八届学术年会论文集［C］.北京，2013：156-163.

［18］申文玲，彭相君，于丽萍.熟地黄活性成分药理作用的相关研究［J］.临床医药文献电子杂志，2019，6（85）：194.

［19］叶先文，夏澜婷，任洪民，等.白芍炮制的历史沿革及化学成分、药理作用研究进展［J］.中草药，2020，51（7）：1951-1969.

［20］范明明，张嘉裕，张湘龙，等.麦冬的化学成分和药理作用研究进展［J］.中医药信息，2020，37（4）：130-134.

［21］马艳春，冯天甜，韩宇博，等.五味子的化学成分和药理研究进展［J］.中医药学报，2020，48（11）：67-71.

第三节　卵巢储备功能减退

西医疾病概述

1.卵巢储备功能减退与早发性卵巢功能不全、卵巢早衰

卵巢储备功能即卵巢内存留卵泡的数量和质量，反映女性的生育力。卵巢储备功能降低（diminished ovarian reserve，DOR）是指卵巢内卵母细胞的数量减少和（或）质量下降，伴抗缪勒氏管激素水平降低、窦卵泡数减少、FSH升高，表现为生育能力下降，可导致月经紊乱、不孕症等。

女性卵巢功能减退是一个逐渐进展的过程，DOR是卵巢功能减退的初始阶段，与之相关的另外两个疾病状态分别是早发性卵巢功能不全（premature ovarian insufficiency，POI）和卵巢早衰（premature ovarian failure，POF）。POI指女性在40岁以前出现卵巢功能减退，主要表现为月经异常、FSH水平升高、雌激素波动性下降。POF指女性40岁以前出现闭经、FSH＞40IU/L和雌激素水平降低，并伴有不同程度的围绝经期症状，是POI的终末阶段。卵巢储备功能减退、早发性卵巢功能不全、卵巢早衰代表了卵巢功能逐渐下降的三个不同阶段。

有数据显示，DOR不经治疗，1~6年即可发展成为卵巢早衰。近年来，人们发现卵巢储备功能减退的发病率越来越高，且发病更逐渐趋向于年轻人群。目前，卵巢储备功能减退的病因病机尚不明确，且治疗难度较大，患者可出现月经稀发、闭经、不孕或一系列围绝经期症状，严重影响广大妇女的生活质量、家庭幸福感和精神需求，给患者带来极大的痛苦。

2.卵巢储备功能的评估

（1）月经模式：月经史是诊断妇科疾病的重要病史来源，年龄一直被认为是

预测卵巢储备功能、卵子质量的重要标准之一，随着年龄的增长，卵巢储备能力也在不断下降，正常女性32岁以后卵巢储备功能加速减退，37岁以后急剧下降。

（2）抗缪勒氏管激素（anti-Mullerian hormone, AMH）：AMH和女性卵巢功能关系密切，是转化生长因子-β超家族中的一员，由窦前卵泡中颗粒细胞分泌，不会随女性月经周期而改变，具有一定的稳定性，其水平在女性青春期最高，25岁之后逐渐下降，在女性绝经后最低，说明AMH水平和卵巢储备功能及生育能力呈正相关。AMH的检测很简单，由女性的外周血清即可检测到，目前是临床上用来检测女性卵巢储备功能的方法之一。

（3）卵泡数和窦卵泡数：AFC是经期在阴道超声下可见的早期卵泡数，将直径<10 mm的小卵泡计入，有研究表明，2～6 mm为小窦卵泡，更能直接预测卵巢储备功能，国际上普遍用AFC来评定卵巢功能。

（4）促性腺激素：FSH是垂体受下丘脑促性腺激素释放激素（GnRH）刺激而释放的性激素，同时受雌激素和抑制素B的负反馈调节，卵巢功能正常，能分泌充足的E_2和抑制素B，对垂体进行负反馈调节，使FSH水平维持在正常范围内。当卵泡数减少，E_2和抑制素B水平降低，负反馈调节减弱，FSH的分泌量增加，也就形成了早卵泡期的FSH升高，卵泡快速生长，雌激素水平升高，卵泡期缩短，维持正常的排卵和月经周期。

（5）抑制素B（inhibin B, INH-B）：抑制素B是由窦前卵泡和窦卵泡分泌的糖蛋白类激素，抑制素B水平也是随着年龄的增长而降低，抑制素B对FSH有负相关作用，临床研究表明，抑制素B的下降早于FSH的升高，能更早期地反映卵巢储备功能，但因其受GnRH和FSH的影响，波动也较大，目前不作为检测卵巢储备功能的常规项目。

（6）雄激素：相关理论认为，在卵泡的发育过程中雄激素发挥着重要作用，其是在卵泡膜细胞作用下产生的，作为一种底物，通过芳香化酶的转化作用形成雌激素，从而促进卵泡发育。临床上，雄激素的基础含量也成为评估卵巢储备功能的指标之一。

3.治疗

目前对于卵巢储备功能减退的治疗主要包括激素替代疗法（HRT）、诱导排卵疗法、脱氢表雄酮（DHEA）疗法、心理疗法等。另外，对有不良生活习惯的DOR患者应及早改变其生活习惯，积极配合医生治疗原发病，去除病因。

中医疾病概述

中医古典医籍中并无相对应的记载，但根据患者临床主要表现，其可归属于中医学"闭经""月经量少""血枯经闭""不孕"等范畴。

古代文献中诸多论述都指出其发病本于肾，如《素问·上古天真论篇》云："女子七岁，肾气盛，齿更发长；二七而天癸至，任脉通，太冲脉盛，月事以时下，故有子……七七，任脉虚，太冲脉衰少，天癸竭，地道不通，故形坏而无子也"。明代虞天民《医学正传》云："月水全赖肾水施化，肾水既乏，则经水日以干涸……渐而至于闭塞不通。肾气旺盛、冲任充盈，则月经按时而至；反之肾气亏损，冲任虚衰，则月经停止不潮。"又如《傅青主女科》云："经水出诸肾……经水早断，似乎肾水衰涸……肾气本虚，又何能盈满而化经水外泄耶"，"经水非血，乃天一之水，出自肾中"。以上均强调了肾气的盛衰与经血的充盈有直接的关联。

明代万全《万氏妇人科·经闭不行》曰："忧愁思虑，恼怒怨恨，气郁血滞，而经不行"，明确地提出女子闭经与肝关系密切。女子以肝为先天之本，肝体阴而用阳，既能藏血，又能疏畅气机，肝的疏泄功能正常，则气机通畅，气血和调，冲任相资，经血按时来潮。足厥阴肝经与冲任二脉相通，肝藏血，主疏泄，性喜条达，肝司血海，而冲为血海。若肝气平和，则经脉流畅，月事正常；若肝失条达，气机郁滞，则冲任难以盈满或失于通利，血瘀不行，从而出现月经不调。

金元时期李东垣《兰室秘藏·妇人门》曰："妇人脾胃久虚或形羸，气血俱衰，而致经水断绝不行。"《万氏妇人科》云："妇人经候不调有三：一曰脾虚，二曰冲任损伤，三曰脂痰凝塞……脾胃虚弱，饮食减少，气日渐耗，血日渐少。斯有血枯、血闭及血少、色淡、过期始行、数月一行之病……肥硕者，膏脂充满，玄室之户不开，挟痰者痰涎壅滞，血海之波不流。故有过期而经始行，或数月而经一行，及为浊、为带、为闭经、为无子之病。"诸论述均指出本病与脾之功能关系密切。脾居中焦，为后天之本，气血生化之源。脾胃损伤，饮食减少，生化之源不足，气血枯耗，无血下达冲任胞宫而致经闭不行；脾虚聚湿生痰，致形体肥胖，痰湿阻塞胞脉而经闭；脾气虚久，脾阳虚衰，日久及肾，脾肾阳虚，不能温养胞宫，致经闭不行。

清代萧埙《女科经纶》云："人有隐情曲意，难以舒其表，则气郁而不畅，不畅则心气不开，脾气不化，水谷日少，不能变化气血，以入二阳之血海，血海无余，所以不月也。"明代武之望《济阴纲目》也提到："盖忧愁思虑则伤心，而血逆竭，神色先散，月水先闭。"指出月经调和与否与心有着重要的关系。心与月经的关系主要表现在心主血脉及心主神志两方面。一是心主血脉，心气推动血液在全身的循环运行，《素问·评热病论篇》云："月事不来者，胞脉闭也。胞脉者，属心而络于胞中，今气上迫肺，心气不得下通，故月事不来也"。二是心主神志，主宰着全身的生命活动，如《素问·本病论篇》云："心为君主之官，神明出焉"。

《陈素庵妇科补解·调经门》曰："妇人月水不通，属瘀血凝滞者，十之七八"，指出血瘀既是病理产物，又为致病因素，血脉瘀阻，瘀阻胞宫，冲任失调，即所谓"血隔"经闭。

由此可见，卵巢储备功能减退病机较为复杂，涉及肾、肝、脾、心等多个脏腑，以肾虚为本，与肝、脾、心多脏的气血虚损和功能紊乱有关，常夹杂痰湿、血瘀等病理因素，表现为肾-天癸-冲任-胞宫轴的功能失调。

近年来，关于该病的研究开展众多，各医家运用中医理论，结合临床经验，积极对卵巢储备功能减退的病因病机、证候分类以及证治进行归纳和探索，各有特色，该病的临床分型尚未统一。发挥中医特色，从整体角度认识卵巢储备功能减退，进行辨证论治，常能取得良好的治疗效果。

一、中西医发病机制

（一）西医发病机制

多数患者的发病原因目前尚未完全明确，主要有以下几种因素。

1.遗传因素

卵巢储备功能减退与卵巢早衰的遗传学异常包括X染色体异常、基因突变和常染色体异常，可引起卵子发育障碍，导致卵巢储备功能减退与卵巢早衰。

（1）X染色体异常及相关基因异常：X染色体异常约占异常染色体核型的94%，最常见的异常核型是45，XO及其嵌合型以及X染色体长臂或短臂缺失。X染色体候选基因包括BMP15、PGRMC1、FOXO4、POF1B等。位于X的FMR1基因和位于染色体2p的FSH-R基因所产生的突变是目前公认的与卵巢早衰有明确关系的原因。

（2）常染色体异常及相关基因异常：常染色体候选基因包括生殖内分泌功能相关的FSHR、CYP17、ESR1等，卵泡发生相关基因NOBOX、FIGLA、GDF9等，减数分裂和DNA损伤修复相关基因MCM8、MCM9、CSB-PGBD3等。多数致病基因突变率不超过5%，单个基因的临床诊断价值有限。

2.免疫因素

多种自身免疫性疾病可引起卵巢储备功能减退，常见的为桥本氏甲状腺炎。其他免疫性疾病，如系统性红斑狼疮、重症肌无力、类风湿关节炎、原发性慢性肾上腺皮质功能减退症（Addison病）、特发性血小板减少性紫癜等亦可导致。一些卵巢自身免疫抗体如抗甲状腺抗体、抗核抗体、抗卵巢抗体、抗卵巢透明带抗体等损坏卵巢功能，使卵巢内卵泡异常凋亡，卵巢储备功能减退。自身免疫功能异常导致卵巢储备功能减退的发病机制不明，且卵巢功能恢复的机会较小。这可能是自身免疫功能亢进产生抗体，通过抗原抗体损伤卵巢引起，也可能是免疫功能紊乱损毁卵巢所致。

3.酶缺陷

（1）半乳糖血症：半乳糖血症是一种缺乏乳糖代谢的关键酶，即半乳糖-1-磷酸尿苷酰转移酶所引发的疾病。半乳糖的缺乏及代谢产物的异常可引起卵泡闭锁及卵巢间质细胞的凋亡，发生半乳糖血症的女性约67%会发生卵巢早衰，且随着年龄增长，几乎所有该类患者的卵巢功能都会受到影响。

（2）17α-羟化酶缺乏症：当女性缺乏17α-羟化酶时，孕烯醇酮不能转化为17α-羟孕烯醇酮，导致雌激素、皮质醇及睾酮的合成减少。根据酶活性丢失程度不同，可造成女性不同程度的内外生殖器发育异常及性腺功能障碍。

4.卵巢破坏性因素

（1）医源性因素：医源性因素包括手术、药物及放射线等。各种卵巢手术均可对正常卵巢组织产生不同程度的破坏，从而引起DOR。大量研究表明，卵巢切除、卵巢囊肿切除、输卵管结扎或切除都可对卵巢储备功能造成不同程度的损伤。卵巢巧克力囊肿剔除和烧灼止血会降低卵巢储备功能；比较良性卵巢囊肿患者行腹腔镜电凝术或开腹手术缝扎止血对AMH及AFC的影响，结果表明电凝术对卵巢储备功能损伤更大，这可能与剔除过程中丢失了较多的卵巢组织和卵巢血管受到热损伤有关；腹腔镜下单侧输卵管切除术减少了手术侧卵巢的卵泡数，并且影响了卵巢血管；输卵管切除术患者1个月、3个月后的AMH、E_2水平均较保守治疗患者显著下降，FSH显著升高。

化疗药物对卵巢储备功能的影响与药物剂量有关，其中烷化剂类化疗药物如环磷酰胺等具有明显的性腺毒性。放疗所引起的卵巢受损机制尚不明确，可能与卵巢对放射性物质敏感有关，一旦卵巢遭到一定剂量的放射线治疗，可造成雌激素水平降低、滤泡受损、放疗后绝经等，且卵巢受损后并无再生的可能。

前列腺素（PG）与生殖、生理密切相关，非甾体类抗炎药（NSAIDS）在抑制PG起抗炎作用时，也可能抑制正常的卵巢生殖功能。

（2）感染因素：研究表明，儿童及青春期罹患病毒性腮腺炎性卵巢炎者，可致卵巢部分或全部功能丧失。严重的结核性或其他化脓性盆腔炎可破坏卵巢组织，增加颗粒细胞凋亡，改变血液供应，造成卵巢功能减退。亦有研究显示，克罗恩病及皮肌炎亦能降低AMH水平和基础窦卵泡数。

（3）重度子宫内膜异位症：有研究表明，子宫内膜异位病灶的卵巢活检与对侧无子宫内膜异位病灶的卵巢组织相比，病灶卵巢的卵泡密度更低，且纤维化更重。子宫内膜异位盆腔深部浸润较卵巢子宫内膜异位对卵巢储备功能影响更大，且基础窦卵泡及获卵数更低。

5.环境因素

研究表明，吸烟损伤卵泡，可降低女性生育能力，这可能与烟草中的多种有害物质降低雌激素生物活性、减少颗粒细胞芳香化酶合成关键酶、性腺轴失衡有关。暴露于某些特定杀虫剂，如双对氯苯基三氯乙烷（DDT）等可使女性正常卵泡数目减少，闭锁卵泡数目增加，子宫重量减轻，卵巢形态改变，从而降低女性生育能力。双酚A（BPA）是全球范围内使用最广泛的化学制品之一，常用于食品包装材料、染料及罐头内包装等塑料工业，这些物品暴露于高热环境或反复使用会导致BPA的浸出。有研究表明，长期低剂量暴露于BPA，可造成卵母细胞减数分裂发生异常，影响卵母细胞的生长和发育，并引起女性生殖系统形态和功能的异常。

6.心理因素

多项研究表明，随着生活质量的提高和生活节奏的加快，女性长期处于焦虑、抑郁等应激状态下，这些不良情绪和过重的心理负担可对女性生殖内分泌方面造成严重伤害，引起性腺轴的失衡，还可以直接导致卵巢功能下降，甚至造成功能失调性下丘脑性闭经。

7.其他

除上述因素外，还有其他一些因素也可能导致卵巢储备功能减退。现代人的生活方式亦可导致卵巢功能下降，如有研究显示，手机辐射及住所周围长期有明显噪音为DOR的高危因素。这些因素都直接或间接地导致DOR，需要我们引起足够的重视。

（二）中医发病机制

近年来，有关本病的中医研究开展众多，目前尚无统一的辨证分型。临床各医家对DOR的辨证分型各具特色，多数认为其发病责之于肾，涉及肝、脾、心等主要脏腑，血虚、血瘀为发病的主要环节，治以补肾为主。

1.肾虚

肾为先天之本，藏精主生殖。《素问·上古天真论篇》指出："二七而天癸至，任脉通，太冲脉盛，月事以时下，故有子……七七，任脉虚，太冲脉衰少，天癸竭，地道不通，故形坏而无子。"肾精、肾气调节天癸的盛衰，决定了生育能力的有无。肾为水火之宅，内寓元阴元阳，肾阴或肾阳的偏衰均可引起卵巢功能下降。肾阴不足，天癸乏源，血海空虚，影响正常的月经来潮及受孕。肾水不足时，虚火内生，耗伤阴液，可致月经量少、月经后期；虚火扰动血海，又可造成月经先期，甚则不孕。因此有学者提出，肾阴亏虚是卵巢储备功能减退的主要病机。亦有学者指出，肾阳不足亦是DOR的病机之一。肾阳有温煦、蒸腾和气化的功能，肾阳不足，命门火衰，冲任虚寒，气化升腾受阻，冲任、胞宫失温，血脉失和，影响卵泡正常发育，导致本病。

2. 肝肾不足

肝藏血，肝肾同居下焦，共司生殖功能。妇人以血为本，经、孕、产、乳数伤于血，故妇人阴常不足而阳常有余。肝主藏血，肝血不足，血海空虚，则冲脉无血可下，难以正常行经、孕育胎儿。肝肾乙癸同源，两者有精血互生的密切关系，故肝血不足常与肾虚精亏相伴出现，而成肝肾精血不足之证。现代女性往往因熬夜晚睡、过度劳累等不良生活习惯而暗耗精血，引起月经量少，甚则血枯经闭，且肝肾精血不足，致肝失涵养，肝阳化火而消烁津液，血液黏稠，引起冲任及胞络瘀阻，导致月经异常和生育障碍。

3. 肾虚血瘀

营血充盈冲任二脉，荣养胞宫，月事方能以时而下。营血的充足和血行的通畅是维持正常月经和生育功能的重要条件。肾阴、肾阳的不足均可引起血行不畅，造成瘀血内阻于冲任、胞宫，形成肾虚血瘀。气能行血，肾气虚则致血行迟滞，冲任瘀阻；肾阳虚则血脉失煦，凝滞成瘀；肾阴虚则虚热伤津，血液黏滞。以上最终导致月经量少、月经后期、闭经，甚则不孕。

4. 肾虚肝郁

肝主疏泄，主藏血，又与情志相关。因妇人经、孕、产、乳的特点而数耗肝肾精血，肝体不足，疏泄之职失调，加之女性心思细腻，易情志不畅，故有"有余于气，不足于血"的特点。清代叶天士《临证指南医案》指出："女子以肝为先天，阴性凝结，易于佛郁，郁则气滞血亦滞。"肝气郁结，失于疏泄，可致冲任气机不畅，血海蓄溢失常，引起月经异常甚则闭经、不孕等。

5. 脾肾不足

脾为后天之本，气血生化之源，主运化。脾胃将水谷精微化生为气血滋养天癸，充盈冲任胞宫。脾胃虚弱，失于健运，则气血生化乏源，胞宫失于充盈，而出现月经量少、月经后期；脾虚无力运化水湿则痰饮内生，壅滞于冲任，导致胞宫藏泄失常，引起月经后期、闭经、不孕等症；后天之本不能奉养先天，天癸失于滋养，脾肾两虚，更加影响卵巢功能，使其减退。

6. 心肾不交

《素问·评热病论篇》云："月事不来者，胞脉闭也。胞脉者属心而络于胞中。

今气上迫肺，心气不得下通，故月事不来也。"宋代杨士瀛《仁斋直指方论》曰：
"血藏于肝，流注子脏，而主其血者在心。"胞宫通过胞脉与心联系，心主血脉，
只要心气充，血则下达胞宫胞脉，心肾相交，上下交通，水火相济，则能维持阴
阳平衡、月事如常。若心气不能下通于肾，胞脉闭阻，则见月经后期、月经量少、
闭经、不孕等症。

二、肖承悰教授对该疾病的认识及治疗特点

1.对该病的认识

《素问·上古天真论篇》曰："五七，阳明脉衰，面始焦，发始堕。六七，三
阳脉衰于上，面皆焦，发始白。七七，任脉虚，太冲脉衰少，天癸竭，地道不通，
故形坏而无子也。"肾主生殖，在女性生理、病理过程中起到非常重要的作用。冲
脉起于胞中，可调节十二经气血，与女子月经、生殖关系密切。肾经与冲脉合而
盛大，谓之"太冲"，太冲脉盛，月事以时下。"冲为血海，任主胞胎"，月经为
冲脉主，受孕后则由任脉所主，故治疗崩漏需补肾固冲，治疗卵巢早衰、卵巢低
反应需益肾理冲，而治疗胎动不安需安任固胎。《灵枢·海论》曰："冲脉者，为
十二经之海。"张景岳《景岳全书·妇人规》说："经本阴血，何脏无之？惟脏腑
之血，皆归冲脉，而冲为五脏六腑之血海，故经言太冲脉盛则月事以时下，此可
见冲脉为月经之本也。"叶天士《临证指南医案》云："血海者，即冲脉也，男子
藏精，女子系胞，不孕，经不调，冲脉病也。"《傅青主女科》记载："经水出诸
肾。"肾气、肾精充足，冲脉之血充盛，血海满盈，下注胞宫，妇女才能行经、孕
育。冲脉衰少，则地道不通，月经停止，意味肾精衰竭，天癸耗尽，与卵巢早衰、
卵巢低反应病机相同。"肝为女子之先天"，"冲脉隶于肝"，肾藏精，肝藏血，精
血同源互生，是冲脉血海的物质基础。肝还主疏泄，此功能正常则气机畅通，冲
脉血海满之则溢，否则会引起血亏而瘀滞。综上所述，肖教授认为此类疾病均与
冲血不足、血海空虚关系密切，冲脉不足、血海空虚是产生本病的关键因素。在
临证过程中，肖教授强调重视冲脉在女性生理病理中的重要地位。卵巢储备功能
减退多表现为月经改变，常伴有生殖能力下降，其发病原因多种多样，或因房劳
多产，或因先天肾精不足，致冲任气血亏虚，血海失养，难以蓄溢，或因七情所
致，气机不畅，冲任气血瘀滞等。

2.治疗特点

肖教授临证以益肾理冲为治疗原则，自拟"七子益肾理冲汤"（以下简称
"七子"），其涵义包括以下几个方面。

（1）"七子"之意：七子益肾理冲汤中有七味以"子"字为结尾的药物，"七

子"与组方中的药物组成相应，此为第一层涵义，也是最表面的一层，更深入来说，女子以"七"为"期"，如《内经》中所述："女子七岁……二七而天癸至……七七……天癸竭"。

（2）"益肾"之意：肾经与冲脉合而盛大，谓之太冲，太冲脉盛，月事以时下，肖教授认为肾在女子生理病理过程中地位十分重要。肖教授在此方中用"益肾"源于其一贯的平补肾阴、肾阳的思想，旨在益肾填精，"益肾"是介于肾阴、肾阳之间的平补，与肖教授阴阳并用的用药特点一致。

（3）"理冲"之意：冲脉在女性生理、病理中处于重要地位，冲脉可调节十二经之气血，起于胞中，有促进生殖的功能，并同女性月经密切相关，故称其为血海。冲脉起于胞中，内行于脊柱，上行于足阳明胃经，下并于足少阴肾经，因此，肖教授认为肾和冲脉在女性的生殖活动中居于重要地位。肖教授在立方时选择"理冲"受张仲景理中丸治疗脾胃虚寒证的启发，"理"，顾名思义，为调理之意，既包含补充的含义，又包含调畅的含义，而后，肖教授又对张锡纯在《医学衷中参西录》中应用"理冲"之法来治疗妇人癥瘕颇有感触，最终综合两位大家的思想，确定"理冲"之法，具有两层涵义：一为补充冲脉之气血，一为调畅冲脉之气血。在临床中，肖承悰教授运用七子益肾理冲汤调理冲任气血，嘱患者服药期间无须避孕，调经助孕与安胎并存，肖教授特称此方为"双保险"。

三、经验方

1.药物组成

女贞子、覆盆子、菟丝子、桑椹子、枸杞子、沙苑子、香附（子）、桑寄生、续断、巴戟天、黄芪。

2.方义

女贞子：味甘、苦，性凉，归肝、肾二经。能滋养肝肾，强腰膝，乌须明目。用于治疗眩晕耳鸣、腰膝酸软、须发早白、目暗不明、耳聋及牙齿松动等肝肾阴虚证。药理研究提示，女贞子具有抗骨质疏松、保肝、延缓衰老、免疫调节、抗肿瘤、降血糖、降血脂、保护骨骼肌、抑菌、抗病毒等多种药理作用。

覆盆子：味甘、酸，性平，无毒，归肾、膀胱经。具有补益肝肾、固精缩尿、明目之效。用于治疗遗精滑精，遗尿尿频，阳痿早泄，目暗昏花。现代药理研究显示，覆盆子能改善肾脏及睾丸的病变以及性功能障碍，且具有雌激素样活性，此外，覆盆子还具有明显的抗肿瘤、降血糖血脂、抗氧化、抗炎等作用。

菟丝子：味甘、辛，性平，归脾、肝、肾经。可滋补肝肾，固精缩尿，安胎，明目，止泻。用于治疗肾气衰弱，阳痿遗精，遗尿尿频，白带过多，腰膝酸软，肾虚胎漏，胎动不安。现代药理研究显示，菟丝子主要的化学成分可有效改善生殖功能，调节内分泌，还具有抗衰老、免疫调节、保肝等作用。菟丝子所含的树脂苷及黄酮类化合物具有促性腺激素样作用，能通过改善卵巢内分泌功能，调节下丘脑-垂体-卵巢轴，提高垂体促黄体生成素、雌二醇及黄体酮的水平，在妇科疾病的治疗中具有良好的疗效。

桑椹子：味甘、酸，性寒，归心、肝、肾经。有滋阴补血、生津润燥之效。用于治疗肝肾阴虚证，症见眩晕耳鸣，心悸失眠，须发早白以及津伤口渴，内热消渴，肠燥便秘。现代药理研究显示，桑椹子具有免疫、抗氧化、降糖降脂、抗衰老及抗突变等作用。

枸杞子：味甘，性平，归肝、肾经。有滋补肝肾、益精明目之功效，临床常用于治疗肝肾阴虚及卵巢早衰等病症。药理研究提示，枸杞子具有抗氧化、抗衰老、神经保护、抗阿尔茨海默病和保肝明目等药理活性。

沙苑子：又名沙苑蒺藜、潼蒺藜，其味甘，性温，归肝、肾经，有补肾固精、养肝明目之功效。临床常用于治疗肾虚腰痛、阳痿遗精、遗尿尿频、白带过多、目暗不明、头昏眼花等。药理研究提示，沙苑子具有清除自由基、抗氧化、抗炎、抗肿瘤、降脂保肝等作用。

香附：味辛、微苦、微甘，性平，归肝、脾、三焦经。能疏肝解郁，理气宽中，调经止痛。用于治疗肝郁气滞如胸胁胀痛、疝气疼痛、乳房胀痛，脾胃气滞如脘腹痞闷、胀满疼痛，以及经闭、痛经等。现代药理研究显示，香附能作用于中枢神经系统、心脑血管系统、消化系统，能够松弛子宫平滑肌，具有雌激素样作用，此外还有抗抑郁、降低血糖血脂、抗炎抗菌、抗肿瘤等作用。

桑寄生：味苦、甘，性平，归肝、肾经。主补肝肾，强筋骨，除风湿，通经络，益血，安胎。用于治疗腰膝酸痛，筋骨痿弱，偏枯，脚气，风寒湿痹，胎漏血崩，产后乳汁不下。现代药理研究提示，桑寄生水煎剂能增加血清雌二醇水平，抗炎，镇痛，还具有降血糖、降血压、抗肿瘤以及神经保护作用。

续断：味苦、辛，性微温，归肝、肾经。主补益肝肾，强筋健骨，止血安胎，疗伤续折。用于治疗阳痿不举，遗精遗尿，腰膝酸痛，寒湿痹痛，崩漏下血，胎动不安，跌打损伤，筋伤骨折，痈肿疮疡，血瘀肿痛。现代药理学提示，续断具有抗骨质疏松作用，能抑制子宫收缩，安胎，另外还有抗衰老、免疫调节等作用。

巴戟天：味辛，性微温，归肾、肝经。具有补肾益精之功，可鼓动肾阳，激发肾气。用于治疗阳痿遗精，宫冷不孕，月经不调，少腹冷痛，风湿痹痛，筋骨痿软。现代药理研究显示，巴戟天具有类似雌激素样作用，此外还具有抗衰老、抗骨质疏松和增强免疫等多方面的药理作用。

黄芪：味甘，性微温，入肺、脾经。生用可益卫固表，利水消肿，托毒，生肌，治自汗，盗汗，血痹，浮肿，痈疽不溃或溃久不敛。炙用可补中益气，治内伤劳倦，脾虚泄泻，脱肛，气虚血脱，崩漏及一切气衰血虚之证。现代药理研究发现，黄芪含有多种有效成分，如黄芪多糖、黄芪皂苷等，能够发挥增强免疫功能、抗病毒、增强机体耐缺氧能力及促进机体代谢等功能。

方以女贞子、枸杞子、沙苑子、桑椹子益肾气，滋肾阴，菟丝子、巴戟天、覆盆子补肾阳，益精血，桑寄生、续断补肝肾，强筋骨，补而不滞，尽显益肾理冲之意；香附疏肝理气，柔疏结合，使冲脉得理；黄芪补气健脾，气行则冲脉条达。全方共奏益肾养肝、调理冲脉之功，以期肾精旺，肾气盛，肝血充，致冲脉、血海满则溢，进而月经调。全方用药平和，少用峻烈之药，药物组成简单，辨证清晰明了。

四、验案举隅

病案一　何某，女，36岁，职员。2016年11月8日初诊。

【主诉】月经量少2年，加重3个月。

【现病史】患者近2年自觉月经量较前减少，近3个月来无明显诱因加重，现月经量较前减少近1/2，色暗红，有少量血块，无经行腹痛，3天即止，末次月经为2016年10月20日。刻下症：腰酸，耳鸣，燥热，盗汗，经期大便干结，纳可，多梦而易醒。舌红苔黄，脉细弦。

【经孕产史】已婚，孕0产0。

【辅助检查】10月22日性激素检查结果FSH：15.23mIU/ml，LH：4.15IU/ml，E_2：88pmol/L，T：0.68nmol/L，PRL：216.4uIU/ml（FSH/LH>3）。

【中医诊断】月经过少。

【辨证】肾阴虚证。

【西医诊断】卵巢储备功能减退。

【治法】滋补肝肾，养血理冲。

【处方】七子益肾理冲汤加减。

女贞子15g，菟丝子15g，沙苑子15g，枸杞子15g，桑寄生15g，续断15g，巴戟天15g，覆盆子15g，桑椹15g，制香附12g，茯苓15g，合欢皮10g。

28剂，水煎服，每日1剂。

2016年11月30日第2诊：因工作原因原方共服21剂，服药后症状缓解，11月19日月经来潮，量较前稍多，经期5天，色红，无血块，睡眠较轻，大便偏干，日1次。舌暗尖红，苔薄黄，脉细滑。在上方基础上加入炒枣仁15g以安神定志，水煎服，再服28剂，每日1剂。

2016年12月30日第3诊：诉12月18日月经来潮，月经血量恢复正常，血色红，有少量血块，大便正常，睡眠可，无明显不适，舌质正常，舌尖略红，苔薄白，脉和缓略滑。嘱其下个月月经来潮的第2~4天复查激素六项，再服上方14剂。

2017年1月23日第4诊：诉2017年1月19日月经来潮，无明显不适，22日复查性激素结果FSH：7.5mIU/ml，LH：6.2mIU/ml，E$_2$：70pmol/L，T：0.60nmol/L，PRL：201.8uIU/ml。性激素结果均正常。患者备孕，嘱咐其可不避孕。给予2016年11月8日首诊方去掉茯苓，14剂，水煎服，每日1剂。

2个月后，患者自测尿妊娠试验阳性，结合超声，提示宫内早孕，2017年11月28日足月顺产一男婴，母子平安。

按：患者近2年月经量少，同时出现腰酸、耳鸣、燥热、盗汗等症状，考虑为肾阴不足，冲脉无以滋养，太冲脉虚损，故月经量少；阴血本不足，又值经期血海下注冲任，阴血亏虚加重，大肠失于濡润，故出现经期便秘；阴血不足，虚热产生，扰乱心神出现多梦易醒。性激素六项显示卵巢储备功能减退。治疗以滋补肝肾、养血理冲为主，以七子益肾理冲汤加减，使肾精充足，冲脉气血旺盛，太冲脉盛，又加入茯苓、合欢皮以交通心肾。二诊中为加强安神之功又加入炒枣仁以补心安神，经过2个疗程的治疗，月经量增多，自觉不适症状消失，结合舌脉均显示肾精充盛、冲脉调畅而适合准备妊娠。四诊因嘱患者不避孕，去掉茯苓，防其渗利。果然，2个月后顺利妊娠，后足月顺产。肖教授对于有妊娠需求的患者，往往先嘱其避孕，待时机成熟，一举中的。

病案二 张某，女，35岁。2017年9月5日初诊。

【**主诉**】月经量少1年余，加重2个月。

【**现病史**】患者自诉1年余来月经量较前减少，近2个月无明显诱因明显减少，减少为原来一半，且行经期较前缩短，现经期3~4天，月经色暗红，有血块，无痛经。末次月经为2017年8月25日。刻下症：腰酸痛，自觉乏力，纳可，工作压力较大，情绪急躁，入睡晚且多梦，二便正常。舌暗红，舌尖红，苔薄白，脉细弦。

【**经孕产史**】既往月经较规律，经期5~6天，周期为28~30天。孕1产0，2015年行人工流产术。

【**辅助检查**】2017年8月27日性激素检查结果FSH：10.88mIU/ml，LH：

5.27IU/ml，E$_2$：90pmol/L，T：0.66nmol/L，PRL：202.7uIU/ml。

【中医诊断】月经过少。

【辨证】肾阴虚证。

【西医诊断】卵巢储备功能减退。

【治法】滋补肝肾，养血理冲。

【处方】七子益肾理冲汤加减。

女贞子15g，菟丝子15g，沙苑子15g，枸杞子15g，覆盆子15g，桑椹15g，制香附12g，桑寄生15g，续断15g，巴戟天15g，黄芪20g，茯苓15g，合欢皮10g，合欢花10g。

14剂，每日1剂，水煎服。

患者诉近期有生育需求，嘱其暂时避孕，待肾精充足、冲脉调和之时再做备孕打算。

2017年9月19日第2诊：自诉服药后症状缓解，情绪较前舒畅，舌暗红，舌尖略红，苔薄白，脉细滑。继服2017年9月5日首诊方，28剂，每日1剂，水煎服。

2017年10月17日第3诊：诉2017年9月23日月经来潮，月经血量较近1年有所增加，但较正常量仍偏少，经期5天，血色红，有少量血块、乏力、腰酸、多梦较前明显好转，大便正常，睡眠可，舌红，苔薄白，脉和缓略滑。予2017年9月19日二诊方，黄芪改为15g，去掉合欢花。嘱其下个月月经来潮的2~4天复查激素六项，再服上方14剂。

2017年10月31日第4诊：诉2017年10月22日月经来潮，月经量接近正常，经期5天，无明显不适，24日复查性激素结果FSH：7.2mIU/ml，LH：4.65mIU/ml，E$_2$：92pmol/L，T：0.58nmol/L，PRL：203.1uIU/ml。因患者近期有生育要求，现性激素结果较前改善，处于正常范围，嘱其可试孕。予2017年10月17日三诊处方去掉茯苓，14剂，水煎服，每日1剂。

1个月后，患者自测尿妊娠试验阳性，超声提示宫内早孕，2018年8月足月顺产一女婴，母女平安。

按：患者近一年月经量少，又出现腰酸痛、乏力等症状，考虑为肾阴不足，加之工作压力大，入睡较晚，暗耗阴精，致使冲脉无以滋养，太冲脉之血不足，虚损，故月经量少；肾主骨生髓，腰为肾之府，肾阴不足，骨骼失于濡养，故出现腰酸痛等症；肾阴亏虚，不能上济于心，致使心火偏亢，出现多梦；肾阴不足，肝失柔养，而出现情绪急躁等；阴虚日久则现乏力等气虚之症。性激素六项一定程度上提示卵巢储备功能减退，故治疗以滋补肝肾、养血理冲为主，以七子益肾理冲汤加减，使肾精充足，冲脉气血旺盛，太冲脉盛。因患者有生育需求，嘱其暂时避孕。首诊处方中稍加黄芪用量以补气，又加入茯苓、合欢皮以交通心肾，加入合欢花理气疏郁安神。三诊患者乏力、情绪改善，故黄芪剂量改为15g，去掉合欢花。经治疗患者月经量增多，诸症好转，结合辅助检查及舌脉显示患者肾精充盛、冲脉调畅，时机成熟嘱患者试孕，因有妊娠可能，故四诊处方去掉茯苓，防其渗利之弊。1个月后顺利妊娠，足月生产。

参考文献

［1］谢幸，孔北华，段涛.妇产科学［M］.9版.北京：人民卫生出版社，2018：357-358.

［2］Lass A，Cyoucher C，Duffy S，et al. One thousand initiated cycle of in vitro fertilization in women more than 40 years of age［J］.Fertil Steril，1998，70（6）：30-40.

［3］路远，宋秋瑾.卵巢储备功能下降的评估及治疗进展［J］.实用妇科内分泌电子杂志，2019，6（33）：38-39.

［4］韩靖佩，夏天.卵巢储备功能下降的中西医发病机制研究进展［J］.湖南中医杂志，2019，35（3）：157-159.

［5］吴夏筠.卵巢储备功能下降的相关危险因素调查［D］.广州：广州中医药大学，2010.

［6］刘柳青，刘雁峰.中医对卵巢储备功能下降的认识及治疗研究进展［J］.中国临床保健杂志，2019，22（2）：278-282.

［7］王涛，刘佳维，赵雪莹.女贞子中化学成分、药理作用的研究进展［J］.黑龙江中医药，2019，6：352-354.

［8］崔璐，郑振秋.关于覆盆子化学成分与药理作用的研究进展［J］.全科口腔医学电子杂志，2020，7（1），192-192，196.

［9］王焕江，赵金娟，刘金贤，等.菟丝子的药理作用及其开发前景［J］.中医药学报，2012，40（6）：123-125.

［10］陈晨，马雯芳.桑葚化学成分与药理作用研究进展［J］.心理月刊，2020，15（8）：232-233.

［11］王莎莎，张钊，陈乃宏.枸杞子主要活性成分及药理作用研究进展［J］.神经药理学报，2018，8（6）：53.

［12］罗小莉，莫小春，张强，等.沙苑子的化学成分及药理作用研究进展［J］.广西中医药大学学报，2020，23（1）：72-75.

［13］潘少斌，孔娜，李静，等.香附化学成分及药理作用研究进展［J］.中国现代中药，2019，21（10）：1429-1434.

［14］朱开昕，苏本伟，李永华，等.桑寄生药理作用及临床应用研究进展［J］.现代医学与健康研究，2018，2（12）：189-190.

［15］白玫，胡生福，刘婧，等.中药续断的研究进展［J］.中外医疗，2014，22：197-198.

［16］饶鸿宇，陈滔彬，何彦，等.南药巴戟天化学成分与药理研究进展［J］. 中南药学，2018，16（11）：1567-1574.

［17］王海花，李德成，孙靓.黄芪的药效成分及药理作用研究［J］.中国处方药，2018，16（11）：22-23.

［18］王春辉，常乐，孟楠，等.中药黄芪的药理作用及临床应用效果观察［J］.中医临床研究，2018（35）：104-107.

第四节　子宫内膜容受性低下

目前体外受精-胚胎移植技术（in vitro fertilization-embryo transfer, IVF-ET）发展迅速，随着二胎政策的放开和高龄女性妊娠需求的增多，IVF-ET也越来越多地得到了广泛的运用，但是最终妊娠率仍仅有40%～50%。影响成功着床的两大因素是胚胎的质量和子宫内膜对胚胎的容受性。随着IVF技术水平的发展，卵母细胞回收率和获得胚胎的数量、质量都在不断提高，而影响IVF妊娠率的最主要步骤是种植环节，内膜容受性差是许多患者反复种植失败的主要原因，因此关于子宫内膜容受性的研究成为近年来关注的热点。

子宫内膜容受性（endometrial receptivity, ER）指子宫内膜允许胚泡着床的能力，是特定时期的一种状态，这一时期为排卵后的第6～10天，即自然月经周期的第20～24天，被称为种植窗口期。

一、中西医发病机制

（一）西医发病机制

子宫内膜容受性的建立涉及多因素、多环节，近年来关于子宫内膜容受性的调控因素主要集中在以下方面。

1.胞饮突

研究发现，胞饮突、子宫内膜厚度和类型等都可以反映子宫内膜的容受性。子宫内膜上皮细胞由纤毛细胞和微绒毛细胞组成，在黄体期，微绒毛细胞顶部出现平滑的膜状突起，形状在镜下看如蘑菇，称为胞饮突，其出现的时间与子宫内膜种植窗口期一致，成熟的胞饮突标志着子宫内膜处于最佳的备孕状态。

2.子宫内膜动脉血流

子宫内膜及内膜下血流与子宫内膜动脉血流存在一定相关性，可能影响妊娠结局。早期通常用子宫动脉搏动指数（PI）和阻力指数（RI）评价子宫内膜动脉血流，但子宫动脉主要供应的是子宫肌层的血流，而子宫内膜的血流灌注来源于子宫动脉的终末支螺旋动脉。因此，PI 和 RI 并不能完全反映内膜的血流灌注状态。目前随着三维超声技术的提高和推广，出现了一些新的评价子宫内膜下血流灌注的指标：收缩/舒张比值（S/D）、子宫内膜区域的血管化指数（VI）、血流指数（FI）和血管化血流指数（VFI）等。

3.内分泌

子宫内膜受雌、孕激素水平的影响，呈周期性变化，合适的雌、孕激素比值是保持子宫内膜良好容受性的关键。许多补肾中药的雌激素样作用已经获得普遍认同。另外，有研究显示，子宫内膜容受性还与体内微量元素存在一定的关系。

4.分子生物学

在分子生物学方面，白血病抑制因子（leukemia inhibitory factor, LIF）被认为是介导哺乳动物胚泡着床的最关键细胞因子之一，LIF 和 LIF 受体在整个月经周期都有表达，黄体中期达到高峰，与胚胎种植窗口期时间相一致。目前共发现 20 多种整合素，其中整合素 $\alpha\nu\beta3$ 与子宫内膜容受性最相关，整合素 $\alpha\nu\beta3$ 表达于子宫内膜腔上皮和腺上皮细胞，以及血管上皮细胞中，其峰值出现时间与种植窗口期相吻合。此外，与子宫内膜容受性相关的指标还有降钙素、选择素、雌激素受体（ER）、孕激素受体（PR）、基质金属蛋白酶（MMP）、表皮生长因子受体（EGFR）、血小板衍化生长因子受体（PDGFR）、增殖细胞核抗原（PCNA）、（碱性）成纤维细胞生长因子（bFGF/FGF）、血管内皮细胞生长因子（VEGF）及受体（VEGFR）、微小 RNA 等，关于分子标记物的研究还在不断深入。

5.基因学

在基因学方面，国内外学者已经做了大量研究，发现同源框基因 10（HOXA-10）、同源结构域基因 2（Emx2）、单外显子基因叉头框 L2（FOXL2）和半乳凝素 3（galectin-3）的表达可能与子宫内膜容受性密切相关。其中 HOXA-10 的表达与子宫内膜容受性之间的关系已经得到普遍认同，其可能是影响子宫内膜容受性更深层次的起源。

总之，子宫内膜容受性的调控过程需要多环节、多因素的参与，并且各调控物间的相互关系及相互作用在子宫内膜容受性的调控环节及过程中也都起着一定的作用。

（二）中医发病机制

子宫内膜容受性低下主要影响女性的孕、产生理功能，与月经也有一定相关性。中医古籍中无子宫内膜容受性的概念，但有些描述与此相关。《证治准绳》曰："凡妇人一月经行一度，必有一日氤氲之候……此的候也……顺而施之，则成胎矣。"《傅青主女科·种子》中讲到："精满则子宫易于摄精，血足则子宫易于容物，皆有子之道也。"皆表明氤氲之候过后，阴精与阳气充盛于胞宫，冲任二脉气血充足，则胞宫得以濡养方可受纳成胎。

《素问·六节藏象论篇》曰："肾者，主蛰，封藏之本，精之处也。"肾藏精，主生殖，通过经络与胞宫联系，肾所藏之精满，则化血之源足，胞宫得以濡养，子宫内膜发育良好，利于胚胎着床；肾气充足，推动血脉运行，使冲任气血条达，则子宫内膜血运通畅；肾阳主温煦，若肾阳虚则子宫失于温煦，胞宫气血不得阳气推动，冲任气血运行不畅，则不能摄精成孕。《傅青主女科·种子》云："妇人有下身冰冷，非火不暖……夫寒冰之地，不生草木，重阴之渊，不长鱼龙，今胞宫即寒，何能孕？"

女子以血为本，血气重在通畅，若气血运行不畅，则瘀滞内生，阻滞冲任，致胞宫受纳功能受损，不利于胚胎着床。《针灸甲乙经·妇人杂病》记载："女子绝子，衃血在内不下，关元主之。"气血瘀滞会影响女子的孕产功能。清代叶天士在《临证指南医案》中提出"女子以肝为先天"，肝藏血，主疏泄，若肝气郁结，疏泄失常，气滞血瘀，凝于胞宫，亦会影响胞宫的受纳功能。

脾为后天之本，气血生化之源，运化水谷精微，充实肾精，水谷精微输布正常则女子经调，月经如期而至。清代张曜孙在《胎产指南》言："脾胃虚弱者，经曰：二阳之病发心脾，女子不月……故脾胃虚弱，饮食减少，气日渐耗，血日渐少，始有血枯、血闭及血少色淡，过期始行，数月一行之病。"健脾乃益肾之源。

本病的病位主要在肾，与肝、脾相关，病性虚实夹杂。现代中医家对本病的病因病机认识基本一致，多数医家认为其主要病机为肾虚血瘀。相关临床研究表明，子宫内膜容受性低下的主要证型为肾虚血瘀证，也证实了肾虚血瘀是其主要病机。主要的治疗原则为补肾益气，养血活血。

二、肖承悰教授对该疾病的认识及治疗特点

子宫内膜容受性低是疾病谱中新增的疾病，随着社会的发展，因子宫内膜容受性低导致的不孕、体外受精-胚胎移植（IVF-ET）失败患者日益增多。中医药改善子宫内膜容受性的效果显著，且副作用小，为改善子宫内膜容受性的治疗开辟了一条新途径。肖承悰教授在接触了大量此类患者之后，形成了对此疾病的独特

认识。肖教授认为，此病属于中医妇科不孕、屡孕屡堕（复发性流产）、暗产的范畴，为明代万密斋《广嗣纪要》"五不女"之一"脉"，即子宫内膜薄、月经过少、闭经等。

肖教授认为肾藏精，主生殖，为先天之本，冲任之根。只有肾气充盛，天癸泌至，才能发挥其促进月经正常来潮及孕育生命的功能。胞脉是心包下至胞宫的经脉，是肾精输注胞宫的通道，心、肾通过胞脉而与胞宫相通，心血、肾精充足则月经、胎孕正常，反之则为病，故总结子宫内膜容受性低下主要病机为肾虚血瘀，心血不足，胞脉不畅。

（一）肾气虚

肾主生殖，故肾的功能正常与否对人的生殖功能至关重要。中医肾之功能有肾气、肾阳、肾阴、肾精之别，在此病中肖教授强调肾气。《素问·上古天真论篇》言："女子七岁，肾气盛，齿更发长；二七而天癸至，任脉通，太冲脉盛，月事以时下，故有子。"肾气盛是天癸泌至的基础，促进人体生长发育，肾为先天之本，元气之根，藏精主生殖，肾中气血充足，女子则经调而有子。《傅青主女科》云："夫妇人受妊，本于肾气旺也，肾旺是以摄精"，指出妇人能受孕成胎的基础为肾气旺。

若先天禀赋不足，或房劳久病，多次流产、宫腔炎症、超促排卵等均可损伤肾气、胞宫、胞脉。随着二胎政策的放开，寻求辅助生殖技术帮助的高龄女性越来越多，时逢高龄，妇女本身就处于肾气渐虚、天癸渐竭、冲任亏虚、胞宫失养、胞脉渐衰的状态，一方面促排卵后卵细胞的质量降低，另一方面主要是子宫内膜容受性低导致胚泡着床障碍，这更是导致种植成功率低的重要原因。

此外，在IVF-ET实施过程中，体外之胚胎移植前始终置于冷冻封存，肾气的作用为鼓动、温煦，从而利于寒凉之种植入于温暖之胞。可见，补肾气对于改善子宫内膜容受性从而使胚泡顺利种植及生长至关重要。

（二）胞脉不畅

胞，即女子胞，又称胞宫，即子宫，位于小腹部，在膀胱之后，直肠之前，呈倒梨形，是产生月经和孕育胎儿的器官。胞是中医固有的名称，属奇恒之府。子宫之名，首见于《神农本草经·紫石英》条，谓主治"女子风寒在子宫，绝孕十年无子"。胞中，现在认为其类似于子宫腔，为子宫内膜占据的空腔。

胞脉则是从心发出，下行分布于子宫的一条血脉。《素问·评热病论篇》中最早指出了胞脉的循行和部分病理表现："月事不来者，胞脉闭也，胞脉者，属心而络于胞中，今气上迫肺，心气不得下通，故月事不来。"《素问·痿论篇》曰："心主身之血脉"，言明心是主循环的，主全身的血脉，包括胞脉。心气能推动血液的运行，从而通过血脉濡养全身，胞脉属心而络于胞中，此胞即为女子胞；胞脉闭塞导致经脉之气逆乱，邪气上迫于肺，影响心主血脉的功能，使心气不能推动血液通过胞脉下至胞宫，以致月经停闭。在月经周期中，子宫内膜会发生增生期和分泌期的改变，随着子宫内膜的增厚，内膜上的螺旋小动脉增生，为受精卵的着床及发育做好准备，如果没有妊娠，则螺旋小动脉痉挛、破裂，使子宫内膜组织脱落，从而导致月经来潮。肖承悰教授认为子宫内膜的变化正是胞脉功能的具体体现，从生殖解剖以及生理功能方面看，胞脉生理功能类似于子宫内膜、子宫内膜上的血管、相关受体、螺旋小动脉等，所以子宫内膜当属于中医妇科胞中、胞脉范畴。

肖教授认为，子宫内膜容受性低的病因主要有先天禀赋不足，或房劳久病，损伤肾气，或多次超促排卵，或屡次堕胎，伤精耗血，肾精不足，或数伤于血，营血亏虚，心血不足。心血亏虚，肾精亏损，二者又互相影响，导致胞脉、冲任亏虚，则子宫内膜失于濡养，造成内膜菲薄，容受性下降。若经期、产后，余血未净之际，七情内伤，气滞血瘀，导致瘀滞胞宫、胞脉及冲任，使子宫内膜血流受阻，胞脉不畅，循环欠佳，也使子宫内膜容受性降低。

肖教授以肾主生殖为主要理论基础，针对子宫内膜容受性低下者肾气不足、胞脉不畅的核心病机，独具特色地提出注重补肾气，通胞脉，并自拟经验方"二补助育汤"，从整体上调节肾-天癸-冲任-胞宫生殖轴，在局部又促进胞脉、胞络与胞宫及他脏他经之间的联系，改善子宫内膜微循环，从而利于受精卵的着床及发育。

三、经验方

二补助育汤主要药物组成为骨碎补、补骨脂、巴戟天、桑寄生、续断、鸡血藤、郁金、川牛膝等。

方中补骨脂、骨碎补合称"二补"，补骨脂味苦、辛，性温，归肾、脾经，补肾助阳，现代药理学研究显示，补骨脂酚具有雌激素样作用，能增强阴道角化，增加子宫重量；骨碎补味苦，性温，归肝、肾经，补肾气，行血脉，强筋骨，现代药理学研究显示，骨碎补主要提取成分柚皮苷具有显著的植物雌激素作用。巴戟天味辛、甘，性微温，归肾、肝经，补肾阳，益精血，强筋骨，促进肾气化生和肾阳鼓动，而又不伤阴血，具有类似雌激素样作用，能控制去卵巢小鼠体质量，增加子宫重量，提高体内雌激素水平，增厚子宫内膜柱状上皮，降低子宫萎缩程度。桑寄生味苦、甘，性平，归肝、肾经，续断味苦、辛，性微温，归肝、肾经，二药合用补肝肾，固冲任，温而不燥，补而不腻，为肖承悰教授常用药对。桑寄生水煎剂能增加血清雌二醇水平，川续断皂苷具有雌激素样作用，能增加子宫重量。鸡血藤味苦、微甘，性温，归肝、肾经，补血活血，暖宫调经。研究显示，鸡血藤具有抗炎、抗血小板凝聚作用。郁金味辛、苦，性寒，归肝、肺、心经，行气活血，清心解郁。川牛膝味苦、甘、酸，性平，归肝、肾经，补肾气，通血脉，引诸药下行于胞中，促进内膜血液供应，改变血液流变性，改善微循环。全方补（补肾气）、通（通胞脉）并用，补肾气同时注重通胞脉，而活血药的选用皆为入肾、肝经之品，组方合理，配伍巧妙，用药精良。此外，在组方中，其补肾之药大部分是性温助阳之品，可以提高黄体功能，维持高温相，且既补又通，温而不燥，补而不腻，一方面体现了肖教授遣方用药的精妙之处，另一方面也体现出肖教授辨证与辨病相结合的学术思想。

前期临床研究显示，二补助育汤在增加子宫内膜厚度、改善内膜血流方面具有很好的效果，并且提高了再次IVF-ET妊娠的成功率，获得了满意的临床疗效。实验研究显示，二补助育汤可增加 Beclin-1、LC3B mRNA 及蛋白的表达，提高子宫内膜细胞自噬水平，从而改善子宫内膜容受性，增加平均着床位点数。能够促进子宫内膜胞饮突及COX-2表达，并可提高子宫内膜 ER、PR、LIF、$\alpha\nu\beta3$ 的表达，此四者是子宫内膜容受性建立的主要标志物。另外，二补助育汤亦可提高子宫内膜SCFmRNA及HOXA-10mRNA的表达，提示其可能是通过调控子宫内膜SCF及HOXA-10的表达来改善子宫内膜容受性，从而使卵泡发育与子宫内膜同步，利于胚泡着床。以上研究均提示二补助育汤改善子宫内膜容受性的作用是肯定的。

肖教授临证加减常用药如下。

伴大便稀溏者，加炒白术、山药；伴大便秘结者，加当归、黄精、肉苁蓉；伴眠差且便秘者，加桑椹、柏子仁。

四、验案举隅

病案一 刘某，女，36岁，已婚，工人。2011年6月28日初诊。

【主诉】IUF-ET失败一次，求子。

【现病史】患者结婚2年，IVF-ET失败一次，现未避孕，要求妊娠。现纳寐好，二便调，近2日外感，舌紫红，苔薄白，脉弦滑。身体瘦弱，面色晦暗。

【经孕产史】平素月经27～28天一行，经期为3~4天，量少，色暗红，无血块，孕2产0，行药物流产术2次，末次药物流产术时间为2002年。2010年1月于北医三院行IVF-ET失败，胚囊未着床。

【妇科检查】外阴已婚型，阴道黏膜无充血，宫颈光滑，子宫前位，正常大小，质中，活动度可，无压痛，双附件未及异常。

【辅助检查】排卵日查超声内膜厚约0.5cm，内膜形态为B型。

【中医诊断】断绪；屡孕屡堕。

【辨证】肾虚血瘀。

【西医诊断】继发性不孕；复发性流产。

【治法】补肾气，通胞脉。

【处方】骨碎补15g，补骨脂10g，巴戟天15g，桑寄生15g，续断15g，鸡血藤15g，郁金12g，川牛膝15g，葛根15g，升麻10g，丹参15g。

14剂，水煎服，每日1剂。

以此基础方为主随症加减，调治半年余，后患者再次行IVF-ET，2012年7月23日尿妊娠阳性。予中西医结合保胎治疗至妊娠10周，2013年4月患者剖宫产一子。

按：患者行药物流产术2次，内膜菲薄，考虑IUF-ET失败为子宫内膜容受性低下造成，中医辨证为肾虚血瘀，治疗以补肾气、通胞脉为主，肖教授以经验方二补助育汤为主进行治疗，同时根据临床症候及月经周期进行加减。另外，肖教授主张该类患者妊娠后应该积极予保胎治疗，治疗以补肾固任安胎为主。

病案二 李某，女，38岁。2016年4月21日初诊。

【主诉】未避孕未孕2年余，IVF-ET失败4次。

【现病史】患者平素月经28～30天一行，经期为5~7天，量少，色红，有血块，经前和经期第一天小腹痛、腰酸。末次胚胎移植时间为2015年7月13日，7月28日阴道出血，量似月经量，移植失败。现有5个冻胚。末次月经为2016年3月21日，经期5天，量偏少。4月18日B超：子宫大小为4.4cm×4.3cm×4.0cm，内膜厚0.8cm。现带下增多，色微黄，偶有灼热感，纳眠可，大便成形，质黏，每日1行。舌暗，苔薄白，脉沉滑。

【中医诊断】断绪。

【辨证】肾虚血瘀兼下焦湿热。

【西医诊断】不孕；反复移植失败。

【治法】补肾气，通胞脉兼清热燥湿。

【处方】骨碎补15g，葛根15g，升麻10g，巴戟天15g，生地黄15g，熟地黄15g，桑寄生15g，续断15g，郁金10g，鸡血藤15g，川牛膝15g，地肤子12g，白鲜皮12g，生甘草6g，赤芍15g，川芎15g，茯苓15g，败酱草15g，白芷12g。

28剂，水煎服，日1剂。

2016年5月19日第2诊：末次月经为2016年4月23日，带血7天，量较前增多，色红，无血块，经前腰酸，小腹不适。现带下量少，灼热感减轻，纳可，眠浅易醒，大便成形，每日1~2次，小便调。舌暗，苔白，脉沉滑。患者带下症状缓解故去地肤子、白鲜皮等清热燥湿之药，患者眠差故加炒枣仁以宁心安神，方用骨碎补15g，补骨脂12g，葛根15g，升麻10g，巴戟天15g，仙灵脾15g，鹿角霜15g，生地黄15g，熟地黄15g，生黄芪15g，党参15g，丹参15g，鸡血藤15g，川芎15g，酒地龙15g，川牛膝15g，炒枣仁15g，炒枳壳10g，茯苓15g。28剂，水煎服，早晚分服。

患者于2016年6月11日再次行IVF-ET，2016年7月5日查血HCG：15260mIU/mL，P：30.16ng/mL，后予中西医结合保胎治疗。

按：《内经》云女子五七阳明脉衰，面始焦，发始堕。患者38岁，气血始衰，气血不足则无法濡养子宫内膜，故内膜菲薄，容受性下降，致患者IVF-ET多次失败。加之情志不畅，肝气郁结，气滞血瘀，胞脉气血运行不畅，且肝郁日久化火，致下焦湿热。该患者以肾虚血瘀为主，兼有下焦湿热，治疗上先清下焦湿热，再补肾气，通胞脉，促内膜生长以容纳胞胎。

病案三 赵某，女，34岁。2016年11月12日初诊。

【**主诉**】未避孕3年未孕。

【**现病史**】患者现因未避孕3年未孕，2016年4月开始行辅助生殖，共行4次胚移植术，均未着床，目前有2个冻胚。末次月经2016年10月25日。现食欲可，大便正常，腰骶部略酸，心情郁闷，下肢怕冷，睡眠欠佳，入睡困难，醒后难入睡，舌质略暗，苔薄白，脉沉而细。

【**经孕产史**】月经规律，30~32天1行，经期3~4天，量极少，色暗红，无血块，无痛经，伴腰部轻度酸痛，经期大便略溏。孕3产0，曾行3次人工流产术。

【**辅助检查**】性激素六项显示在正常范围内。超声提示（经前2天）：子宫大小发育正常，子宫内膜厚0.6cm，回声欠均匀，双附件未及异常。输卵管造影：双侧输卵管近端堵塞。

【**中医诊断**】断绪；月经过少。

【**西医诊断**】继发性不孕；反复移植失败（考虑子宫内膜容受性下降）。

【**治法**】补肾气，通胞脉。

【**处方**】骨碎补15g，补骨脂10g，葛根15g，升麻10g，巴戟天15g，续断15g，桑寄生15g，鸡血藤15g，郁金10g，川牛膝10g，炒枣仁15g，合欢花10g。

28剂，早晚饭后各1次。

2016年12月9日第2诊：月经于2016年11月26日来潮，经期4天，月经颜色稍红，量无明显变化，经前肢体略肿胀，无痛经，食欲、大便均可，睡眠好转。舌略暗，苔薄白，脉沉略细。以上方去补骨脂以避其收敛之意，加熟地黄15g，以滋阴血，益母草15g以活血利水。再服28剂，早晚饭后各1次。

2017年1月12日第3诊：月经于2016年12月26日来潮，经期5天，月经量稍增多，色正常，有少量血块，经前肢体无肿胀，无痛经，食欲可，大便略溏，质黏，睡眠可。舌略暗，苔薄白，脉沉略细。以上方加炒白术15g健脾益气，防诸药碍脾气之嫌。再服28剂，早晚饭后各1次，并嘱其月经前做超声监测子宫内膜厚度。

2017年2月14日第4诊：月经于2017年1月25日来潮，经期5天，月经量较初次就诊时增多一倍，色正常，有少量血块，食欲、大便均可，睡眠可。舌略暗，苔薄白，脉沉略细。超声提示（经前2天）：子宫大小正常，子宫内膜厚0.95cm（子宫内膜较前同期增厚）。予上方再服28剂，并建议于试管中心评估是否可以再次移植冻胚。

患者于2017年3月行胚胎移植（移入2个冻胚），移植后立即到门诊行保胎治疗3个月，后于2017年12月7日足月剖腹产一健康男婴。

按：此患者既往月经规律，有3次人工流产病史，损伤了肾气及胞脉，故治疗以补肾气、通胞脉为主，予二补助育汤加减，治疗4个周期后，患者肾气充盛，胞脉瘀阻现象减轻，故月经量增多，子宫内膜容受性增强，得以通过人工辅助方式成功妊娠。二补助育汤是"补通结合"思想的又一体现，临床中随症加减对于增加子宫内膜容受性效果颇佳。

参考文献

［1］杨静薇，邓成艳，黄学锋，等．中华医学会生殖医学分会年度报告：2017年辅助生殖技术数据分析［J］．生殖医学杂志，2020，29（2）：143-148.

［2］Bahar L, Kahraman S, Eras N, et al. Comparison of endometrial biopsies of fertile women and womenwith repeated implantation failure at the ultrastructural level［J］. TURKISH JOURNAL OF MEDICAL SCIENCES, 2015, 45：706-713.

［3］Kasius A, Smit J G, Torrance H L, et al. Endometrial thickness and pregnancy rates after IVF: a systematic review and meta-analysis［J］. Human Reproduction Update, 2014, 20（4）：530-541.

［4］Gingold J A, Lee J A, Rodriguez-Purata J, et al. Endometrial pattern, but not endometrial thickness, affects implantation rates in euploid embryo transfers［J］. Fertility and Sterility, 2015, 104（3）：620-628.

［5］张玲玲，郭瑞君. 子宫血流超声参数在评估体外受精-胚胎移植患者子宫内膜容受性中的应用［J］. 临床超声医学杂志，2017，19（6）：404-407.

［6］Sugino N，Karube-Harada A，Sakata A，et al. Different mechanisms for the induction of copper-zinc superoxide dismutase and manganese superoxide dismutase by progesterone in human endometrial stromal cells［J］. Hum Reprod，2002，17（7）：1709-1714.

［7］Franasiak J M，Holoch K J，Yuan L，et al. Prospective assessment of midsecretory endometrial leukemia inhibitor factor expression versus ανβ3 testing in women with unexplained infertility［J］. Fertility and Sterility，2014，101（6）：1724-1731.

［8］杨海燕，周洁春，林文琴，等. 子宫内膜整合素αvβ3表达与体外受精-胚胎移植反复种植失败的相关性研究［J］. 生殖医学杂志，2011，20（4）：261-265.

［9］李楠，林忠. 子宫内膜容受性分子标记物的研究进展［J］. 中国性科学，2019，28（03）：109-111.

［10］Nejatbakhsh R，Kabir-Salmani M，Dimitriadis E，et al. Subcellular localization of L-selectin ligand in the endometrium implies a novel　function for pinopodes in endometrial receptivity［J］. Reprod Biol Endocrinol，2012，10：46.

［11］Rarani F Z，Borhani F，Rashidi B. Endometrial pinopode biomarkers：Molecules and microRNAs［J］. Journal of Cellular Physiology，2018，233（12）：9145-9158.

［12］Du H，Taylor H S. The Role of Hox Genes in Female Reproductive Tract Development，Adult Function，and Fertility［J］. Cold Spring Harb Perspect Med，2015，6（1）：a23002.

［13］杜国平，张炜，王丽，等. 凝集素半乳糖结合蛋白3在人子宫内膜的表达［J］. 复旦学报（医学版），2006（2）：143-146.

［14］Zhu Y，Luo M，Huang H，et al. HOXA10，EMX2 and TENM1 expression in the mid-secretory endometrium of infertile women with a Müllerian duct anomaly［J］. Reproductive BioMedicine Online，2016，32（4）：388-393.

［15］Michal E，Ron H，M B L，et al. Uterine Foxl2 regulates the adherence of the Trophectoderm cells to the endometrial epithelium.［J］. Reproductive biology and endocrinology：RB&E，2018（1）：12.

［16］田赛男，谈珍瑜. 尤昭玲运用补肾活血法改善子宫内膜容受性经验［J］. 湖南中医杂志，2019，35（6）：25-27.

［17］李雪莲，李祥云. 李祥云补肾祛瘀法改善子宫内膜容受性经验［J］. 中国中医基础医学杂志，2018，24（9）：1322-1324.

［18］高新源，许丽绵. 许丽绵教授补肾活血法改善子宫内膜容受性经验介绍［J］. 四川中医，2015，33（6）：1-3.

[19]江媚，刘雁峰，黄羚.子宫内膜容受性低中医证型特点初探［J］.中华中医药杂志，2015，30（11）：3836-3839.

[20]江媚，刘雁峰，贾超敏，等.二补助育汤对反复IVF-ET失败患者子宫内膜容受性影响的临床观察［J］.中华中医药杂志，2016，31（11）：4875-4878.

[21]梁嘉玲，刘雁峰，申萌萌，等.二补助育汤对胚胎着床障碍模型小鼠子宫内膜自噬基因Beclin-1、LC3B表达的影响［J］.北京中医药大学学报，2019，42（11）：910-915.

[22]石玥，吴丽婷，穆国华，等.二补助育汤及改良方对小鼠子宫内膜整合素ανβ3、SCF mRNA及HOXA-10 mRNA表达的影响［J］.中华中医药杂志，2017，32（5）：1997-2000.

第五节　子宫肌瘤

西医疾病概述

子宫肌瘤，又称为子宫纤维瘤，以肌瘤组织局部对雌激素的高敏感性为主因，由子宫平滑肌细胞增生所致，是妇科常见良性肿瘤。多发于30~50岁生育期妇女，据尸检统计，30岁以上妇女约20%患有子宫肌瘤，发病率近年有上升趋势。临床主要表现为阴道出血，下腹部触及肿物以及压迫症状（尿频、尿急、尿潴留、便秘等），可引起经量增多、经期延长、腹痛、带下量多、不孕、流产，部分患者合并乳腺增生等，也可见无明显症状患者。属于中医癥瘕范畴。

西医治疗以手术为主，尽管手术方式、设备在不断地改进及完善，仍然存在不同的风险，而且对患者还会造成一定的心理影响。另外，近年来，越来越多的学者研究提示子宫除了作为靶器官孕育生命外还是参与女性生殖内分泌调节的重要器官，因此，近年来最大限度保留生育期女性生育功能及保留子宫已成为妇科医生在选择治疗子宫肌瘤方案时的共识。

临床分型：由于子宫肌瘤的大小、数目及生长部位不同，子宫的大小及形态殊异。按生长部位分为子宫体肌瘤和子宫颈肌瘤，前者约占90%，后者仅占10%。根据肌瘤与子宫壁的关系，分为4种：肌壁间肌瘤、黏膜下肌瘤、浆膜下肌瘤及阔韧带肌瘤。

近年来，随着宫腔镜及腹腔镜技术的发展，传统的子宫肌瘤分类方法难以满足临床需要，不同的国际组织对子宫肌瘤的分型进行了不同的细化，应用比较多的是国际妇产科联盟（the International Federation of Gynecology and Obstetrics，FIGO）的子宫肌瘤分型方法。2017年我国发布的子宫肌瘤诊治的中国专家共识也采用FIGO的子宫肌瘤分型方法，见图1。

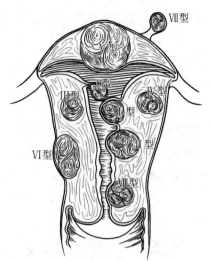

图1 FIGO子宫肌瘤 9 型分类方法示意图

0型：有蒂黏膜下肌瘤；

Ⅰ型：无蒂黏膜下肌瘤，向肌层扩展≤50%；

Ⅱ型：无蒂黏膜下肌瘤，向肌层扩展>50%；

Ⅲ型：肌壁间肌瘤，位置靠近宫腔，瘤体外缘距子宫浆膜层≥5 mm；

Ⅳ型：肌壁间肌瘤，位置靠近子宫浆膜层，瘤体外缘距子宫浆膜层<5 mm；

Ⅴ型：肌瘤贯穿全部子宫肌层；

Ⅵ型：肌瘤突向浆膜；

Ⅶ型：肌瘤完全位于浆膜下（有蒂）；

Ⅷ型：其他特殊类型或部位的肌瘤（子宫颈、宫角、阔韧带肌瘤）。

中医疾病概述

中医文献中无子宫肌瘤病名，随着对其研究的不断深入，根据其发病特点和临床表现，目前多数医家将其归属于中医"癥瘕"范畴。妇人下腹结块，伴有或胀、或痛、或满、或异常出血者，称为癥瘕。癥者有形可征，固定不移，痛有定处；瘕者瘕聚成形，聚散无常，推之可移，痛无定处。一般以癥属血病，瘕属气病，但临床难以划分，故并称癥瘕。

1.病名源流

最早关于"瘕"的记载见于《黄帝内经》（以下皆简称《内经》）中。《内经》中有多处论及瘕病，有"疝瘕""瘕聚""石瘕"等病名。《灵枢·水胀》曰："石瘕生于胞中，寒气客于子门，子门闭塞，气不得通，恶血当泻不泻，衃以留止，日以益大，状如怀子，月事不以时下，皆生于女子，可导而下。"明代陈自明《妇人大全良方》中亦有"痃癖诸气""疝瘕""八瘕""癥痞""食癥""血癥""血瘕"等门的论述。明代张景岳《景岳全书·妇人规·癥瘕类》言："《内经》只有积聚疝瘕，并无癥字之名，此后世之增设者……成形者，或由血结，谓之血癥"，"瘀血留滞作癥，唯妇人有之"。《证治准绳·女科》云："若夫七癥八瘕，则妇人居多。"

2.病因沿革

早在《内经》中，记载石瘕即是因"寒气客于胞门"所致。隋朝巢元方《诸病源候论》比较具体地提出了癥瘕的病因，包括寒温不适、饮食不节及经水往来不慎。《诸病源候论·妇人杂病诸候·疝瘕候》中明确指出妇人癥瘕与男子不同，指出："妇人病之，有异于丈夫者，或因产后脏虚受寒，或因经水往来，取冷过度，非独关饮食失节，多夹有血气而成也"。巢氏将经产的因素突显出来，充分说明了经产是导致妇人癥瘕的重要因素，这是妇人不同于男子的地方，或许也正是隋唐五代间将癥瘕之病皆归于妇人的原因。《妇人大全良方》中说："夫妇人腹中瘀血者，由月经痞涩不通，或产后余秽不尽……则变成积聚癥瘕也。"《景岳全书·妇人规·癥瘕类》言："其证则或由经期，或由产后，凡内伤生冷，或外受风寒，或患怒伤肝，气逆而血留；或忧思伤脾，气虚而血滞；或积劳积弱，气弱而不行。总由血动之时，余血未净，而一有所逆，则留滞日积而渐以成癥矣。"明代武之望《济阴纲目》引李东垣认为妇人经候黑血、血瘕为气陷血脱所致。明代吴道源《女科切要》曰："而得之者，凝聚成块，七癥八瘕"，指出因脾气虚弱，无力升举，故气陷，气虚摄血无权，血溢脉外而脱于下。气虚行血无力，血滞胞宫，瘀血内停，而成癥瘕。血不归经，则"血块暴下"或"血崩"。元代朱震亨《丹溪心法》则明言："气不能作块成聚，块乃有形之物也，痰与食积、死血而成也"，并有"凡人身上中下有块者，多是痰"的论述。

一、中西医发病机制

（一）西医发病机制

1.性激素及其受体

子宫肌瘤是一种对激素有依赖的肿瘤，雌激素、孕激素及相关受体都和该疾病有关联。临床研究结果显示，大多数子宫肌瘤都是在女性的性成熟期出现，绝经（或人工去势）后肌瘤逐渐萎缩。因此，长期服用含雌激素高的避孕药以及瘦身、美白等含激素类的药物，食用被大量激素污染的食物，都可能导致子宫肌瘤的产生。

2.遗传因素

细胞遗传学研究显示，25%~50%的子宫肌瘤患者存在细胞遗传学异常。子宫肌瘤的核型异常包括12-三体，12与14染色体易位，7q、3q和1p缺失，以及6p、10q和13q的重排。在肌瘤细胞中已发现100多种基因异常调节，包括性激素相关基因如雌激素受体、孕激素受体、生长激素受体、催乳素受体及细胞外间质相关基因等。

3.细胞因子

子宫肌瘤患者体内有多种生长因子及其受体表达水平升高，它们被认为是肌瘤形成过程中卵巢性激素上调的介质或效应器，但是也不能排除有一种或多种生长因子初级调节异常的可能。Ren等的研究发现，表皮细胞生长因子（EGF）可以刺激平滑肌细胞DNA合成与多倍体化，而多倍体化在肌瘤的形成中起重要作用。

（二）中医发病机制

癥瘕的发生，主要是由于机体正气不足，风寒湿热之邪内侵，或情志因素，房事所伤，饮食失宜，导致脏腑功能失常，气机阻滞，瘀血、痰饮、湿浊等有形之邪凝结不散，停聚下腹胞宫，日月相积，逐渐而成。由于病程日久，正气虚弱，气、血、痰、湿互相影响，故多互相兼夹而有所偏重，极少单纯为气滞、血瘀或痰湿。主要病因病机可归纳概括为气滞血瘀、痰湿瘀结、湿热瘀阻和肾虚血瘀。

1.气滞血瘀

素性忧郁或情志内伤，肝气郁结，冲任阻滞，血行受阻，气聚血凝，积而成块；或经行产后，血室正开，风寒侵袭，血脉凝涩不行，邪气与余血相搏结，积聚成块，逐日增大而成癥瘕。

2.痰湿瘀结

素体脾虚，脾阳不振，或饮食不节，脾失健运，水湿不化，凝聚成痰，痰浊与气血相搏，凝滞气血，痰湿瘀结冲任、胞宫，积聚不散，日久渐生癥瘕。

3.湿热瘀阻

经行产后，血室正开，胞脉空虚，正气不足，湿热之邪内侵，与余血相结，滞留于冲任胞宫，湿热瘀阻不化，久而渐生癥瘕。

4.肾虚血瘀

肾藏精，主生殖，妇人以血为本，气血之根在于肾。若先天肾气不足或后天伤肾，肾虚则气血瘀滞而导致肾虚血瘀；或瘀血久积，化精乏源，亦可成肾虚血瘀，阻滞冲任胞宫，日久渐成癥瘕。

二、肖承悰教授对该疾病的认识及治疗特点

（一）病名的认识

子宫肌瘤归属于癥瘕的范畴，诸多医家均对癥瘕的病名进行了探讨，但肖教授认同的还是《内经》的说法。《灵枢·水胀》曰："石瘕生于胞中，寒气客于子门，子门闭塞，气不得通，恶血当泻不泻，衃以留止，日以益大，状如怀子，月事不以时下，皆生于女子，可导而下"，"肠覃何如？岐伯曰：寒气客于肠外，与卫气相搏，气不得荣，因有所系，癖而内著，恶气乃起，瘜肉乃生。其始生也，大如鸡卵，稍以益大，至其成，如怀子之状，久者离岁，按之则坚，推之则移，月事以时下，此其候也"。肖教授认为癥瘕主要分为石瘕和肠覃：石瘕是指子宫内发生的病变，主要相当于西医学的子宫肌瘤；肠覃是指"肠外"病变，主要相当于西医学的卵巢囊肿。一般不包括西医学所指的恶性肿瘤。

（二）病因病机的认识

1.对石瘕病因病机的认识

肖教授认为石瘕（相当于西医的子宫肌瘤）的病因大多为经行、产后失于调理，余血未尽，或内伤生冷，或外感风寒、湿毒之邪，或郁怒伤肝，或忧思伤脾，日积月累而成。其病机责之于脏腑功能失调，以及气滞、血瘀、痰浊、湿热或毒热之邪单独或复合作用于机体，在发病过程中，互为因果，相互转化而表现为多种临床病证，其证型主要分为以下几种。

（1）寒湿凝滞：素体阳虚，经期、产后血室正开，胞宫空虚，当风感寒，或过食生冷，寒邪趁虚而入，或脾肾阳虚，寒从内生，寒邪凝滞，血结为瘀，滞于胞宫，日久益增而成癥瘕，正如《景岳全书》所云："其证则或由经期，或由产后，凡内伤生冷，或外感风寒……总由血动之时，余血未净，而一有所逆，则留滞日积而渐成癥矣"。

（2）气滞血瘀：七情不遂，情志抑郁，肝失疏泄，气机不畅，血行滞涩，或产乳屡耗阴血，肝失所养，七情所伤，肝气郁结，血行不畅，气聚血凝，积于胞宫，日渐增大形成肿块，正如《景岳全书》所云："或恚怒伤肝，气逆而血留……则留滞日积而渐以成癥矣"。《医学衷中参西录》说："女子癥瘕，多因产后恶露未净，凝结于冲任之中，而流走之新血又日凝滞其上以附益之，遂渐积而为癥瘕矣。"

（3）气虚血瘀：先天禀赋不足，脾胃素虚，或饮食不节，劳倦过度，经、孕、产、乳耗伤气血，或思虑过度，损伤脾胃，化源不足，气虚血行迟滞，日久结而

成瘀，停积胞宫，聚而成癥，正如《诸病源候论》所说癥瘕之病由"气血劳伤，脏腑虚弱，受于风冷，冷入腹内，与血气相结所生"。

（4）痰瘀互结：素体肥胖，痰湿壅滞之人，或思虑过度，或饮食失节损伤脾胃，运化失职，聚湿成痰，痰聚胞宫与血搏结，积而成癥，正如《济阴纲目》辑录前人对癥瘕的论述所说："盖痞气之中未尝无饮，而血癥、食癥之内未尝无痰。则痰、食、血又未有不先因气而后形病也"。

（5）阴虚内热：素体阴血不足，或经产重虚，肝失柔养，肝气失于条达，血随气结，瘀滞日久，遂成癥瘕。同时，癥瘕积聚日久，营阴耗损，阴虚内热，热伤冲任，崩漏不愈，如《诸病源候论》中论燥瘕时曰："妇人月水下，恶血未尽，其人虚惫，而已暑月热行疾走……月水横流，衍入他脏不去，有热，因生燥瘕之聚"。

2.认为气虚血瘀是癥瘕的基本病机

肖教授十分重视气血辨证，认为中医妇科以调气血为要。女子属阴，而血属于阴，故女子以血为本。女性生理以月经为重点，月经的正常与否可以反映妇女身体健康状况和气血盛衰，因此，妇科疾病应着重调经。月经的主要成分是血，而"气为血帅""血为气母"，气血互根互存，密不可分。因此，论治妇科疾病着重调气血，调气血需重视气血不可分割的特点，养血必须益气，气血冲和，百病不生，血气不和，百病乃变化而生。只有气血协调，才能五脏安和，有利于疾病的恢复。

（1）血瘀：癥瘕的发生是由于素体虚弱或因病致虚，或经期、产后感受外邪，或内伤七情，或饮食、房劳不节，致使脏腑功能失调，冲任二脉受损，血液运行不畅而阻滞，壅塞于胞宫、胞脉、胞络，并最终结聚成块。病理以血瘀为主，此外尚有虚、痰、湿、寒、热等，但是论气、虚、痰、湿、寒、热，又几乎都兼有血瘀。因此，血瘀为妇科癥瘕最基本的病理因素，历代诸家多有论述。

虚：东汉华佗《中藏经》指出，积聚癥瘕"皆五脏六腑真气失而邪气并，遂乃生焉"，而"妇人癥瘕，由饮食失节，脾胃亏损，邪正相搏，积于腹中"。

瘀：宋代陈言认为本病"多因经脉失于将理，产褥不善调护，内伤七情，外感六淫，阴阳劳逸，饮食生冷，遂致营卫不输，新陈不忤，随经败浊，淋露凝滞，为癥为瘕"。明代王肯堂《证治准绳·女科》则说："妇人癥瘕，并属血病"，也就是说"疝癖癥瘕，血气块硬，发作则痛，甚则欲死，究而言之，皆血之所为也"。

寒、气、瘀：石瘕是因"寒气客于子门，子门闭塞"，致使"气不得通，恶血当泻不泻，衃以留止"而成。至于"妇人腹中瘀血者，由月经闭积，或产后瘀血未尽，或风寒滞瘀，久而不消，则为积聚癥瘕矣"。

虚、寒、气、瘀：《景岳全书·妇人规》认为本病"或由经期，或由产后，凡内伤生冷，或外受风寒，或恚怒伤肝，气逆而血留，或忧思伤脾，气虚而血滞，或积劳积弱，气弱而不行，总由血动之时，余血未净，而一有所逆，则留滞日积而渐以成癥矣"。巢元方将有痰饮之邪积于胁下之疾称为癖，而癥瘕则"多挟有血气所成也"，如言瘕痞"若冷气入于胞络，搏于血气，血得冷则涩，令月水不通也"，故巢氏已将血气凝结作为妇人癥瘕的主要病机。这是妇人癥瘕有异于男子的地方。

湿、热、瘀：《诸病源候论》说："妇人新产，未满十日起行，以浣洗太早……若居湿席，令人苦寒，洒洒入腹，烦闷沉淖。恶血不除，结热，不得前后，便化生青瘕"，若"妇人月水下，恶血未尽，其人虚急，而已夏月热行疾走……月水横流，衍入他脏不去，有热，因生燥瘕之聚"。

痰、气、瘀：明代武之望《济阴纲目》认为："盖痞气之中，未尝无饮，而血癥、食癥之内，未尝无痰，则痰、食、血又未有不先因气病而后形病也。"

（2）气虚：肖教授根据"正气存内，邪不可干""邪之所凑，其气必虚""百病生于气"的理论，认为气虚是癥瘕发病的一个重要病机。子宫肌瘤多见于30～50岁的妇女，以40～50岁者发病率最高。《素问·上古天真论篇》曰："五七，阳明脉衰，面始焦，发始堕；六七，三阳脉衰于上，面皆焦，发始白；七七，任脉虚，太冲脉衰少，天癸竭，地道不通，故形坏而无子也。"虽然古今生活条件差异较大，古代"六七""七七"之年与现今的40～50岁已不可同日而语，但"年四十而阴气自半也"（《素问·阴阳应象大论篇》），此期女性脏腑功能开始由全盛逐渐转为衰退却是不争的事实，况生育期经、孕、产、乳数伤于血，更加之此期工作、生活等压力较大，劳心劳神，内外交困，更速其虚，也致肝郁。如子宫肌瘤患者多伴气虚之证，因气不摄血，致使月经过多，月经过多是子宫肌瘤患者最常见的临床症状，健脾统血或益气摄血也是临床最常用的有效方法之一。子宫肌瘤作为机体的一种良性肿瘤，具有一般肿瘤特性，生长、多发性是其主要特点，其最初发生与机体的正气虚弱密不可分，也可以说正气不足是肌瘤发生的最根本、最初始的原因，这一认识与《内经》"邪之所凑，其气必虚""正气存内，邪不可干"理论是一致的。气是人体基本物质之一，气血互生，抗御外邪，固摄阴液，又与脾肾关系密切，脾气虚则失统摄，肾气虚则失封藏，其结果都会导致经血失固，而出现月经过多等症。作为肿瘤，子宫肌瘤的生长、发展过程，实质也是不断损伤正气的过程，或者说肌瘤的生长是以正气的损伤为代价的。子宫肌瘤患者出现的崩漏、月经过多、经期延长等症与中医所认识的脾虚失统、气不摄血理论相吻合，充分反映了子宫肌瘤的发生发展与气虚有关。归脾汤、补中益气汤、安冲汤、固冲汤以及李东垣健脾升阳法处方在临床上被广泛用于子宫肌瘤所致的月经过多等病症的治疗，从一个方面也说明了子宫肌瘤的病变过程确实有气虚证的存在。不可否认，血热证也是子宫肌瘤的常见证候，清热凉血止血法也具有肯定疗效，但不规则长期出血的结果，往往是耗气伤血，无论胞宫急性大失血或者慢性长期出血，在治疗上，"有形之血不能速生，无形之气所当速固"理论都具有非常重要的实际意义。清热凉血止血法在临床运用时又往往需要与益气摄血药物相配伍，才能取得较好的效果。气虚是癥瘕发生的一个重要机制所在。

（3）气虚血瘀：气行则血行，气虚则血瘀，盛衰、运动与血的运行密切相关，气虚可致血瘀，血瘀又可耗气伤血，因此对癥瘕的治疗不但要注意益气，而且要注重化瘀，益气可以调经止血，改善症状，通过益气以固本培元，提高正气抗邪、固邪的能力，局限病灶，有利于清除病邪。化瘀消癥可以消除癥瘕积聚，益气和化瘀有机结合达到从根本上治疗的目的。因此，益气化瘀法应是治疗癥瘕的有效方法，同时，这一认识已为不少临床病例和研究结果所证实。长期以来，癥瘕的基础与临床研究和治疗一直受传统外感病"外邪入里，清除外邪，邪去正安"的观点以及西医学手术、激素对抗治疗模式等的影响，认为应采取各种攻逐祛邪的方法，以杀伤、消除癥瘕为目的。但这种方法往往损伤正气，难以持久运用，甚至导致月经过多，加重贫血症状。积邪未去，气已先伤，则瘤疾难除，在临床上已有很多教训。因此，单独强调攻逐祛瘀法治疗癥瘕是不全面的，正如清代萧埙《女科经纶》引东垣语云："人以胃气为本，治法当主固元气，佐以攻伐之剂，必需之岁月，若期速效，投以峻剂，反致有误也"。综上，肖教授认为气虚血瘀是癥瘕的主要病机，益气化瘀法作为其治疗大法，具有充分的理论和实践依据。

（三）治疗特点

1.分期论治

针对子宫肌瘤的前述发病机制，肖教授提出了"分期论治，补消结合"的治疗原则，即分为经期和非经期治疗，且在不同时期"补"与"消"各有侧重，从而达到标本兼治的目的。非经期治疗以消癥为主，采用活血化瘀、软坚益气的原则，寓补于消之中，寓消于补之上。组方为鬼箭羽、夏枯草、制鳖甲、桂枝、丹参、牡丹皮、川牛膝、生牡蛎、鸡内金、浙贝母、莪术、王不留行、黄芪等。经期治疗用药更应谨慎，不宜攻伐过重，如月经量多或淋漓不尽，机体处于气血不足、气不摄血的状态，此时治疗当以益气缩宫为主，兼以软坚消癥，使气足而能摄血，气生则血生，气充而能运血，气血调和，以补为主，补于消之上，消寓补之中。组方为党参、太子参、南沙参、白术、枳壳、益母草、贯众、花蕊石、龙骨、牡蛎、三七粉等。

同时，肖教授临证还注意按是否伴不孕、月经过多以及是否伴妊娠分别进行加减治疗。子宫肌瘤合并不孕、月经过多者应养血化瘀，消癥散结；子宫肌瘤合并妊娠应益气和血安胎；子宫肌瘤伴痛经应活血理气，止痛消癥。同时，应注意攻伐之剂应遵"衰其大半而止"之旨，不可猛攻、峻伐，以免损伤正气。

2. 重视扶正

肖教授认为脏腑虚弱、正气不足是癥瘕形成的重要内在因素。临床上子宫异常出血为大多数子宫肌瘤患者的常见症状，或月经量多，或经期延长，亦可二者互见，或月经先期，更有甚者或崩或漏，淋漓不断，大多数子宫肌瘤患者的失血量较正常女性为多，这多由气虚、气不摄血所致。气随血耗，最终可致气血两虚；气虚无力行血，又可加重血瘀；正气不足，脾肾功能失调，亦可加重痰湿之患。因果相干，病势缠绵，虚者愈虚，实者更实。由此可见，气虚是子宫肌瘤病程进展中不容忽视的重要因素。在临床用药上，现代多数医家治疗子宫肌瘤大多采用破血逐瘀、软坚散结之品。虽然此类药物功专效宏，用之治疗癥瘕、积聚等能取得较好的临床效果，但药性峻猛，常用的虫类破血逐瘀药又大多兼有毒，不乏有耗血、伤气、败胃之弊。子宫肌瘤多由渐而甚，积年累月，病程较长，用药治疗非一朝一夕之功，需要假以时日，长期用药，且子宫肌瘤多发于正气始虚之年，这就更容易使人体正气受伤，所以肖教授提出在攻邪的同时，补益气血，健脾护胃，既可以减轻攻邪药物的负面效应，又可以增强患者体质，使其更耐长期用药。从扶正与祛邪的关系上看，消癥亦不应忽视扶正。

三、经验方

1. 非经期用药——肌瘤内消丸

（1）药物组成：鬼箭羽、生牡蛎、制鳖甲、荔枝核、黄芪、川牛膝、赤芍等。

（2）方义

鬼箭羽：味苦，性寒，归肝、脾经。可破血通经，解毒消肿。常用于治疗癥瘕结块、心腹疼痛、闭经、痛经、崩中漏下、产后瘀滞腹痛、恶露不下等。现代药理研究显示，鬼箭羽提取物可降低全血黏度，降低末梢血管阻力，增加血流量，并能抑制肿瘤血管形成，发挥抗肿瘤作用，能抑制子宫平滑肌细胞中MMP-9的活性及表达，发挥抗过敏、抗炎及抗菌等多种作用。

生牡蛎：味咸，性平，归肝、肾经。有益阴潜阳、软坚散结之功效。生用治阴虚阳亢之潮热盗汗、头痛眩晕、烦躁失眠、瘰疬、肿块等。现代药理研究显示，牡蛎含有牛磺酸、氨基酸、低分子活性肽等多种化学成分，具有抗氧化、抗肿瘤、免疫调节等多种作用。

制鳖甲：味咸，性微寒，归肝、肾经。有滋阴潜阳、软坚散结、退热除蒸之功效。主要用于阴虚发热，劳热骨蒸，虚风内动，经闭，癥瘕，久疟疟母。现代药理研究发现，鳖甲含有多种氨基酸及微量元素，具有免疫调节、抗纤维化及抗肿瘤等多种作用。

荔枝核：味甘、涩，性温，入肝、肾经。有行气散结、温中止痛之功效。用于治疗寒疝腹痛、胃脘痛、睾丸肿痛、妇女血气刺痛等。现代药理研究显示，荔枝核成分复杂，主要含有总黄酮类、总皂苷及多糖类等多种药理活性成分，具有抗肿瘤、抗氧化及抗炎等多种作用。此外，荔枝核可通过调节免疫应答、促进肿瘤细胞凋亡、调节激素水平等多种途径发挥抗肿瘤作用。以其为主药的橘荔散结丸可降低子宫肌瘤组织中ERα、ERβ的活性和表达水平，抑制子宫肌瘤的发生。

黄芪：味甘，性微温，入肺、脾经。生用可益卫固表，利水消肿，托毒，生肌，治自汗、盗汗、血痹、浮肿、痈疽不溃或溃久不敛。炙用可补中益气，治内伤劳倦、脾虚泄泻、脱肛、气虚血脱、崩漏及一切气衰血虚之证。现代药理研究发现，黄芪包含多种有效成分，如黄芪多糖、黄芪皂苷等，能够发挥增强免疫、抗病毒、增强机体耐缺氧能力及促进机体代谢等功能。

川牛膝：味甘、微苦，性平，归肝、肾经。有逐瘀通经、通利关节、利尿通淋之功效。用于经闭癥瘕、胞衣不下、关节痹痛、足痿筋挛、血淋、跌扑损伤等。动物实验研究发现，川牛膝水提取物粗多糖在小鼠体内具有显著的抗凝血活性。

肌瘤内消丸针对非经期子宫肌瘤气虚血瘀证患者，以活血化瘀、软坚益气为治疗原则，寓补于消之中，寓消于补之上。鬼箭羽软坚消癥，赤芍活血化瘀，二者药性较平和，为君药，以达活血消癥之目的。鳖甲、牡蛎皆能入肾经，既能软坚散结，又有化痰之功，川牛膝逐瘀通经，并能引诸药下行胞宫，直达病处，三药共为臣药，可助君药活血消癥。黄芪补中益气健脾，以运化瘀血，使瘀血去新血生，荔枝核行气散结，又可治妇人血气刺痛，两药共为佐药，正应寓补于消之意，可同时兼顾乏力、带下、腹痛之兼症。全方以活血化瘀消癥为主，又兼补益气血之效，消补共施，祛邪而不伤正。

2.经期用药——安宫止血丸（原名为"缩宫宁"）

（1）药物组成：党参15g、太子参15g、南沙参15g、白术15g、枳壳15g、益母草15g、茜草根15g、煅龙骨30g、煅牡蛎30g、三七粉2g、花蕊石15g、贯众15g。

（2）方义

党参：味甘，性平，归脾、肺经。具有健脾补肺、益气生津之效。主脾胃虚弱、食少便溏、四肢乏力、肺虚喘咳、气短自汗等气虚诸症。现代药理研究发现，党参具有调节免疫、增强造血功能、抗肿瘤等众多作用。

太子参：味甘、微苦，性平，入脾、肺经。功能益气健脾，生津润肺。用于治疗脾虚体倦，食欲不振，病后虚弱，气阴不足，自汗口渴，肺燥干咳。现代药理研究显示，太子参含多种化学成分，药理活性主要有增加免疫、抗氧化、抗应激、抗疲劳等。

南沙参：味甘、微苦，性微寒，入肝、肺经。有养阴清肺、化痰、益气之功效。用于肺热燥咳、阴虚劳嗽、干咳痰黏、烦热口干等症。药理研究显示，南沙参具有抗衰老、调节免疫功能、抗辐射、清除自由基等作用。

白术：味苦、甘，性温，入脾、胃经。功能健脾益气，燥湿利水，止汗，安胎。用于治疗脾虚食少，腹胀泄泻，痰饮眩悸，水肿，自汗，胎动不安。现代药理研究提示，白术具有抗肿瘤、抗凝血、调节免疫功能等作用。

枳壳：味苦、辛、酸，性温，归脾、胃经。具有理气宽中、行滞消胀之功效。多用于治疗胸胁气滞、胀满疼痛、食积不化、痰饮内停以及胃下垂、脱肛、子宫脱垂等症。药理研究显示，枳壳具有调节胃肠功能、抗肿瘤、降血脂等作用。

益母草：味苦、辛，性微寒，入肝、心包经。能活血调经，利尿消肿。用于治疗月经不调，痛经，经闭，恶露不尽，水肿尿少。药理研究显示，益母草对子宫平滑肌有双向调节作用，并能够抗炎、抑菌、抗氧化等。

茜草根：味苦，性寒，入心、肝经。可行血止血，通经活络，止咳祛痰。用于治疗吐血，衄血，尿血，便血，血崩，经闭，风湿痹痛，跌打损伤，瘀滞肿痛，黄疸，慢性气管炎。现代药理研究显示，有止血、抗肿瘤、抗氧化、抗炎、抗菌、升高白细胞及免疫调节等作用。茜草根临床应用广泛，对子宫异常出血、原发性痛经等妇科疾病和过敏性紫癜、肾性血尿等具有显著的疗效。

三七粉：味甘、微苦，性温，归肝、胃经。能散瘀止血，消肿定痛。多用于治疗咯血，吐血，衄血，便血，崩漏，癥瘕，产后出血，外伤出血，胸腹刺痛，跌扑肿痛。药理研究显示，三七具有止血、活血、抗血栓及抗炎、镇痛等作用。

煅龙骨：味甘、涩，性平，入心、肝、肾、大肠经。有镇惊安神、敛汗固精、止血涩肠、生肌敛疮之效。可用于治疗惊痫癫狂，怔忡健忘，失眠多梦，自汗盗汗，遗精淋浊，吐衄便血，崩漏带下，泻痢脱肛，溃疡久不收口。现代研究表明，龙骨具有中枢抑制和骨骼肌松弛、调节机体免疫功能、镇静催眠、抗惊厥等作用。

煅牡蛎：味咸，性平，归肝、肾经。有滋阴潜阳、软坚散结、固涩之功效。煅后增强收敛固涩的功效，用于自汗盗汗、遗精崩带、胃痛吞酸等，常与龙骨配伍。现代药理研究显示，牡蛎具有抗氧化、抗肿瘤、降血糖、调节免疫系统等作用。

花蕊石：味酸、涩，性平，归肝经。有化瘀、止血功效。用于治疗吐血、衄血、便血、崩漏、产妇血晕、死胎、胞衣不下、金疮出血等。药理研究显示，花蕊石有止血、抗惊厥等作用。

贯众：味苦，性凉，入肝、胃经。有杀虫、清热解毒、凉血止血的功效。用于治疗风热感冒、温热斑疹、吐血、衄血、肠风便血、血痢、血崩、带下、疮疡、尿血、月经过多、蛔虫、蛲虫、绦虫、产后出血等。药理研究提示，贯众能够兴奋子宫平滑肌，且有止血、抗病毒等作用。

安宫止血丸以益气缩宫止血为主，兼以软坚祛瘀消癥，治疗经期子宫肌瘤，或肌瘤相关性月经量过多，以补为主，消寓补之中。方中党参益气摄血生津，太子参益气健脾生津，南沙参益气化痰，三药共为君药，加强补气作用，以行益气缩宫止血之效，三药配合自拟名为小西洋参汤，其功效可代替西洋参，物美价廉。白术补气健脾消痰，枳壳行气消胀化痰，两药在清代沈金鳌《妇科玉尺》中称束胎丸，能使子宫收缩，促使瘀血排出，达瘀祛血止之效，两药共为臣药，助君药补气缩宫止血。益母草活血调经，能行瘀血，生新血，祛瘀生新，贯众凉血止血，且能破癥瘕，龙骨、牡蛎收敛止血，软坚散结，花蕊石、三七粉化瘀止血，以上六味药共为佐药，达软坚祛瘀消癥的作用。全方以补为主，补而不腻，补中有消，化中有生，体现动静结合的特点，以扶正固本，达益气缩宫止血，又兼以祛瘀消癥的目的。

四、病案举隅

病案一　患者，女，48岁。2018年8月30日首诊。

【主诉】发现子宫肌瘤1年余。

【现病史】患者1年余前体检B超提示：多发子宫肌瘤，较大位于后壁，大小约为2.6cm×2.2cm。后间断复查。2018年3月1日复查B超提示：多发子宫肌瘤，较大位于后壁，大小约为2.9cm×2.3cm。2018年8月29日复查超声提示：子宫肌层回声不均，可见低回声结节，较大位于后壁，大小为6.0cm×4.7cm，多核。肿瘤标记物正常，患者拒绝手术，遂来就诊。刻下症：疲乏无力，纳可，眠差易醒，二便调，舌质暗红，少津，有瘀点，苔薄白，脉沉细。

【既往史】无特殊。

【经孕产史】平素月经经期6～7天，周期28～30天，量多，色红，有血块，经期腹痛，小腹怕冷喜暖。近1年多来月经周期后错，周期30～45天，余无特殊改变。末次月经：2018年8月22日。孕1产1。

【中医诊断】癥瘕。

【辨证】气虚血瘀。

【西医诊断】子宫肌瘤。

【治法】活血化瘀，软坚益气。

【处方】鬼箭羽15g，夏枯草15g，制鳖甲15g，川牛膝15g，巴戟天15g，石斛15g，首乌藤15g，生龙骨30g，生牡蛎30g，党参15g，生黄芪15g，南沙参15g，白芍15g。

14剂，每日1剂，水煎分早晚两次口服。嘱暂服中药，动态观察。

2018年9月13日第2诊：诉乏力、睡眠较前稍有好转，纳可，二便调。舌质淡暗少津，脉沉细。当日阴道超声提示子宫肌层回声不均，可见低回声结节，较大位于后壁，大小为6.0cm×4.3cm，多核。处方：鬼箭羽15g，夏枯草15g，鸡内金15g，浙贝母15g，桂枝10g，茯苓15g，丹参15g，牡丹皮15g，党参30g，生黄芪30g，南沙参30g，生龙骨15g，生牡蛎30g。14剂，每日1剂，水煎分早晚两次口服。

2018年9月27日第3诊：诉2018年9月26日月经来潮，量多。乏力，眠差，纳可，二便调。舌质略暗红，苔薄白，脉细滑。处方：党参30g，太子参30g，南沙参15g，白术15g，枳壳15g，山药15g，茜草根15g，煅龙骨30g，煅牡蛎30g，花蕊石15g，白芍15g，制远志15g。14剂，每日1剂，水煎分早晚两次口服。

2018年10月11日第4诊：诉纳差，乏力、睡眠较前好转，二便正常。舌质暗，苔薄白略腻，脉沉细。当日阴道超声提示：子宫肌层回声不均，可见低回声结节，较大位于后壁，大小为4.4cm×3.8cm。处方：鬼箭羽15g，夏枯草15g，鸡内金15g，浙贝母15g，桂枝10g，茯苓15g，丹参15g，牡丹皮15g，党参30g，太子参30g，南沙参30g，佛手15g。14剂，每日1剂，水煎分早晚两次口服。

五诊、六诊方均为一诊、三诊方基础上加减，患者乏力、气虚等症状明显好转，月经量较前减少。

2018年11月8日第6诊：当日阴道超声提示：子宫肌层回声不均，可见低回声结节，较大位于后壁，大小为4.4cm×3.7cm。效不更方，继予当前思路治疗。

按：本患者病史较长，加之平素月经量大，明显伴有气虚症状。气能摄血，气血则血溢，导致月经量多。此外，气能行血，气虚则血运无力，留滞而为瘀。气虚无力行水，水湿无以运化，日久则生痰，痰瘀互结于胞宫则成癥瘕，而且痰瘀愈加阻滞气血运行，使气虚血瘀更甚，促进病程进展。故拟方以益气祛瘀为总的治疗原则，根据经期与非经期的生理特点，在非经期活血化瘀、软坚益气，方药以肌瘤内消丸为主，另加夏枯草、鸡内金、浙贝母等药味祛痰软坚散结，配合桂枝、茯苓、牡丹皮、丹参等加强活血化瘀之力。另患者气虚症状明显，予小西洋参汤等加强益气健脾之功。在经期则益气缩宫，祛瘀止血消瘤，方药以安宫止血丸为主。益气祛瘀，补消结合，效果显著。

病案二 李某，女，37岁。2016年6月23日初诊。

【主诉】子宫肌瘤术后复发1年余。

【现病史】患者于2011年发现子宫肌瘤，2014年于北京妇产医院行开腹阔韧带肌瘤剔除术+子宫肌瘤剔除术。刻下症：轻度贫血貌，平素精神压力较大，畏寒肢冷，乏力，纳眠可，二便调。舌淡红，苔白根腻，脉沉细滑。

【月经婚育史】平素月经规律，经期6~7天，周期28~32天。月经量大，色暗，有血块。末次月经为2016年6月4日，经期7天，量稍多，色暗，有血块，无痛经，经期腰酸。孕2产0。

【辅助检查】病理报告示：富于细胞型平滑肌瘤，生长活跃，核轻度异型，偶见有丝分裂，富含血管，未见明确肿瘤边缘。半年后复查时发现子宫肌瘤复发。2016年6月13日B超示（外院）：子宫前位，可见多个低回声肌瘤、结节，最大位于前壁，大小为2.4cm×2.3cm，其内及周边可见较为丰富的血流信号。查血常规：白细胞$6.3×10^9$/L，红细胞$4.0×10^{12}$/L，血红蛋白108 g/L。

【中医诊断】癥瘕。

【辨证】气虚血瘀。

【西医诊断】子宫肌瘤；轻度贫血。

处方一（非经期服用）：

鬼箭羽15g，夏枯草15g，生黄芪15g，郁金10g，川牛膝15g，丹参15g，海藻15g，桂枝10g，茯苓15g，牡丹皮15g，生牡蛎30g（先下），鸡内金15g，浙贝10g，制鳖甲30g，制远志10g。

21剂，水煎服，每日1剂。

处方二（经期服用）：

党参15g，太子参30g，南沙参15g，白术15g，枳壳15g，益母草15g，茜草炭15g，煅龙骨30g，煅牡蛎30g，花蕊石15g，贯众15g，郁金10g，桑寄生15g，续断15g。

7剂，水煎服，每日1剂，嘱患者服药期间注意避孕。

2016年7月21日第2诊：诉心情较前舒畅，乏力有所改善，纳眠可，二便调。舌淡红，苔白根略腻，脉滑细。嘱患者按上方继服28剂。

3~6诊均为2016年6月23日方及2016年7月21日方加减运用，每月月经来潮出血明显减少。2016年11月18日第6诊，服药后月经经量适中，较服药前明显减少，色鲜红，有少量血块，无腹痛，经期5~6天。当日查B超：子宫大小为5.5cm×5.9cm×4.7cm，内膜厚0.8cm，前后壁可见多个低回声区，最大者为2.0×1.9cm，其内未见明显血流信号，周边可见少许血流信号。提示多发子宫肌瘤。查血常规：白细胞$6.5×10^9$/L，红细胞$4.8×10^{12}$/L，血红蛋白126g/L。

随访半年患者月经正常，B超未见肌瘤生长。

按：患者5年前发现子宫肌瘤，行手术切除，手术半年后复查子宫肌瘤复发，月经周期虽然正常，但色暗有血块。该患者素有瘀血，病情易反复，加之肌瘤复发，精神压力大，导致七情不畅，肝气郁滞，气机失调则血行不畅，加重血瘀阻滞。手术耗伤气血，平素月经量大，畏寒怕冷，表现为气虚之象，故以益气祛瘀、补消结合为治疗原则。非经期方药以肌瘤内消丸为主，以活血化瘀，软坚益气，加桂枝、茯苓、牡丹皮、丹参取桂枝茯苓丸之意，以增强活血消癥之效。气机不利日久必生痰湿，痰瘀互结，阻滞胞宫而成癥瘕，故加夏枯草、郁金入肝经以散郁结，缓解紧张之情绪，加远志安神定志，以祛痰散结。经期以安宫止血丸为主，加桑寄生、续断补肝肾，强筋骨，二药合补而不滞，可改善经期腰酸等症。

参考文献

［1］谢幸，孔北华，段涛.妇产科学［M］.9版.北京：人民卫生出版社，2018：303-306.

［2］子宫肌瘤的诊治中国专家共识专家组.子宫肌瘤的诊治中国专家共识［J］.中华妇产科杂志，2017，52（12）：793-800.

［3］张玉珍.中医妇科学［M］.北京：中国中医药出版社，2007：106-115.

［4］Okolo S.Incidence, aetiology and epidemiology of uterine fibroids［J］.Best Pract Res Clin Obstet Gynecol，2008，22（4）：571-588.

［5］Wang L，Huang H，Liu D，et al.Evaluation of 14-3-3 protein family levels and associated receptor expression of estrogen and progesterone in human uterine leiomyomas［J］.Gynecol Endocrinol，2012，28（8）：665-668.

［6］Lee EJ，Kong G，Lee SH，et al.Profiling of differentially ex- pressed genes in human uterine leiomyomas［J］.Int J Gynecol Cancer，2005，15（1）：146-154.

［7］Ren Y，Yin H，Tian R，et al. Different effects of epidermal growth factor on smooth muscle cells derived from human myo- metrium and from leiomyoma［J］.Fertil Steril，2011，96（4）：1015-1020.

［8］陈庆云，张小燕.子宫肌瘤发病机制研究进展［J］.中国实用妇科与产科杂志，

2012, 28（12）：950-952.

［9］张羽, 雷磊.浅议鬼箭羽在妇科瘀证中的应用［J］.内蒙古中医药, 2017, 36（19）：138-139.

［10］黄谨, 黄德斌.鬼箭羽药理作用的研究进展［J］.湖北民族学院学报（医学版）, 2017, 34（4）：48-51, 55.

［11］孙瑞茜, 彭静, 郭健, 等.鬼箭羽的现代药理作用研究成果［J］.环球中医药, 2015, 8（2）：245-249.

［12］冯丽, 赵文静, 常惟智.牡蛎的药理作用及临床应用研究进展［J］.中医药信息, 2011, 28（1）：114-116.

［13］赵思远, 吴楠, 孙佳明, 等.近10年牡蛎化学成分及药理研究［J］.吉林中医药, 2014, 34（8）：821-824.

［14］李彬, 郭力城.鳖甲的化学成分和药理作用研究概况［J］.中医药信息, 2009, 26（1）：25-27.

［15］温欣, 周洪雷.鳖甲化学成分和药理药效研究进展［J］.西北药学杂志, 2008（2）：122-124.

［16］中华中医药学会中成药分会.何首乌安全用药指南［J］.中国中药杂志, 2020, 45（5）：961-966.

［17］于培良, 赵立春, 廖夏云, 等.荔枝核化学成分和药理活性研究进展［J］.中国民族民间医药, 2018, 27（15）：41-46.

［18］葛如意, 卢文菊, 张萃.荔枝核抗肿瘤及其作用机制研究进展［J］.广东药学院学报, 2012, 28（6）：693-696.

［19］坤寅, 卢朝霞, 关永格, 等.橘荔散结丸对子宫肌瘤组织雌激素受体表达水平的影响［J］.广州中医药大学学报, 2008（6）：498-502.

［20］王海花, 李德成, 孙靓.黄芪的药效成分及药理作用研究［J］.中国处方药, 2018, 16（11）：22-23.

［21］王春辉, 常乐, 孟楠, 等.中药黄芪的药理作用及临床应用效果观察［J］.中医临床研究, 2018（35）：104-107.

［22］孟宪群, 梁珊珊, 赵奕, 等.川牛膝不同组分体内抗凝血活性研究［J］.中医药信息, 2018, 35（2）：6-9.

［23］刘美霞, 戚进, 余伯阳.党参药理作用研究进展［J］.海峡药学, 2018, 30（11）：36-39.

［24］褚书豪, 汪小彩, 冯良.太子参化学成分及其药理作用研究进展［J］.光明中医, 2016, 31（7）：1047-1048.

［25］魏巍，吴疆，郭章华.南沙参的化学成分和药理作用研究进展［J］.药物评价研究，2011，34（4）：298-300.

［26］阳柳平.研究白术的化学成分及药理作用概况［J］.中国医药指南，2012，10（21）：607-609.

［27］章斌，金剑，金芝贵，等.枳壳的药理作用与临床应用进展［J］.医药导报，2013，32（11）：1462-1464.

［28］乔晶晶，吴啟南，薛敏，等.益母草化学成分与药理作用研究进展［J］.中草药，2018，49（23）：5691-5704.

［29］陈毅，王海丽，薛露，等.茜草的研究进展［J］.中草药2017，48（13），2771-2779.

［30］张洁.中药三七的药理作用及研究进展［J］.中国卫生产业，2017，14（28）：40-41.

［31］高昂，巩江，董磊，等.龙骨药材的鉴别及药学研究进展［J］.安徽农业科学，2011，39（15）：8922-8923，8925.

［32］李慧芬.花蕊石现代研究概况［J］.药学研究，2014，33（2）：103-105.

［33］宋伟.贯众的药理作用［J］.黑龙江医药，2010，23（3）：429-430.

［34］赵思远，吴楠，孙佳明，等.近10年牡蛎化学成分及药理研究［J］.吉林中医药，2014，34（8）：821-824.

第六节　卵巢囊肿

西医疾病概述

卵巢是全身各脏器原发肿瘤类型最多的器官，卵巢肿瘤是常见的妇科肿瘤，在各个年龄段均可发病，但肿瘤的组织学类型会有所不同，包括上皮性肿瘤、生殖细胞肿瘤、性索间质肿瘤等，有良性、交界性和恶性之分。卵巢上皮性肿瘤好发于50~60岁的妇女，而卵巢生殖细胞肿瘤多见于30岁以下的年轻妇女。卵巢恶性肿瘤是女性生殖器常见的三大恶性肿瘤之一。卵巢位于盆腔深部，早期病变不易发现，一旦出现症状多属晚期，应高度警惕。

上皮性肿瘤占原发性卵巢肿瘤的50%~70%，其恶性类型占卵巢恶性肿瘤的85%~90%，来源于卵巢表面的生发上皮，具有生发功能，若向输卵管上皮分化，形成浆液性肿瘤，向宫颈黏膜分化，形成黏液性肿瘤，若向子宫内膜方向分化则形成子宫内膜样肿瘤。生殖细胞肿瘤占卵巢肿瘤的20%~40%。生殖细胞来源于生殖腺以外的内胚叶组织，在其发生、移行及发育过程中，均可发生变异，形成肿瘤。可因不同发展分化而形成无性细胞瘤、胚胎癌、畸胎瘤、内胚窦瘤、绒毛膜癌等。性索间质肿瘤约占卵巢肿瘤的5%，主要来源于原始体腔的间叶组织，可向男女两性分化，包括颗粒细胞–间质细胞瘤及支持–间质细胞瘤。转移性肿瘤占卵巢肿瘤的5%~10%，其原发部位多为胃肠道、乳腺及生殖器官。库肯勃瘤即印戒细胞癌，是一种特殊的转移性腺癌，原发部位在胃肠道，肿瘤为双侧性，中等大，多保持卵巢原状或呈肾形。

卵巢良性肿瘤中较常见的类型有浆液性囊腺瘤、黏液性囊腺瘤、纤维瘤等，卵巢囊肿多指浆液性囊腺瘤及黏液性囊腺瘤。

中医疾病概述

中医无卵巢囊肿的概念，依据其临床表现及体征，多属于中医"癥瘕""肠覃"等病证范畴。明代张景岳《景岳全书·妇人规》云："瘀血留滞作癥，惟妇人有之。其证则或由经期，或由产后……或恚怒伤肝，气逆而血留，或忧思伤脾，气虚而血滞。"隋代巢元方在《诸病源候论·癥瘕候》中指出："其病不动者，直名为癥。若病虽有结瘕，而可推移者，名为瘕。"癥瘕指妇女下腹部出现包块，或胀，或满，或痛，或异常出血。癥者，有形之物，坚硬不移，痛有定处；瘕者，瘕聚有形，时聚时散，推之可移，痛无定处。"肠覃"二字最早见于《内经·灵枢·水胀第五十七》："肠覃何如？岐伯曰：寒气客于肠外，与卫气相搏，气不得荣，因有所系，癖而内著，恶气乃起，瘜肉乃生。其始生也，大如鸡卵，稍以益大，至其成，如怀子之状，久者离岁，按之则坚，推之则移，月事以时下，此其候也。"肖承悰教授在临床中观察到，卵巢囊肿的内容物多为透明或淡黄色浆液性或黏液性液体，且多数患者月经正常，从其性状来看，与肠覃一致，认为卵巢囊肿当属于"肠覃"范畴。

一、中西医发病机制

（一）西医发病机制

卵巢肿瘤中最常见的病理类型为上皮性肿瘤，主要包括浆液性肿瘤、黏液性肿瘤、卵巢子宫内膜样肿瘤、透明细胞肿瘤、勃勒纳瘤、未分化癌等。卵巢囊肿一般指良性浆液性肿瘤及良性黏液性肿瘤。浆液性囊腺瘤约占卵巢良性肿瘤的25%，多为单侧，球形，大小不等，表面光滑，囊性，壁薄，内充满淡黄色清亮液体。有单纯性及乳头状两型，前者多为单房，囊壁光滑；后者常为多房，可见乳头，向囊外生长。镜下见囊壁为纤维结缔组织，内为单层柱状上皮，乳头分支较粗，间质内可见砂粒。黏液性肿瘤占卵巢良性肿瘤的20%，多为单侧，圆形或卵圆形，体积较大，表面光滑，灰白色。切面常为多房，囊腔内充满胶冻样黏液，含黏蛋白和糖蛋白，囊内很少有乳头生长。镜下见囊壁为纤维结缔组织，内衬单层柱状上皮，可见杯状细胞及嗜银细胞，恶变率为5%~10%。

（二）中医发病机制

卵巢囊肿多属于中医"癥瘕""肠覃"等病证范畴。发病多责于脏腑虚弱、气候变化、寒温不调、饮食生冷不洁等因素。卵巢囊肿的发病机制现代医家争议较多，多认为是与有形之邪凝结不散，停聚小腹，日积月累，逐渐而形成。可分为气滞血瘀、痰湿瘀结、湿热瘀阻、肾虚血瘀等类型，临床中，可有两种及以上的证型合并出现。气滞血瘀者多因素性忧郁或情志内伤，肝气郁结，冲任阻滞，血行受阻，气聚血凝积而成块；痰湿瘀结者多因素体脾虚，脾阳不振，或者饮食不节，劳逸过度，损伤脾土，导致水湿不化，凝聚成痰，痰浊与气血相搏，凝滞气血，结于冲任、胞宫，日久成为癥瘕；湿热瘀阻者多因血室正开之时，胞脉空虚，正气不足，湿热之邪内侵，与余血相结，湿热瘀久不化，滞留于冲任胞宫而成；肾虚血瘀者多因肾虚而导致精血凝滞，瘀血日久亦会耗伤肾精，因实致虚，都可导致肾虚血瘀，阻滞冲任胞宫，日久而形成癥瘕或肠覃。

二、肖承悰教授对该疾病的认识及治疗特点

（一）对病名的认识

肖承悰教授认为卵巢囊肿属于中医"肠覃"的范畴。对"肠覃"的释义，历代医家多有论述，总体来看，对"肠"字的理解较为统一，大多认为意指大肠，如明代王肯堂《证治准绳·杂病》所说："夫肠者大肠也"。《医原·卷下·女科论》提到："又有肠覃一证……此肠外脂膜受病，未入脉中者也。"进一步指出本病病位在"肠外脂膜"。罗元恺《中医妇科学》（1986年，第五版教材）指出"子肠"，概指子宫及阴道壁。妇产科有"子肠不收"之证名，临床所见，即子宫下脱或阴道前后壁脱出之症。此处言妇科"肠覃"，此肠是养儿肠，即是指子宫而言。如《傅青主女科》之肠宁汤，是治疗产后血虚腹痛而设，此处也应理解为子宫。对"覃"字的理解则相对歧义较多。单就文字而言，"覃"字读音有四，一为"tan"（二声），意为"长、延、深"。《说文解字》："覃，长味也。"此与西部"醰"音同义近，"醰"以覃会意也，意酒味醇厚，味长也。引申之，凡长皆曰覃。《诗经·周南·葛覃》："葛之覃兮，施于中谷。"覃，延也。《孔疏》："言葛之渐长，稍稍延蔓兮而移于谷中。"凡言覃及、覃思义皆同。二读作"qin"（二声），用作姓氏。三读为"yan"（三声），通"剡"，意为锐利。四读作"xian"（二声），作咸味解。明代王肯堂《证治准绳·杂病》中说道："夫肠者，大肠也，覃者延也。大肠以传导为事，乃肺之腑也。肺主卫，卫为气，得热则泄，得冷则凝。今寒客

于大肠，故卫气不荣，有所系止而结瘕在内贴着，其延久不已，是名肠覃也。"清代莫枚士《研经言·卷三·肠覃解》中则认为："肠覃既生息肉，则有形矣。但覃乃延长之义，于病状何取？当为蕈（xun，四声）之省文。"古"覃""蕈"二字多相通，故五经文字云诗葛，覃字亦作蕈。清代以来的医籍中往往将两字混用，如清代郑玉坛《大方脉·杂病心法集解卷四·肿胀门·辨肠覃、石瘕》《验方新编·卷九·妇人科调经门·经少腹大如漏胎状》等等，但始终未曾脱离《内经》肠覃一病的实质而去代指他病。当代程士德教授主编《内经讲义》五版教材亦认为"覃"与"蕈"通，肠覃即肠外生长如菌状的肿瘤。时至今日，不但许多人将肠覃、肠蕈二者随意混用，不辨读音，而且对肠覃一病的理解也逐渐开始出现歧义，有学者认为本病为子宫肌瘤、巧克力囊肿等各种妇科肿瘤，还有相当数量的文献将"肠覃"这一病名与肠道息肉等同，更有甚者将本病与大肠癌等恶性肿瘤疾病相混淆，导致理论辨析上及临床实践中的混乱。

肖承悰教授经过一系列考证。首先，《内经·灵枢·水胀第五十七》所言的肠覃是专属于妇女的一类疾病。在书中明确指出"肠覃、石瘕皆生于女子"，明言两病为女子所特有，其共同的治法为"可导而下"。历代医家的著作中不但多在妇科专著或专篇中提及本病，更每每将本病与石瘕等妇科专病相提并论。如《王旭高临证医案·卷之二·水肿臌胀门》记载："石瘕、肠覃，女子血凝气滞而病胀也。"1997年10月1日起实施的中华人民共和国国家标准《中医临床诊疗术语疾病部分》中，对肠覃一病的定义为："多因气滞痰浊停聚卵巢所致，以子宫旁少腹内出现圆滑柔韧的肿块，一般不影响月经为主要表现的妇科疾病"，同样认为肠覃为妇科疾病。肖承悰教授认为，肠覃是专属于妇科的一类良性肿瘤性疾病，与西医学所说之卵巢囊肿在发病过程、症状体征及生物学行为上都极为相似。

（二）对卵巢囊肿发病机制的认识

1.气血津液失调是卵巢囊肿的病机关键

气血津液是构成人体和维持人体生命活动的基本物质，是脏腑生理活动的基础。同时，它们的生成及运行又赖于脏腑的功能，因而在病理上，脏腑发生病变，可以影响到气血津液的变化，而气血津液的病变，也影响到某些脏腑的功能。因妇女以血为本，在月经、胎孕、产育、哺乳的特殊生理活动中，均易耗伤阴血，致使机体常处于阴血不足、气偏有余、气血相对失衡的状态，正如《灵枢·五音五味》云："妇人之生，有余于气，不足于血，以其数脱血也"，故气血失调是妇科疾病的重要病机。

卵巢囊肿一病好发于女性经、孕、产、乳等生理活动最旺盛的时期，最易致肝血不足。且现代女性还要承担来自社会、工作和家庭等各方面的压力，久则导致肝郁不疏，气血失调。刘完素《素问病机气宜保命集·妇人胎产论》有云："妇人童幼天癸未行之间，皆属少阴；天癸既行，皆从厥阴论之；天癸已绝，皆属太阴也。"提出肝经气血在中青年女性发病及治疗中的决定性作用。血与气是相互依存、相互资生的关系，气为血帅，血为气母，血病可以及气，气病可以伤血。气能生津，津血同源，气病或血病均可以影响津液，使其运化、疏布不利为病。气血水往往相互催患，三者的失调是卵巢囊肿发病的主要病机。

2.本虚标实是卵巢囊肿的病机发展结果

妇女由于月经、妊娠、产育、哺乳等生理特点，"数伤于血"，故青壮年妇女常处于相对"有余于气，不足于血"的状态。肝脏体阴而用阳，时时得血以柔养。若肝血不足，失之柔养，则肝郁不疏，气滞血瘀；肝郁乘脾，脾气虚弱，水湿不运，湿聚成痰，痰湿属阴，重着黏滞，影响血之畅行，又可加重血瘀；瘀血阻滞，气血失调，水湿不运，又使痰湿加重，终致痰湿互结，阻于冲任，日久而成肠覃、癥瘕。

另外，肝之经脉绕前阴而抵少腹，与少腹关系密切。肝气的疏泄与肝血的畅旺直接调节着少腹气血的匀和。卵巢位于少腹，少腹为肝经所主，冲脉所过，而冲脉隶属于肝，有形可征的囊肿影响冲任气血的运行，阻滞肝经气血调畅，肝之疏泄无权，又加重了血脉之流通不畅，影响了津液的正常疏布，从而使脏腑失养而致肝血不足加重，即本更虚而标愈实，导致病情加重。故卵巢囊肿一病虽其标属实，但其本为虚，肝血不足、肝郁脾虚为本，气滞血瘀、痰瘀互结为标。卵巢囊肿的内容物是病理产物的一种表现形式，其内多含清亮透明（浆液性囊腺瘤）或黏液性胶冻样囊液（黏液性囊腺瘤），从"形"上符合水湿为病的特点，水湿聚于少腹，日久成痰，痰与瘀血互结，遂成有形之包块。

3.治疗上应注意标本并重

肖承悰教授根据上述卵巢囊肿的病机特点，提出养血柔肝、健脾利湿、活血化瘀、祛痰消癥的治疗原则，祛邪与扶正并重，治标与治本相兼。在养血、柔肝、健脾的基础上，使瘀血能去，痰湿得化，标本兼治而囊肿渐消。以当归芍药散加减，形成经验方新当归芍药散治疗卵巢囊肿，临床效果颇佳。

三、经验方

（一）当归芍药散源流

当归芍药散出自张仲景的《金匮要略》，包括当归、芍药、茯苓、白术、泽泻、川芎六味药。《金匮要略》中有两条条文涉及当归芍药散，《妇人妊娠病脉证并治第二十》："妇人怀妊，腹中疠痛，当归芍药散主之"。《妇人杂病脉证并治第二十二》："妇人腹中诸疾痛，当归芍药散主之。"当归芍药散方组成：当归三两，芍药一斤，茯苓四两，白术四两，泽泻半斤，川芎半斤（一作三两）。六味，杵为散，取方寸匕，酒和，日三服。两条条文明确了当归芍药散的主症，即妇人妊娠腹痛及妇人腹中诸疾痛。以方测证，相比较于《金匮要略》中其他治疗妊娠腹痛的方子，如附子汤治疗阳虚阴寒内盛的少腹冷如吹风状，胶艾汤治疗下血而腹中痛，当归芍药散治疗的是肝脾不和、气血郁滞的腹中拘急，绵绵作痛，妇人腹痛中属于这一类型的均可用当归芍药散治疗。

"疠"为多音字，其发音不同，意义亦有别。《中华大字典》：其作"俊"或"鸠"时指腹中拘急而痛，作"朽"痛——指绵绵作痛或作"病"解，作"疠"（音惆）指小痛，本条文，"疠"作"朽"讲，指腹中绵绵作痛。如清代徐忠可《金匮要略论注》中云："疠痛者，绵绵而痛，不若寒疝之绞痛，血气之刺痛也，乃正气不足，使阴得乘阳，而水气胜土，脾郁不伸，郁而求伸，土气不调，则痛绵绵矣。"

当归芍药散的病机图如下。

（二）历代医家对当归芍药散的认识

1.从脏腑辨证角度

元代赵以德在《金匮方论衍义》云："脾土为木邪所克，谷气不举，湿淫下流，以滞阴血而痛，故君以芍药泻肝利滞，佐以芎、归补血止痛，白术益脾，苓、泽渗湿"，认为脾土为木邪所克为其发病主要原因。清代黄元御《金匮悬解》注当归芍药散："妇人腹中诸疾痛，无非风木之克湿土，气滞血凝之病也。"又如清代陈元犀在《金匮方歌括》中云："凡怀妊腹痛，多属血虚，而血生自中气，中者土也，土过燥不生物，故以芎、归、芍药滋之，土过湿亦不生物，故以苓、术、泽泻渗之。燥湿得宜，则中气治而血自生，其痛自止。"总之，医家从脏腑辨证角度多认为当归芍药散证主要与肝、脾二脏有关。

2.从气血津液辨证角度

清代尤在泾注云："曰血分者，谓虽病于水，而实出瘀血也。"又注曰："《说文》疠，音绞，腹中急也，乃血不足，而水反侵之也。血不足而水侵，则胎失其所养，而反得其所害矣。腹中能无疠痛乎？芎、归、芍药益血之虚，苓、术、泽泻除水之气。""血不利则为水"观点出自《金匮要略·水气病脉证并治第十四》，而当归芍药散为仲景"血不利则为水"观点的主要体现。

3.自拟新当归芍药散

以方测证，肖承悰教授认为当归芍药散主证与卵巢囊肿的发病机制相似，在当归芍药散基础上，加强利水力度，兼以化瘀消癥之品而组成"新当归芍药散"，临床效果极佳。药物组成为赤白芍、当归、白术、茯苓、泽兰、炒枳实、川牛膝等。方中以白芍补肝血，柔肝体，使肝血充足，肝体得养，疏泄有序，为治本之品；赤芍泻肝活血，散结通络，能行血中之滞，与白芍相配，补散结合，以防白芍敛邪之弊；当归养血活血，配白芍以养肝疏肝；白术补气健脾，利湿消痰；茯苓甘淡，渗湿补中，下行而利水湿，加强白术健脾、利湿祛痰的作用；泽兰辛散温通，不寒不燥，性较温和，行而不峻，能舒肝气而通经脉，具有祛瘀散结而不伤正气的特点，可活血祛瘀，行水消肿；枳实苦泄、辛散，行气之力较峻，可化痰消癥；川牛膝具有活血化瘀、祛湿通经的功效，可引诸药下行。临床中，需辨证加减，若水湿较重，可在原方的基础上加路路通15g、猪苓10g等以加强利水之功；若辨证瘀血较重，则加强活血化瘀之力，加马鞭草15g、虎杖15g等，虎杖苦寒，能活血祛瘀以通经，又可利湿通络，马鞭草味苦，微凉，具有活血散瘀、利水消肿之功；如兼下焦寒证，可酌情添加胡芦巴12g、巴戟天15g、乌药10g等温通之药；若水湿与热互结，出现湿热蕴结的症状则可酌加野菊花10g、马齿苋15g、败酱草15g、红藤15g、车前草15g、土茯苓15g等。

四、验案举隅

病案一 张某，女，35岁，银行职员，已婚。2018年3月6日初诊。

【主诉】发现右卵巢肿物6个月。

【现病史】患者一年前自觉右下腹轻微胀痛，于附近医院就诊。超声提示：子宫大小正常，子宫内膜厚0.6cm，回声均匀，右附件区可见一无回声囊性肿物，大小为5.1cm×5.5cm×4.2cm，边界清晰，周围无明显血流信号，考虑右卵巢来源，左附件区未见异常。肿瘤标志物CA125：25U/ml，CA199：16U/ml。诊断为卵巢囊肿。观察2个月后，肿物大小无明显变化，就诊医院建议手术治疗，患者拒绝。自服中成药（名称不详）近4个月。就诊时症见右下腹轻度胀痛，无腰酸，食欲可，大便略溏，每日1~2次，心情抑郁，失眠多梦，舌质淡暗，舌体略胖，舌边有齿痕，舌尖略红，苔白厚，脉细略弦。

【既往史】既往体健。

【经孕产史】患者月经规律，周期28天，经期6天，量略少，色暗，有血块，经期无腹痛及腰酸。孕1产1，于2015年顺产一名男婴。

【过敏史】否认药物、食物过敏史。

【辅助检查】2018年3月2日超声提示：右卵巢无回声肿物，大小为5.3cm×5.6cm×5.1cm，边界清晰，周围无血流信号。肿瘤标志物CA125：22U/ml，CA199：18U/ml。

【中医诊断】肠覃。

【辨证分析】该患者素性抑郁，日久暗耗肝血，肝失疏泄，克伐脾土，导致水湿失于运化；肝失疏泄，气机不利，形成瘀血，水湿与瘀血聚集于肝经走行之少腹部，遂成卵巢囊肿。

【西医诊断】卵巢囊肿。

【治法】养肝健脾，化痰活血行瘀。

【处方】当归10g，白芍15g，川芎12g，茯苓15g，炒白术15g，泽兰15g，马鞭草15g，赤芍15g，莪术10g，川牛膝15g，合欢花10g，炒枣仁15g。

14剂，水煎服，早晚饭后各1剂。嘱其避免剧烈活动，如发现突然右下腹疼痛及时就诊。

2018年3月21日第2诊：患者自觉右下腹胀痛减轻，睡眠稍好转，但入睡困难，因工作压力大，心情烦躁，食欲可，大便略溏，日1次。舌质淡暗，舌尖略红，舌体略胖，舌边有齿痕，苔略黄略厚，脉细略弦。处方：以上方加炒扁豆15g、莲子心3g、远志10g。服28剂，早晚饭后各1剂。

2018年4月20日第3诊：患者自觉右下腹无明显胀痛，心烦、失眠症状明显减轻，大便成形，自觉有乏力感，易困倦，时口干。舌质淡暗，舌体略胖，舌边有齿痕，苔薄白，脉细。处方：以上方去莲子心，加熟地黄15g。再服28剂，早晚饭后各1剂。

2018年5月18日第4诊：患者自觉右下腹无胀痛，乏力、困倦、口干症状明显减轻，食欲可，大便正常，睡眠可。舌质淡暗，舌体略胖，舌边有齿痕，苔薄白，脉细略弦。5月16日超声：右卵巢无回声肿物，大小为2.3cm×2.6cm×3.3cm，边界清晰，周围无血流信号。肿瘤标志物CA125：25U/ml，CA199：9U/ml。处方：上方去合欢花，再服28剂，早晚饭后各1剂。

2018年6月20日第5诊：患者自觉无明显不适感，食欲、大便、睡眠均可。复查超声：子宫大小正常，子宫内膜1.0cm，双附件未见明显异常。舌质淡暗，舌体略胖，舌边有齿痕，苔薄白，脉细略弦。嘱患者暂停服中药，定期复查超声及肿瘤标志物。

患者于2019年9月及12月复查超声及肿瘤标志物，均无异常。

按：患者处于卵巢良性肿瘤的好发年龄，卵巢肿瘤一般无明显症状，多因肿物增大，局部有胀痛感或常规体检时发现。生育期女性因生理原因，多处于"有余于气，不足于血"的状态，肝血相对不足，患者平素工作压力较大，情绪烦躁，暗耗肝血，肝血更虚。肝体阴而用阳，肝血不足影响肝疏泄功能，致气机不利，血行受阻，形成瘀血；肝气郁结，克伐脾土，脾失运化，聚湿成痰；痰瘀互结于肝经走行之少腹之处，遂形成包块，同时患者又有烦躁、失眠等肝火扰乱心神的症状及脾虚失运之便溏等症状，舌脉均符合肝郁脾虚之证。肖承悰教授以养肝健脾、利湿活血为基本治疗原则。方中以白芍补肝血柔肝体，疏泄有序；赤芍泻肝活血，散结通络，能行血中之滞，与白芍同用，补散结合，防白芍敛邪之弊；当归养肝血，配白芍以养血疏肝；川芎活血祛瘀，行气开郁；白术补气健脾，利湿消痰；茯苓健脾下行以利水湿，增强白术之功；因泽泻久服有不良反应，故去泽泻，换成泽兰以活血利水；马鞭草性凉，既可活血化瘀，又可利水，莪术性温，可行气破血，二者合用与卵巢良性肿瘤"血水"为病的病机相契合；川牛膝不仅具有活血化瘀之功，又能引诸药下行，是治疗妇人癥瘕的常用引经药。上药相配，肝脾同调，气、血、水同治。因患者烦躁失眠，加合欢花、炒枣仁以疏肝理气，解郁养血安神。

二诊患者自觉左下腹胀痛症状减轻，但肝郁化热之烦躁、失眠症状及肝郁克脾之便溏症状明显，方中加入莲子心及远志。莲子心味苦，性寒，归心、肝、肾经，具有清心除热、平肝安神之功。《温病条辨》谓其由心走肾，能使心火下通于肾，又回环上升，能使肾水上潮于心，肖承悰教授常用莲子心配合茯苓以交通心肾，清心安神。远志，味辛、苦，归心经、肾经、肺经，具有安神益智、祛痰开窍、消散痈肿之功，在此病例中应用远志，既可安神，又能化痰消癥，一举两得。

三诊时患者左下腹症状基本消失，烦躁、失眠、便溏症状消失，自觉乏力、疲倦，脉象也由细弦转为细脉，肖承悰教授考虑渗利、活血、破气药应用2个月，恐有伤阴之弊，加熟地黄以益肝肾之精血，增加归、芍养肝血之力。吴鞠通《增补评注温病条辨》中云，下焦真阴亏虚，需用重浊填补，肖承悰教授在此用熟地黄，亦如猪苓汤中用阿胶之意。

四诊患者乏力、口干症状消失，卵巢肿物明显减小，去合欢花后再服28剂，卵巢肿物消失。

病案二 张某，女，36岁。2016年5月17日初诊。

【主诉】发现右卵巢囊肿1年。

【现病史】患者一年前体检时发现右卵巢囊肿，自诉超声提示囊肿直径约

3cm，未予特殊处理。症见腰酸痛，乏力，五心烦热，偶有烘热、汗出、烦躁，眠可，大便干，舌红，苔薄白，脉细滑。

【既往史】2012年行腹腔镜左卵巢囊肿（交界性黏液性囊肿）剔除术。

【经孕产史】末次月经为2016年4月1日，量较多，色红，月经27~28天一行，经期5~7天，无腹痛、腰酸。孕3产2，顺产、剖腹产各一次，人工流产一次。

【辅助检查】2016年4月19日妇科超声：子宫大小为6.2cm×4.9cm×4.9cm，内膜1.0cm，右附件区可见大小为4.9cm×3.4cm的无回声。肿瘤标志物检查正常。

【中医诊断】肠覃。

【辨证】肝肾阴虚，痰瘀互结。

【西医诊断】卵巢囊肿。

【治法】补益肝肾，活血祛瘀消癥。

【处方】当归10g，赤芍10g，白芍10g，川芎10g，炒白术15g，茯苓15g，泽兰10g，虎杖15g，马鞭草15g，夏枯草15g，郁金10g，路路通12g，麦冬10g，五味子10g，桑寄生15g，牡丹皮15g，生地黄15g，浮小麦15g。

14剂，水煎服，早晚饭后各1剂。嘱其避免剧烈活动，如发现突然右下腹疼痛及时就诊。

2016年6月1日第2诊：患者自觉潮热、汗出减轻，但近期工作压力大，心情烦躁加重，眠欠佳，梦多，食欲可，大便干好转，日一次。舌红，苔薄白，脉细滑。处方：以上方去生地黄，加炒栀子10g、莲子心3g。服28剂，早晚饭后各1剂。

2016年7月2日第3诊：患者自觉心烦、失眠症状明显减轻，偶有潮热、汗出，大便成形，自觉仍有乏力感，腰困重，偶有胃脘部不适感。舌红，苔薄白，脉细略滑。处方：以上方去浮小麦，加片姜黄10g以利腰背，再服28剂，早晚饭后各1剂。

2017年8月5日第4诊：患者自觉无潮热、汗出、心烦、失眠，腰部症状基本消失，食欲可，大便正常，睡眠可。舌淡红，苔薄白，脉细略滑。8月2日超声：子宫及双附件未见明显异常。嘱患者暂停服药，每隔3个月复查超声，直至2017年12月份未见异常。

按：此患者既往有卵巢囊肿的病史，曾行卵巢囊肿剔除术，病史较长，因为卵巢囊肿复发而就诊。卵巢囊肿为痰瘀互结于少腹，日久而形成。痰瘀为肝血不足，脾虚生湿日久而形成的病理产物，痰瘀又可造成肝血更虚，子病及母，致肾精不足，出现腰酸痛、乏力之症，而肾之阴精亏虚日久，内生虚热，出现潮热、汗出、心烦、失眠等症状，同时，精血不足不能濡润肠道而出现大便秘结。因此，在当归芍药散基础上，加入麦冬、五味子、桑寄生、牡丹皮、生地黄、浮小麦以滋阴清热。服药14剂后，患者潮热、汗出症状减轻，但因近期工作压力较大，心情烦躁症状加重，加入炒栀子以清三焦之热，莲子心以专清心火，并嘱咐患者注意情绪，服药28剂后，患者症状减轻，且右卵巢囊肿消失。

第七节　子宫内膜异位症和子宫腺肌病

子宫内膜组织（腺体和间质）出现在子宫体以外的部位时，称为子宫内膜异位症（endometriosis，EMT），简称内异症。异位病灶可波及全身任何部位，包括脐、膀胱、肾、输尿管、肺、胸膜、乳腺，甚至手臂、大腿等处，但以盆腔脏器和壁腹膜为主，以卵巢、宫骶韧带最常见，其次为子宫及其他脏腹膜、阴道直肠隔等部位。根据发病部位的不同，临床分为腹膜型、卵巢型、深部浸润型和其他部位4种类型。其中，发生在卵巢部位的子宫内膜异位囊肿俗称为卵巢巧克力囊肿。内异症在形态学上属良性疾病，但在临床行为学上具有类似恶性肿瘤的特点，如种植、侵袭及远处转移等，故被称为良性癌。

内异症是妇科常见病、多发病，在育龄期女性，其发病率为10%～15%，并呈逐年上升趋势。盆腔疼痛和不孕是主要临床表现，约80%的患者合并疼痛症状，25%～50%的不孕患者与内异症有关，此病严重影响女性的身心健康，增加了社会卫生资源的消耗。内异症患者的疼痛症状包括痛经、慢性盆腔痛（CPP）、性交痛、肛门坠痛等，更有国外学者提出了"共病性疼痛综合征"的概念，发现56%的内异症患者可同时伴有间质性膀胱炎、肠易激综合征、慢性头痛、慢性下腰痛、外阴痛、纤维肌痛、颞下颌关节病、慢性疲劳综合征等疼痛性疾病。48%的患者有抑郁或焦虑的情绪异常，26%同时患有哮喘。内异症发病机制不清，具有病变广泛、形态多样的特点，术后容易复发，且有恶变可能，需要长期管理，属妇科疑难病症。

子宫腺肌病（adenomyosis）为子宫内膜腺体及间质侵入子宫肌层而形成，多发生于30～50岁经产妇，约15%合并内异症，约半数合并子宫肌瘤。主要症状是月经改变和进行性痛经。少数子宫内膜在子宫肌层中呈局限性生长，形成结节或团块，称为子宫腺肌瘤。

中医古籍中无"子宫内膜异位症"和"子宫腺肌病"的病名记载，根据其临床表现和病因病机特点，散见于"痛经""不孕""月经过多""癥瘕"等病证中。东汉张仲景《金匮要略·妇人杂病脉证并治》曰："带下，经水不利，少腹满痛。"隋代巢元方《诸病源候论·妇人杂病》曰："血瘕之聚，令人腰痛，不可以俯仰，横骨下有积气，牢如石，小腹里急苦痛，背膂疼，深达腰腹下挛，阴里若生风冷，子门僻，月水不时，乍来乍不来，此病令人无子。"宋代陈自明《妇人大全良方·妇人腹中瘀血方论》云："夫妇人腹中瘀血者，由月经痞涩不通，或产后余秽未尽，因而乘风取凉，为风冷所乘，血得冷则成瘀血也。血瘀在内则时时体热面黄，瘀久不消则变成积聚癥瘕也。"明代李梴《医学入门》云："血滞积瘀于中，与日生新血相搏，则为疼痛。"清代吴谦《医宗金鉴·妇科心法要诀·癥瘕积痞痃癖疝诸证门》曰："妇人产后经行之时，脏气虚，或被风冷相干，或饮食生冷，以致内与血相搏结，遂成血癥。"历代医家大多认为本病系外感或内伤导致瘀血阻滞下焦而成，治疗应以活血化瘀为主。

一、中西医发病机制

（一）西医发病机制

子宫内膜异位症和子宫腺肌病病因不同，但均受雌激素的调节，属于激素依赖性疾病，且临床上二者常并见。

1.子宫内膜异位症

目前内异症的病因尚不明确，关于异位内膜的来源主要有以下3种学说。

（1）种植学说：由Sampson于1921年首先提出。认为经期子宫内膜腺上皮和间质细胞随经血逆流，经输卵管进入盆腔，种植于卵巢和腹膜等部位，并继续生长、蔓延，形成盆腔内异症，即著名的"经血逆流学说"。大量临床和实验资料均支持这一学说。但该学说无法解释在多数生育期女性中存在经血逆流，却只有少数（10%~15%）女性发病。部分子宫内膜还可通过淋巴及静脉向远处播散及种植，可能是肺、皮肤、肌肉等盆腔外内异症的发病原因。此外，剖宫产手术或分娩时会阴侧切是造成切口处异位内膜种植的医源性因素。

（2）体腔上皮化生学说：由19世纪著名病理学家Robert Meyer提出。因体腔上皮细胞有多向分化潜能，经体腔上皮分化而成的卵巢表面上皮和盆腔腹膜，在受到持续卵巢激素或经血及慢性炎症的反复刺激后，又被激活转化为子宫内膜样组织，从而形成内异症。目前该学说仅被动物实验所证实。

（3）诱导学说：未分化的腹膜组织在内源性生物化学因素诱导下，可发展成为子宫内膜组织，种植的内膜可以释放化学物质，诱导未分化的间充质形成子宫内膜异位组织。此学说是体腔上皮化生学说的延伸，亦仅限于动物实验证实。

内异症的发生可能还与下列因素有关。

（1）遗传因素：临床观察和流行病学调查发现，内异症具有遗传倾向及明显的家族聚集性。内异症患者一级亲属的发病风险是无家族史者的7倍。有研究发现，内异症与谷胱甘肽转移酶、半乳糖转移酶和雌激素受体的基因多态性有关，提示其具有遗传易感性。

（2）免疫和炎症因素：内异症患者体内存在免疫调节异常，表现为免疫监视功能、免疫杀伤细胞的细胞毒作用减弱而不能有效清除异位内膜。同时，其腹腔微环境还类似亚临床腹膜炎，腹腔液中巨噬细胞、炎性细胞因子、生长因子、促血管生成物质增加。

（3）在位内膜决定论：该学说由郎景和院士提出，认为内异症的发生与否取决于患者在位内膜的生物学特性。在内异症的发病过程中，黏附（Attachment）、侵袭（Aggression）和血管形成（Angiogensis）是3个关键的分子与病理步骤，称之为"3A模式"，而内异症患者在位内膜的"3A"能力较正常女性明显增强，使得其内膜逆流进入腹腔后，能突破机体防御体系，导致疾病发生，从而解释了大多数妇女有经血逆流但仅一部分妇女患病的现象。

目前认为内异症疼痛机制主要可从神经、介质、解剖、心理四方面进行解释。①盆丛和下腹下丛神经的损伤及重建。内异症患者的在位内膜和异位病灶中含有神经纤维成分，在不同类型的内异症病灶中，神经纤维的分布和内膜浸润增加，并且与患者的疼痛症状相关。另有报道，内异症腹膜病灶中交感神经纤维密度降低，而感觉神经纤维密度增加，两种神经纤维的比例失衡，可能与内异症疼痛的发生有关。②盆腔异位病灶继发炎症反应，诱发大量炎症因子和生长因子生成，如白介素、肿瘤坏死因子、巨噬细胞等，并分泌更多的前列腺素，导致炎性疼痛。③盆腔异位病灶在雌激素的作用下，反复出血再局部吸收修复，加之炎症因子的作用，造成周围结缔组织粘连，形成瘢痕结节或异位囊肿，甚至盆腔局部结构的改变，组织器官活动受限，牵扯致痛。内异症的盆腔疼痛性质和严重程度与病变部位、盆腔粘连及浸润程度密切相关，以子宫骶韧带及子宫直肠陷凹等处深部浸润的病灶疼痛发生率最高。④长期疼痛导致患者出现焦虑、抑郁等精神心理障碍。大脑边缘系统功能异常，对盆腔疼痛传入神经的敏感性增加。

2.子宫腺肌病

通过对子宫腺肌病标本进行连续切片检查，发现部分子宫肌层中的内膜病灶与宫腔内膜直接相连，故认为该病是由基底层子宫内膜向肌层生长所致。多次妊娠和分娩、人工流产、慢性子宫内膜炎造成子宫内膜基底层损伤，可能是导致此病的主要原因。子宫腺肌病患者常合并子宫肌瘤和子宫内膜增生过长，提示高水平雌孕激素刺激也可能促进了基底层子宫内膜向肌层的侵入。

（二）中医发病机制

中医学认为，血瘀是子宫内膜异位症和子宫腺肌病的病理基础，多由外邪入侵、情志内伤、素体禀赋或手术损伤等原因，导致机体脏腑功能失调，气血失和，冲任损伤，致部分经血不循常道而逆行，离经之血瘀积留结于下腹，阻滞冲任、胞宫、胞脉、胞络而发病。

1.气滞血瘀

素性抑郁或恚怒伤肝，肝失疏泄，气机不畅，血行迟滞，瘀血阻滞冲任、胞宫及其脉络而发病。

2.寒凝血瘀

经期、产后感受寒邪，或为生冷所伤，寒凝血瘀，阻滞冲任、胞宫及其脉络而发病。

3.热灼血瘀

素体阳盛，或肝郁化热，或外感热邪，或过食辛辣热性药食，或湿蕴化热，热灼胞脉，血溢脉外，凝聚致瘀，阻滞冲任、胞宫及其脉络而发病。

4.气虚血瘀

素体脾虚，或因饮食、劳倦、思虑所伤，或大病久病耗气失血，气虚运血无力，血行迟滞，以致血瘀留结于下腹，阻滞冲任、胞宫及其脉络而发病。

5.肾虚血瘀

先天不足，或后天损伤，大病久病，房劳多产，损伤肾气。肾阳不足则血失温煦，运行迟滞；肾阴不足，虚火内生，热灼血瘀，瘀血阻滞冲任、胞宫及其脉络而发病。

总之，本病的关键在于瘀。瘀血阻滞，不通则痛，故痛经或慢性腹痛；瘀积日久，形成癥瘕；瘀阻冲任、胞宫，使胞脉受阻，冲任不能相资，两精不能相搏，导致不孕；瘀血阻滞，血不归经，溢于脉外，因而月经量多、经期延长，甚则漏下不止。

二、肖承悰教授对该疾病的认识及治疗特点

肖承悰教授亦认为血瘀是内异症和腺肌病的发病基础，此瘀血属离经之血，正如清代唐容川所说："离经之血虽清血、鲜血亦为瘀血"。对本病之瘀血的成因，肖教授又有其独特见解。肖教授在多年的临床实践中发现，前来就诊的内异症和腺肌病患者中很多表现为经行小腹冷痛，拒按，得温痛减，或长期慢性腹痛，下腹坠胀或牵扯不适，表皮不温，或平素有畏寒肢冷、乏力气短、大便溏泄等症状。询问病史，患者或素体阳气不足，或平时贪凉饮冷，或穿着寒温不和、缺乏运动等。很多患者同时合并不孕或复发性流产，诊查舌脉则表现为舌质淡胖或紫暗有瘀点，或边有齿痕，舌苔薄白，脉象沉细弦或沉涩，此皆肾阳虚的表现。肖

教授认为，本病始于肾阳不足，阳气无力推动经血运行，使血行失于常道，离经而出，聚于脉外，日久成癥。患者大多起病缓，病程长，在疾病发展过程中，瘀血又反过来加重了阳气的不足，一方面瘀血阻滞气机使阳气不能通达于外，另一方面，阳气失去了血液正常的滋润和濡养功能，气的功能也相对减弱，"气虚者，寒也"（《素问·刺志论篇》），"血得温而行，得寒而凝"（《难经·二十二难》），由此形成阳气虚→血瘀→气虚→血瘀的恶性循环，故总结出肾阳不足、寒凝血瘀是本病的重要病机，最终导致疼痛、癥瘕、不孕和月经失调的病理转归。这与Sampson 在 1927 年提出的内异症"经血逆流"学说也是相一致的，寒性收引，经血排出不畅，增加了经血逆流入盆腔的机会，因而增加了发生子宫内膜异位症的风险。

肖承悰教授提倡治病求本，认为只有认清疾病的本质，结合患者个体化证候特点，有的放矢，才能见到疗效。病证结合，对于本病的治疗，肖教授提出：第一，虽然其基本病机是血瘀，但临床上也不应概用活血化瘀药物，以免耗伤正气，而应根据本病的特点采用温经通脉、化瘀行气止痛之法；第二，虽然瘀血留滞于内，但疼痛多为患者最痛苦的症状，严重影响其生活质量，故本病在临证时应首当以止痛为急，兼顾散结消癥；第三，本病病程长，迁延日久，且患者就诊时多已在其他医疗单位治疗多日，或单用活血化瘀之剂治疗无效，辗转而来，因此多数患者表现为正气虚弱、虚实夹杂的复杂证候，故主张在临床用药时固扶正气化其瘀血。基于以上认识，肖教授确立了温阳散寒、祛瘀通脉、行气止痛的治疗法则，简而言之即为温通法。

三、经验方

肖教授采用温通法为治则治疗内异症和腺肌病，其经验方"加减胡芦巴丸"由宋代《太平惠民和剂局方》（以下简称《局方》）所载胡芦巴丸化裁而来，药物组成为胡芦巴、巴戟天、吴茱萸、小茴香、川楝子、延胡索、乌药、莪术、王不留行。

《局方》中载胡芦巴丸："治大人、小儿小肠气，蟠肠气，奔豚气，疝气，偏坠阴肿，小腹有形如卵，上下来去，痛不可忍，或绞结绕脐攻刺，呕恶闷乱，并皆治之。胡芦巴（炒）一斤，吴茱萸（汤洗十次，炒）十两，川楝子（炒）一斤二两，大巴戟（去心，炒）、川乌（炮，去皮、脐）各六两，茴香（淘去土，炒）十二两。上为细末，酒煮面糊为丸，如梧桐子大。每服十五丸，空心温酒吞下；小儿五丸，茴香汤下。"原方用治大人和小儿寒疝腹痛之证，后世对其记载文献较少，亦非治疗妇科疾患。肖教授细研经典，发现此寒疝腹痛症状和病因病机与临床所见的内异症和腺肌病之腹痛极为相似，故运用中医"异病同治"的原则，古为今用，独具匠心将胡芦巴丸巧妙运用于内异症和腺肌病的治疗，化裁而成经验方加减胡芦巴丸，并随症加减灵活运用，临床证明其缓解痛经及盆腔疼痛效果显著，还能提高受孕率。

加减胡芦巴丸方中以胡芦巴和巴戟天为君药。肖教授善用中药胡芦巴，认为其温肾散寒之功较附子为优，又不似附子之燥烈，且无毒性，方便患者煎煮而节省时间。胡芦巴味苦，性温，具有温肾阳、祛寒湿、止痛的功效，最早载于《嘉祐本草》："主元脏虚冷气。得附子、硫黄，治肾虚冷，腹胁胀满，面色青黑；得薷香子、桃仁，治膀胱气，甚效"。明代李时珍《本草纲目》载："治冷气疝瘕，寒湿脚气，益右肾，暖丹田"，又"元阳不足，冷气潜伏，不能归元者宜之"。宋代唐慎微《证类本草》曰："治元脏虚冷气为最要。"另有一些以胡芦巴为主的古方，如南宋杨倓《杨氏家藏方》中胡芦巴丸（组成为胡芦巴、补骨脂、木瓜），治疗一切寒湿脚气，腿膝疼痛，行步无力；宋代《圣济总录》胡芦巴丸（组成为胡芦巴、附子、硫黄），用治肾脏虚冷，腹胁胀满；南宋杨士瀛《仁斋直指方》中胡芦巴散（组成为胡芦巴、小茴香），治小肠气攻刺。现代药理研究认为，胡芦巴具有降血脂、降血糖、抗癌、保护脑缺血损伤、抗溃疡、补肾壮阳及增强记忆力、抗衰老等功效。研究发现，胡芦巴种子中锌、锰含量较高，具有促进性腺生长、调节内分泌功能的作用。胡芦巴总皂苷能够延长小鼠凝血时间，抑制兔血小板聚集率，降低血黏度，具有改善血液流动性和微循环的作用。巴戟天亦为补肾壮阳、祛寒止痛之良药，《局方》又有巴戟丸，"治妇人子宫久冷，月脉不调"。胡芦巴和巴戟天合用温补肾中阳气，以助冲任、胞宫、胞脉气血畅通，既能缓解疼痛，又使癥积得散，还可暖宫而助孕。

中药吴茱萸具有散寒止痛、温中止呕、助阳止泻之功，《神农本草经》载吴茱萸"主温中下气，止痛，咳逆寒热，除湿，血痹，逐风邪，开腠理"，故其治疗痛经伴呕吐、腹泻者，可谓一举三得。小茴香有散寒止痛、理气和中之功效，明代倪朱谟《本草汇言》曰："其温中散寒，立行诸气，乃小腹少腹至阴之分之要品也"。乌药亦温肾散寒，行气止痛，《日华子本草》云其"治一切气，除一切冷"。吴茱萸辛苦热，小茴香和乌药辛温，三者同为臣药，以助君药加强散寒止痛之功。

延胡索和川楝子同归肝经，均有疏肝行气止痛功效，在方中行辅佐作用。因内异症和腺肌病患者长期深受疼痛困扰，多见心情郁闷不舒、肝气不畅证候，故用疏肝行气药物能够助冲任、经脉畅通，通则不痛。此外，川楝子性寒，还可防温药过热之弊。

莪术和王不留行具有活血化瘀、散结消癥作用，有助于缩小或消除异位包块和结节，二者共为使药。

综上，全方共奏温肾散寒、行气通脉、止痛消癥之功，使肾中阳气渐充，虚寒渐消，瘀血得行，气血调和而疼痛自止，癥瘕渐消。原方中川乌可祛风除湿，散寒止痛，因其有毒，不宜久服，故去之。

观其脉证，知犯何逆，随证治之，肖教授还常用生黄芪、细辛、桂枝、片姜黄、制没药、蒲黄、五灵脂、川牛膝、续断、赤芍、牡丹皮等药物，因个体病情有异而随症变通应用。生黄芪补气扶正，增强气的温煦和推动作用，气行血行，从而使瘀血得化；细辛散寒通窍止痛，桂枝甘温化阳，温经通脉，片姜黄辛温，外能散风寒湿邪，内能行气血，通经止痛，三者多用于经行不畅、畏寒肢冷显著者；制没药破血散瘀止痛（有过敏者不用），适用于癥瘕合并腹痛者，尤其与温阳散寒之品配伍止痛效果更佳；蒲黄、五灵脂二药即失笑散，亦常用于血块较多以增强活血祛瘀、散结止痛的作用；川牛膝具有活血通经、补肾和引血下行的多重功效，能使诸药作用直达病所；续断补肝肾，强筋骨，适用于疼痛连及腰骶和下肢者，又于治标之时兼顾培本；赤芍、牡丹皮性微寒，能清热化瘀止痛，用于方中又可反佐方药温热之性。

肖教授团队以往临床研究表明，加减胡芦巴丸治疗内异症和腺肌病可有效缓解患者疼痛症状，治疗前后疼痛数字评分（NRS）显著降低，中医症状及体征指标中，痛经和经色两项指标有显著改善，还可显著降低患者血清CA125水平，总有效率达95%，大大提高了患者的生活质量。

四、验案举隅

病案一 邵某，女，32岁。2007年7月11日初诊。

【**主诉**】经行腹痛5年，日渐加重，求子。

【**现病史**】患者结婚4年，间断避孕，月经规律，26~28天一行，经期为4~6天，量不多，色暗红，有血块，血块排出后血色渐红，经行第一天小腹冷痛，喜暖，腰酸，末次月经为2007年6月27日。爱人查精液正常，双方染色体正常，第二次妊娠前曾淋雨1次，后畏寒，经行乳胀，头晕，纳可，梦多，大小便正常。舌淡胖，边有齿痕，苔白腻，脉沉滑。

【**经孕产史**】月经规律，26~28天一行，带血4~6天，孕2产0。2004年10月孕7周、2006年8月孕8周各自然流产1次。

【**辅助检查**】B超示：子宫大小为6.5cm×6.2cm×3.8cm，内膜0.8cm，右附件区非纯囊回声，大小为3.6cm×2.0cm，内见细点状回声。提示右附件区非纯囊（巧囊）。CA125：41.52mIU/L。

【**中医诊断**】痛经；癥瘕。

【辨证】肾阳不足，寒凝血瘀。

【西医诊断】子宫内膜异位症。

【治法】温阳散寒，祛瘀通脉，行气止痛。

【处方】胡芦巴15g，生艾叶6g，肉桂6g，小茴香6g，巴戟天12g，延胡索15g，川楝子10g，生蒲黄12g（包煎），五灵脂12g，制没药12g，片姜黄15g，赤白芍各15g，续断15g，川牛膝15g，乌药15g。

14剂，水煎服，每日1剂。

2007年7月25日第2诊：7月24日月经来潮，量中，月经第一天腹痛，坠痛，腰冷，肛门坠痛，关节冷痛，血块较多，血块排出后腹痛减轻，经前乳胀。刻下关节疼痛，腰酸腹痛，胃脘部冷，无其他不适，纳眠可，二便调。舌暗红，苔薄白。处方：上方去生艾叶、肉桂，加桂枝10g、老桑枝15g、生杜仲15g以增强温经通络、补肾强腰之效，关节酸痛，胸闷，腹冷，加蜈蚣2条以散结止痛，加独活15g以祛风通痹止痛。继服14剂。

2007年8月31日第3诊：末次月经为2007年8月22日，带血5天，量中，色鲜红，有少量血块，腹痛好转，仍腰酸，腹痛遇热缓解，喜按，乳胀，畏寒，易怒，纳眠可，二便调。舌体胖大，淡红，苔白厚。处方：胡芦巴15g，仙灵脾15g，巴戟天10g，沙苑子15g，覆盆子15g，生熟地黄各15g，桑寄生15g，续断15g，生杜仲15g，白芍15g，当归10g，香附10g，炙甘草6g，钩藤12g，生黄芪12g，20剂。

2007年9月25日复诊，因月经逾期未至，自测尿妊娠试验阳性，遂行保胎治疗。

按：患者肾阳不足，气血失于温煦，运行不畅，瘀阻冲任、胞宫，故经行小腹冷痛，喜暖，腰酸；肾阳不足，冲任气血不和，无以载胎养胎，故胚胎反复殒堕。肖教授起初以加减胡芦巴丸缓解痛经，疼痛症状改善后，再以温肾益精、补气养血之品调经种子，终获满意疗效。可见，加减胡芦巴丸治疗内异症，既能有效缓解疼痛，又能促进受孕，具有很好的温肾暖宫、调经助孕的作用。

病案二 杨某，女，42岁。2010年10月15日初诊。

【主诉】巧克力囊肿剥除术后11年复发。

【现病史】11年前行开腹双侧巧克力囊肿剥除术，术后肌内注射醋酸曲普瑞林（达菲林）3支，停药3个月之后月经来潮，月经30~32天一行，带血3~4天，经量偏少，经行腹痛难忍，经前2天至经期腰腹、左小腹绞痛，腰腹、四肢冷凉。末次月经：2010年9月30日，带血3天，经量中等，色暗红，有小血块。离异，无性生活，既往术后肠粘连。刻下症：夜间易醒，醒后难以入睡，纳差，食后腹胀，大便时干时稀，小便调，伴乏力。舌暗红，苔薄黄，脉沉细。

【经孕产史】痛经（+），孕0产0。

【辅助检查】B超示：子宫大小为4.9cm×9.1cm×5.1cm，多发肌瘤，左前壁肌瘤大小为4.1cm×3.3cm×2.5cm，右后壁2个肌瘤直径分别为2.3cm、1.7cm，内膜厚1.1cm；右卵巢正常，左卵巢大小为5.9cm×5.7cm×3.4cm，其内2个非纯囊区大小分别为4.4cm×2.4cm、2.3cm×1.7cm。提示子宫多发肌瘤，左卵巢巧克力囊肿。

【中医诊断】痛经；癥瘕。

【辨证】肾阳不足，寒凝血瘀。

【西医诊断】子宫多发肌瘤；左卵巢巧克力囊肿。

【治法】温阳散寒，祛瘀通脉，行气止痛。

【处方】胡芦巴15g，巴戟天15g，乌药15g，桂枝10g，细辛3g，延胡索15g，川楝子10g，莪术15g，王不留行15g，刘寄奴12g，虎杖15g，马鞭草15g，制没药15g，蜈蚣2条，川牛膝15g，生黄芪15g。

14剂，水煎服，每日1剂。

2010年11月7日第2诊：末次月经为2010年11月3日，带血5天，量可，色稍暗，腹痛较前明显减轻，未见恶心、呕吐，舌淡暗，苔薄白，边有齿痕，脉沉细弦。治宜活血化瘀，缓消癥瘕兼温经止痛。处方：桂枝10g，茯苓15g，丹参、牡丹皮各15g，赤芍15g，桃仁10g，莪术10g，王不留行15g，马鞭草15g，虎杖15g，延胡索15g，川楝子10g，续断15g，川牛膝15g，刘寄奴12g，胡芦巴12g，巴戟天15g。28剂，每日1剂，水煎服。

2011年1月10日第3诊：近2个月月经来潮无痛经，经量适中。妇科检查：子宫正常大小，右侧附件正常，左侧附件略增粗，有轻微的压痛。嘱其继续服药3个月。

2011年4月12日第4诊：自诉无经期腹痛，B超提示子宫大小为6.2cm×4.4cm×5.0cm，双侧附件未见明显异常，可以停药观察。

按：该患者既往有卵巢巧克力囊肿手术史，现囊肿复发，同时合并子宫肌瘤，且术后曾继发肠粘连，加之内异症本身即有盆腔炎性改变，故患者之腹痛有内异症原因，亦有盆腔炎因素，治疗以温经活血、行气止痛、散结消癥为主。初诊以加减胡芦巴丸为基础方，二诊则加减胡芦巴丸合桂枝茯苓丸化裁，以增加散结消癥之力，可谓辨证精确，用药精良。肖教授还擅用对药，此例方中虎杖和马鞭草、续断和川牛膝即为代表。虎杖和马鞭草能清热利湿解毒，破瘀通经，常用于盆腔炎性疾病；续断和川牛膝则补肾强腰，引血下行，多用治内异症和盆腔炎等疾病。

参考文献

［1］冷金花，戴毅.子宫内膜异位症诊治热点问题［J］.中国实用妇科与产科杂志，2014，30（1）：17-20.

［2］Smorgick N，Marsh CA，As-Sanie S，et al.Prevalence of pain syndromes，mood conditions，and asthma in adolescents and young women with endometriosis［J］.J Pediatr Adolesc Gynecol 2013 Jun，26（3）：171-175.

［3］谢幸，孔北华，段涛.妇产科学［M］.北京：人民卫生出版社，2015：261-269.

［4］肖承悰.中医妇科临床研究［M］.北京：人民卫生出版社，2009：289-299.

［5］王艳艳，冷金花，史精华，等.子宫内膜异位症患者不同部位病灶中神经纤维分布及其与疼痛症状的关系［J］.中华妇产科杂志，2010，45：260-263.

［6］Arnold J，Barcenade ArellanoML，Ruster C，et al.Imbalance between sympathetic and sesory innervation in peritoneal endometriosis［J］.Brain Behav Immun，2012，26（1）：132-141.

［7］李彦博，吴德斌，黄金玲.子宫内膜异位症患者盆腔疼痛与病变的相关性分析［J］.实用临床医药杂志，2017，21（24）：170-171.

［8］Brawn J，Morotti M，Zondervan KT，et al.Central changes associated with chronic pelvic pain and endometriosis［J］.Hum Reprod Update，2014，（5）：737-747.

［9］姜华，赵余庆.胡芦巴的医药价值和综合利用［J］.中国现代中药，2006，8（8）：34-37.

［10］刘雁峰，王铁枫，史梅莹，等.加减胡芦巴丸治疗子宫内膜异位症（腺肌病）痛经40例疗效观察［J］.中华中医药杂志，2011，26（1）：198-200.

第八节　复发性流产

复发性流产（recurrent spontaneous abortion，RSA）指与同一性伴侣连续发生2次及2次以上的自然流产。第九版《妇产科学》在定义中将发生连续自然流产的次数更新为"3次及3次以上"。RSA大多数为早期流产，少数为晚期流产。复发风险随着流产次数的增加而增加，第1次自然流产后，再次自然流产的发生率约为14%，第2次及第3次自然流产后，复发风险分别约为26%、28%，因此临床上发生2次即应重视。RSA在育龄妇女中的发病率为1%~5%，为多发病、疑难病。随着堕胎年轻化、二胎高龄化的到来，其发病率呈激增趋势，严重困扰女性身心健康，甚至影响家庭幸福和稳定。尽早查明原因并进行有效的早期干预尤为紧迫。

一、中西医发病机制

（一）西医发病机制

1.遗传学因素

遗传因素是目前公认的最为常见的自然流产诱发因素，主要表现为染色体异常，早期流产特别是孕龄不足6~8周者有50%~60%染色体异常。结构异常以染色体倒置和染色体易位最常见；数量异常以胚胎核型异常、亲代染色体平衡/不平衡易位等最常见。X染色体的偏斜失活、男性大Y染色体与早期流产密切相关。随着年龄增加，自然流产的概率也随着女性卵母细胞非整倍体发生率增加而增加。因此提倡适龄婚育，避免晚婚晚育。

胚胎本身的染色体异常发生率高于父母双方染色体异常的发生率，多见于三倍体。男性胚胎以性染色体异常多见，如Y染色体的增大或缩短；女性胚胎常见X单体嵌合体或不对称，导致胚胎停育或发育异常。约1/2既往有不良孕产史的染色体正常夫妇有过胚胎染色体正常的经历，这与胚胎染色体在受精卵期间发生基因突变有关，这种突变概率会随着妊娠次数的增加而下降。一部分流产的发生是自然选择的结果，临床中应科普遗传知识，疏导患者情绪，解除不必要的焦虑。

2.解剖学异常

解剖异常在临床上是首先被描述的病因，包括先天性子宫畸形和其他因素导致的生殖道畸形。前者如纵隔子宫、单角子宫、鞍状子宫等，后者如子宫内膜息肉、子宫黏膜下肌瘤、宫颈功能不全、宫腔粘连等。8%~15%的复发性流产与此相关。尽管子宫解剖结构的异常不能百分百在孕产前诊断，但50%子宫畸形妇女可以维持正常妊娠直至分娩，因此对于不全纵隔或鞍状子宫等轻度子宫畸形的女性应慎重行手术治疗。

3.免疫因素

（1）自身免疫异常：主要与抗磷脂抗体综合征、系统性红斑狼疮及干燥综合征等自身免疫疾病和自身抗体（如抗核抗体、抗DNA抗体、抗甲状腺抗体、抗精子抗体、抗子宫内膜抗体）有关。

（2）同种免疫异常：主要与妊娠母胎界面免疫耐受失衡有关，母体免疫系统不能识别父方来源的胎儿组织，无法有效诱导耐受，不明原因的复发性流产多属于此类。基于Th1/Th2、Treg/Th17、封闭抗体研究的主动免疫及被动免疫治疗尚存不同意见。近期对同种免疫RSA的研究日益广泛，包括非经典HLA基因成员（是人体庞大免疫耐受基因的重要组成部分），NK细胞、TNF-α、树突状细胞、CXCL12、CCL2等免疫细胞及因子，Tim-3、Kisspeptin等免疫调节蛋白，亚甲基四氢叶酸还原酶、谷胱甘肽–S–转移酶等生物酶类等等。推测FoxO、Class I PI3K、TP53凋亡途径等可能与RSA发病相关。免疫调节网络纵横交错，此类研究的空间还很广阔，尚需更加深入的研究以指导临床。

4.内分泌因素

黄体功能不全、甲状腺素功能异常、泌乳素升高、多囊卵巢综合征、糖尿病等，常可导致妊娠黄体功能异常，造成孕激素产生或利用障碍，致子宫内膜发育不良，不能为胎盘形成提供成熟的内膜层，从而引起早期流产。

5.感染因素

任何病原体造成的炎性反应理论上都可能导致流产，常见筛查的病原体有霉菌、滴虫、衣原体、支原体、弓形虫、单纯疱疹病毒、风疹病毒、巨细胞病毒和人微小病毒B19等。但是也有学者认为，感染因素可能仅仅与偶发性的自然流产相关，由于第一次感染后母体抗体的产生，使其导致复发性流产的可能性较小。

6.血栓因素

血栓前状态的女性在未孕时无异常表现，受孕后则表现出高凝状态，可贯穿整个孕程。早期诱发自然流产，孕晚期又与妊娠高血压、胎盘早剥等危重症相关，且增加晚年缺血性心脏病的风险，对于其防治日益受到重视。血栓前状态分为遗传性和获得性两类，后者主要是抗磷脂综合征，前者是遗传性抗凝因子或纤溶活性缺陷导致凝血机制异常：活化的蛋白C是一种生理抑制因子，可有效灭活某些凝血因子，若某种原因导致其失活，则形成高凝状态，称为APCR，可诱发胎盘微血栓，导致妊娠丢失，占血栓前状态病因的33%~64%。凝血因子V基因突变被认为是APCR的诱发因素。抗凝血酶III缺陷、蛋白C基因突变及蛋白S缺陷症、血浆纤溶酶原激活物抑制物（PAI）增高及其基因多态性可诱发高凝状态，引发病理性妊娠。高同型半胱氨酸（Hcy）血症及亚甲基四氢叶酸还原酶基因突变（MTHFR），可激发血管内皮细胞表面的多种凝血因子，减慢血流速度，形成高凝状态，影响胚胎血供，导致流产。

7.其他因素

复发性流产还与许多因素相关，包括不良环境因素，例如有害化学物质的过多接触，放射线的过量暴露以及噪声、震动等，不良的心理因素，过重的体力劳动，吸烟，酗酒，饮用过量的咖啡，滥用药物及吸毒等。

（二）中医发病机制

1.中医历史沿革

复发性流产属于中医"滑胎"的范畴，指妊娠12周以内胚胎自然殒堕，连续发生3次或3次以上者，又称"屡孕屡堕"或"数堕胎"。隋代巢元方《诸病源候论》设有专篇《妊娠数堕胎候》论述本病。唐代孙思邈《备急千金要方》用艾灸法治疗数堕胎。宋代齐仲甫《女科百问》首次提出数堕胎的特点是"应期而下"，并开始重视补肾以安胎。宋代陈自明《妇人大全良方》从气血虚损论治数堕胎。明代张景岳《景岳全书·妇人规》对滑胎的病因病机及辨证论治进行了较为全面的论述，强调"预培其损"。明代王肯堂《证治准绳》提出"冲任经虚，受胎不实"。

滑胎的病名始于清代，叶天士《叶氏女科证治》首次将滑胎归为妇科病："妊娠有三月而堕者，有六七月而堕者，有屡孕屡堕者，由于气血不足，名曰滑胎"。清代吴谦在《医宗金鉴》中完善了叶天士的观点，并阐述"孕妇气血充足，形体壮实，则胎气安固，若冲任二经虚损，则胎不成实""数数堕胎，则谓之滑胎""无故而胎自堕，至下次受孕亦复如是"。

2.中医病因病机

古代中医籍对本病病因病机的认识，多从肾虚、冲任虚损、气血虚弱、脾虚、血瘀、气郁血热论述。

（1）肾虚：肾与胞宫相系，《素问·奇病论篇》云："胞络者，系于肾"。《难经》云："命门者，女子以系胞，肾与胞宫相系，肾司开阖，亦与子宫的藏泻有常"，"肾两者，非皆肾也。其左者为肾，右者为命门。命门者，诸神精之所舍原气之所系也，男子以藏精，女子以系胞"。《妇人大全良方》曰："夫人以肾气壮实，冲任荣合，则胎所得，如鱼处渊。"《景岳全书》言："况妇人肾以系胞，而腰为肾之府……不可不防"，"凡妊娠之数见堕胎者，必以气脉亏损而然……有色欲不慎而盗损其生气者"。肾为先天之本，肾主生殖，主藏精，胞胎所养皆赖先天肾精滋养和肾气的强固。肾虚系胞无力，封藏失司，胎元不固。

（2）冲任虚损：冲任二脉同起于胞中，冲脉与肾经并行，能调节十二经脉气血，故《灵枢经·海论》中说"冲脉者为十二经脉之海"。任脉能总任一身之阴经，有"阴脉之海"之说，同时"任主胞胎"，二者相辅相成，共为妇女月经与妊养之本。《素问》云："女子七岁肾气盛，齿更发长，二七天癸至，任脉通，太冲脉盛，月事以时下，故有子……七七任脉虚，太冲脉衰少，天癸竭，地道不通，故形坏无子也。"宋代《太平惠民和剂局方》中提出"妇人数堕胎，因冲任之脉宿挟疾病"。肾为冲任之本，天癸的产生、成熟是肾气旺盛的结果。冲任二脉又与胞宫相连属，肾气充盛，天癸成熟，冲任二脉通盛，女方月经正常，男方精液正常，男女两精相合，方可受孕，胎元得固。肾与冲任经脉相连，功能相通，共同参与女子月经、孕育胎儿的生理过程。

（3）气血虚弱：《诸病源候论》云："阳施阴化，故得有胎……故胎得安，而能成长。若血气虚损者，子脏为风冷所居……所以致胎数堕。"清代叶天士《叶天士女科全书》云："有屡孕屡堕者，由于气血不足。"清代《竹林女科证治》："堕胎乃血虚气弱，不能荣养而自堕……盖气虚则提摄不固，血虚则灌溉不周，是以胎堕。"气血虚弱导致气血生化不足，无以荣养，导致堕胎。

（4）脾虚：清代陈修园《女科要旨》曰："胎莲之系于脾，犹钟系于梁也"，指出若脾气虚弱，失其统摄之力，屡孕屡堕而成滑胎。

（5）血瘀：《灵枢·邪气脏腑病形》言："有所堕坠，恶血留内。"清代王清任在《医林改错》中述："常有连伤数胎者……不知子宫内，先有瘀血占其地，胎至三月再长，其内无容身之地，胎病靠挤……故先见血。血既不入胞胎，胎无血养，故小产"，详述瘀血导致滑胎的病机，并创立少腹逐瘀汤治疗本病。

（6）气郁血热：元代朱丹溪言："胎漏多因于血热，然亦有气虚血少者。"血热亦可导致滑胎，但导致血热的原因可能因阴虚化热，或气郁化火而致胎元不固。《景岳全书》云："凡胎热者，血易动，血动者，胎不安，故堕于内热而虚者，亦常有之。"清代徐大椿在《慎疾刍言》中提出："凡半产滑胎，皆火盛阴衰，不能全其形体故也。"清代沈金鳌在《妇科玉尺》中指出："然或劳怒伤情，内火发动，亦能堕胎，则犹风撼其木，人折其枝也。"清代李冠仙在《知医必辨》中有言："凡滑胎者，皆由水不济火，血热所致……胎火、相火并旺，只宜凉之，不宜燥之。"《竹林女科证治》载："凡受胎后，切不可打人骂人。盖气调则胎安，气逆则胎病。恼怒则痞塞不顺……肝气下注，则血崩带下，滑胎小产。"

二、肖承悰教授对该疾病的独特认识及治疗特点

任脉和冲脉最早见于《内经》和《难经》，历代医家对冲任二脉均十分重视，认为妇女的经、带、胎、产和哺乳等生理活动，无不与冲任有关。肖教授认为冲脉为五脏六腑之海，能运精血，跟月经关系更为密切，冲脉之血下注胞宫则为月经，即"冲主月经"，而任脉司一身之阴精、血、津液，足三阴之脉皆会于任脉，故称阴脉之海，藏精血，为人体妊养之本，使胎有所养，即"任主胞胎"。"任"乃担任和妊养的意思，妇女怀孕以后，胎在母腹，依靠吸收母体气血长大，任脉之气固，则胎有所载，血有所养，其胎气强壮，生长发育正常，任脉不固，不能摄血以养胎，则发生胎动不安，甚则胎元受损，离胞堕下。故肖教授认为滑胎的发病机制与任脉关系更为密切，所以滑胎主要与肾虚、任脉不固有关。

肾为先天之本，五脏六腑之根，藏真阴寓元阳，且肾主生殖，肾气的盛衰关系到整个妊娠过程。肾为胎元稳固之本，肾气的盛衰可直接影响肾-天癸-冲任-

胞宫生殖轴的功能，以维系胎孕；肾为冲任之本，肾气充则冲任脉盛，濡养、维系胎元，肾可通过对冲任二脉的作用使胎元健固；"胞络者系于肾"，肾可通过胞宫发挥其封藏的功能，使胞宫中胎元稳固。此外，任主胞胎，司一身之阴精、津液、血、藏精血，与妊娠的关系更为密切。因此，填蓄肾精及安任固胎为肖教授治疗滑胎的重要法则。另外，滑胎的治疗应以预防为主，重视孕前调治和孕后防治，预培其损。孕前宜填肾精及调固冲任，经不调者，当先调经，若因他病而致滑胎者，当先治他病。怀孕之后，应立即保胎治疗，治疗期限超过以往堕胎、小产时的孕周，并动态观察母体及胎元之情况。

三、经验方

临床上按照此治法选方用药，其经验方为"安任固胎饮"。

安任固胎饮主要药物组成：桑寄生、续断、菟丝子、熟地黄、党参、炒杜仲、山萸肉、白芍、炙甘草、苏梗、砂仁（打碎，后下）。

前三味为寿胎丸君臣药，出自清代张锡纯的《医学衷中参西录》。张锡纯认为妊娠不仅关乎孕妇身体之强弱，还要兼顾所孕之胎能否善吸取其母之气。其认为菟丝子是千百味药中最善治流产之药，菟丝子寄生于树上，善吸空中气化之物，亦犹胎之寄母腹中。续断亦为补肾之药，《神农本草经》云："续断主女子下血，安胎，因其节之断处，皆有筋骨相连，大有母胎连属维系之意"。明代缪希雍《本草经疏》述续断为"治胎产，理腰肾之要药"。桑寄生补肝肾安胎，唐代甄权《药性论》言其"能令胎牢固，主怀妊漏血不止"。原方中另有阿胶一味，共奏补肾养血、固摄安胎之效。肖教授临床应用中多减阿胶，选用善补肾滋阴之熟地黄，肖教授认为阿胶贵重，需烊化服用，增加患者经济负担，且服用不便，若临证血虚甚者，加阿胶珠，可直接入汤剂，服用方便，血肉有情之品又经蛤粉炒制，兼止血。另罗颂平教授团队经药效实验证实去阿胶的寿胎丸具有与原方基本相同的安胎效果。方中菟丝子、桑寄生共为君药，补肾益精，固冲安胎，二者相合，使肾中精气旺盛，冲任二脉气血充盈，以达治病之根本。

续断、炒杜仲、熟地黄、党参共为臣药。前三味药益肾安胎，调固任脉，共助君药填补肾中精气之不足，冲任气血之亏虚，使肾气旺盛，任脉得固，胎元得安。桑寄生、续断为药对，也是燕京医学用药经验的一部分，如代表人物之一、妇科专家马龙伯之固经汤用此二药补肝肾，固冲任，且重用桑寄生。孔伯华医案中对桑寄生应用广泛，孔老认为桑寄生可醒中理气，补而不滞。党参具有补益气血之效，助君臣药调补冲任，养血而固胎，补而不守。

白芍、山萸肉、砂仁、苏梗为佐药。白芍和山萸肉均能填补精血，养血滋阴以安胎，两者味酸，具收敛固涩作用，可缓解平滑肌痉挛，养血固涩，缓急安胎。熟地黄与白芍相配，养血止血。砂仁和苏梗相合，行气和中，止呕安胎。上四味药为佐，助君臣药健脾益肾，理气养血而固胎。砂仁又为使药，引诸药下行，直达病所。

炙甘草调和诸药，为使药。甘草和白芍相配，为芍药甘草汤，缓痉止痛固胎。

我们曾将安任固胎饮进行了临床疗效观察，通过对安任固胎饮联合黄体酮胶囊与单用黄体酮之间治疗效果的比较，得出安任固胎饮在改善患者临床症状、提高血清孕酮及HCG值等方面具有显著优势，说明该方能有效改善肾虚型胎动不安患者的内分泌水平，有利于维持妊娠。需要提出的是，该经验方对肾虚、冲任不固所致的滑胎亦有很好疗效。

肖教授临证加减常用药如下：

伴阴道少量出血者，加苎麻根、莲房炭；伴恶心、呕吐者，加姜竹茹、黄芩；伴大便稀溏者，加炒白术、山药；伴大便秘结者，加黄精、肉苁蓉；伴眠差者，加桑葚、炒枣仁（适当调和药物口感，避免过酸降低患者依从性）。

四、验案举隅

病案一 朱某，女，32岁，已婚，教师。2009年4月6日初诊。

【主诉】自然流产3次，求子。

【现病史】患者结婚3年，婚前非意愿妊娠行人工流产术1次，婚后连续自然流产3次，均在孕8周左右发生，末次流产时间为2009年1月。患者曾在多家医院诊治，查夫妻间封闭抗体不足，夫妻双方染色体正常，男方精液检查以及女方生殖激素及生殖抗体、B超等检查未见异常提示。平素常腰膝酸软，夜尿频多，气短懒言。面色萎黄，眼眶暗黑，舌质淡，苔薄，脉沉缓无力。

【经孕产史】16岁月经初潮，周期40~60天，经量中等，轻度痛经。末次月经为：2009年3月21日，量色如常，轻度痛经，得温、得按后痛减。

【妇科检查】外阴已婚型，阴道黏膜无充血，宫颈光滑，子宫大小正常，质中，活动，无压痛，双侧附件未及异常，无压痛。

【中医诊断】滑胎。

【辨证】脾肾不足，任脉不固。

【西医诊断】复发性流产。

【治法】补益脾肾，安任固胎。

【处方】续断15g，桑寄生15g，菟丝子15g，巴戟天15g，党参15g，生黄芪15g，茯苓15g，炒杜仲15g，山萸肉12g。

随症加减，水煎服，日1剂。同时嘱患者暂避孕半年，夫妻双方于北医三院行主动免疫治疗。

2010年7月23日，患者自测尿妊娠阳性。予中西医结合保胎治疗至妊娠10周，2011年4月患者足月顺产一子。

按：滑胎求因，预培其损。滑胎患者，应重视流产后的善后调理和再次妊娠前的治疗，要查找流产的原因，避孕半年至一年再孕。

未孕时应辨证调经，补肾健脾，调理冲任，消除可能导致流产的因素，培固其本。另外，对于流产患者，系统的检查与病因诊断十分重要。诊治应采用现代检查技术，辨病与辨证结合，宏观与微观结合。该患者封闭抗体低下，故同时行主动免疫治疗。肖教授传承燕京医学学术思想及经验，桑寄生、续断合用补肝肾，固冲任，醒脾理气，通络。药理研究证明，桑寄生可抗血小板聚集，治疗抗磷脂抗体综合征、血栓前状态一箭双雕。

病案二　张某，32岁，已婚，演员。2014年10月8日初诊。

【**主诉**】停经2个多月，阴道少量出血5日。

【**现病史**】患者常有头晕、腰酸，本次孕后有轻度妊娠反应，且感疲倦，近日工作劳累，阴道少量出血，小腹隐痛，有下坠感，腰酸，舌淡，苔白，脉细滑。

【**经孕产史**】14岁初潮，月经周期28~30天，经量中等。末次月经为2014年8月1日，量色如常。停经50多日时，自测尿妊娠试验阳性。曾自然流产3次，均发生于早孕2个多月，尚未生育。

【**中医诊断**】胎动不安；滑胎。

【**辨证**】脾肾不足，任脉不固。

【**西医诊断**】复发性流产。

【**治法**】补益脾肾，安任固胎。

【**处方**】续断15g，桑寄生15g，菟丝子15g，熟地黄15g，党参15g，生黄芪15g，炒杜仲15g，山萸肉12g，白芍15g，炙甘草6g，苏梗12g，砂仁6g（打碎，后下）。

7剂，水煎服，日1剂。嘱卧床休息，定期监测血HCG值及超声。

药后诸症已基本消失，舌脉正常。于上方去杜仲改山药15g，继续服至妊娠3个月后停药，后足月顺产一子。

按：滑胎患者孕后应及早安胎，即使没有出现胎漏、胎动不安的征象，也需辨其证候，积极保胎治疗，中药以补益脾肾、安任固胎为主，必要时可结合西药治疗，一般应治疗至超过以往流产的孕周，以防再次殒堕。另外，孕期需定期监测血清HCG、孕酮、雌二醇值，并行超声检查，了解胎儿或胚胎发育情况。

病案三　王某，34岁，已婚，公司职员。2016年9月10日初诊。

【**主诉**】自然流产4次，求子。

【现病史】结婚7年流产4胎（均在50~60天时流产，末次流产时间为2016年2月）。患者曾在多家医院诊治，查超声提示部分纵隔子宫，夫妻双方染色体正常，男方精液检查、女方生殖激素及生殖抗体等检查未见异常提示。平素常腰膝酸软，夜尿频多，喜叹息。舌质淡，苔薄，脉弦缓。

【经孕产史】13岁月经初潮，周期30天，经量少，无痛经。末次月经为2016年8月21日，量色如常。

【妇科检查】外阴已婚型，阴道黏膜无充血，宫颈光滑，子宫大小正常，质中，活动，无压痛，双侧附件未及异常，无压痛。

【中医诊断】滑胎。

【辨证】肾虚兼有肝郁，任脉不固。

【西医诊断】复发性流产。

【治法】补肾疏肝，安任固胎。

【处方】续断15g，桑寄生15g，菟丝子15g，巴戟天15g，柴胡10g，生黄芪15g，炒杜仲15g，山萸肉12g，白芍15g，炙甘草6g。

随症加减，水煎服，日1剂。同时嘱患者行宫腔镜下纵隔切除术治疗。

2017年1月20日，患者自测尿妊娠阳性。继续予中西医结合保胎治疗，2017年3月1日超声提示宫内早孕，可见胎芽及原始心血管搏动。

按：审证求因，该患者辨证以肾虚、任脉不固为主，兼有肝郁，故在安任固胎饮基础上少佐柴胡等疏肝之药，以达补肾疏肝、调补冲任之目的。另外，治病古今合参，综合诊治。该患者超声发现纵隔子宫，可能是导致流产的关键因素，所以必须采用中西医结合治疗，口服中药同时于再次孕前行手术治疗。

第九节　妊娠恶阻

妊娠早期出现严重的恶心呕吐、头晕厌食，甚则食入即吐者，称为妊娠恶阻，又称妊娠呕吐、子病、病儿、阻病等。本病是妊娠早期常见的病证之一，以恶心呕吐、头重眩晕、厌食为特点。治疗及时，护理得法，多数患者可迅速康复，预后大多良好。若仅见恶心择食、偶有吐涎等，不作病论。本病最早见于《金匮要略·妇人妊娠病脉证并治》："妇人得平脉，阴脉小弱，其人渴，不能食，无寒热，名妊娠，桂枝汤主之。"隋代巢元方《诸病源候论·妊娠恶阻候》首次提出恶阻病名："恶阻病者，心中愦闷，头眩，四肢烦疼，懈惰不欲执作，恶闻食气，欲啖咸酸果实，多睡少起。"清代医家阎纯玺《胎产心法》中云："恶阻者，谓有胎气，恶心阻其饮食也。"西医学妊娠剧吐可参照本病辨证治疗。

妊娠剧吐指妊娠早期孕妇出现严重，持续的恶心、呕吐，引起脱水、酮症甚至酸中毒，需要住院治疗。有恶心呕吐的孕妇中通常只有0.3%～1.0%发展为妊娠剧吐，是否需要住院治疗常作为临床上诊断妊娠剧吐的重要依据之一。

大多数妊娠剧吐发生于孕10周以前。典型表现为孕6周左右出现恶心、呕吐，并随妊娠进展逐渐加重，至孕8周左右发展为持续性呕吐，不能进食，极为严重者出现嗜睡、意识模糊、谵妄，甚至昏迷、死亡。

一、中西医发病机制

（一）西医发病机制

妊娠剧吐的原因迄今未明，目前认为病因主要包括以下两方面。

1.内分泌因素

（1）人绒毛膜促性腺激素（human chorionic gonadotrophin，HCG）水平升高：鉴于早孕反应出现与消失的时间与孕妇血HCG水平上升与下降的时间一致，加之葡萄胎、多胎妊娠孕妇血HCG水平明显升高，剧烈呕吐发生率也高，提示妊娠剧吐可能与人绒毛膜促性腺激素水平升高有关。

（2）甲状腺功能改变：60%的妊娠剧吐患者可伴发短暂的甲状腺功能亢进，呕吐的严重程度与游离甲状腺激素显著相关。

2.其他因素

精神过度紧张、焦虑、忧虑，生活环境和经济状况较差的孕妇容易发生妊娠剧吐。

（二）中医发病机制

中医学认为本病的主要发病机制是冲气上逆，胃失和降。

1.胃虚

胃气素虚，孕后经血停闭，血聚冲任养胎，冲脉气盛，夹胃气上逆，胃失和降，而致恶心呕吐。

2.肝热

平素性躁多怒，郁怒伤肝，肝郁化热，孕后血聚冲任养胎，肝血益虚，肝火愈旺，加之冲脉气盛，冲气、肝火上逆犯胃，胃失和降，遂致恶心呕吐。《女科经纶·恶阻》认为："妊娠呕吐属肝挟冲脉之火冲上。"

3.痰滞

脾阳素虚，水湿不化，痰饮内停；孕后血聚冲任养胎，冲脉气盛，冲气挟痰饮上逆，以致恶心呕吐。

二、肖承悰教授对该疾病的认识及治疗特点

肖教授治疗胎产疾病经验丰富,她认为本病的主要发病机制是冲气上逆,胃失和降。妊娠后,月经停止来潮,阴血聚于冲任以养胎,冲血相对不足,而冲脉之气较盛,冲脉附于肝又隶于阳明,若胃气素虚,冲气挟胃气上逆,胃失和降,而致恶心呕吐。如宋代太医院编纂的《圣济总录》所记载:"妇人所食谷味,化为血气,下为月水。凡妊娠之初,月水乍聚……在膜胚时,血气未用,五味不化,中气壅实,所以脾胃不思谷味,闻见于物,即恶心有阻也。"又如宋代陈自明《妇人大全良方》所言:"妊娠呕吐恶食,体倦嗜卧,此胃气虚而恶阻也。"

若平素性情急躁,肝郁化热,孕后血聚养胎,肝血更虚,肝火愈旺,冲气挟肝火上逆犯胃,胃失和降,遂致恶心呕吐。如元代朱震亨《丹溪心法》中谓:"有妊二月,呕吐眩晕,脉之左弦而弱,此恶阻。因怒气所激,肝气伤,又挟胎气上逆。"

若为痰湿之体,或脾阳素虚,痰饮内停,冲气挟痰饮上逆,胃失和降,则致恶心呕吐。正如隋代巢元方《诸病源候论》中言:"此由妇人元本虚羸,血气不足,肾气又弱,兼当风饮冷太过,心下有痰水,挟之而有娠也。"

以上证候,均可因呕吐不止、饮食少进而导致阴液亏损,精气耗散,出现气阴两虚的严重证候。

肖教授治疗本病重视治病与安胎并举,以养血平冲、和胃止呕为原则,根据患者具体病机随症加减。服药宜少量多次饮服,必要时在舌尖上搽些生姜汁,以防止呕吐。肖教授在治疗中强调须防止过用熟地黄、阿胶等滋腻碍胃之品。对于严重呕吐、出现酸中毒者,应中西医结合治疗,纠正酸中毒及电解质紊乱。既往有流产史,或出现腹痛、阴道流血等症状时,要注意排除异常病理,尤其要注意与葡萄胎鉴别,方可安胎治疗。

三、经验方

肖教授自拟"养血平冲和胃止呕饮"用于妊娠恶阻的治疗,临床颇有良效。具体方药如下。

白芍,姜竹茹,陈皮,太子参,南沙参,北沙参,麦冬,鲜芦根,桑寄生,续断,菟丝子。

肖教授重用白芍,可养血平肝,降冲气,养冲血,使肝血足,冲血充,冲气平,胃气降,达养肝血、降冲气、生津液、安胎元之目的。姜竹茹可清热化痰,止呕安胎;陈皮用以理气健脾,和胃止呕;太子参为益气养阴之佳品,再辅以南

北沙参更可收养阴生津、益气祛痰之功；麦冬长于益胃生津，鲜芦根益胃和中、止呕生津，二者合用益胃阴，生津液，止呕；桑寄生、续断、菟丝子益肾安胎。如此可治病、安胎并举，病去而胎安。

脾胃虚寒、呕吐清冷涎水者可用伏龙肝（灶心土）煎汤去渣代水饮，可增加止呕效果，该药性平和，和胃止呕。如明代倪朱谟《本草汇言》中所云："伏龙肝，温脾渗湿，性燥而平，气温而和，味甘而敛"，故治恶阻效佳。

四、验案举隅

病案一　徐某，女，29岁。2002年10月15日就诊。

【主诉】停经45天，恶心呕吐3周。

【现病史】患者平素月经规律，30天一行，带血6天，量中，色暗红，无明显痛经。末次月经为2002年8月31日，近3周恶心呕吐，晨起及晚间加重，多梦，大便干燥。舌暗红，苔薄白，脉细滑。

【经孕产史】1998年及2000年均于孕7～8周自然流产。患者于2002年7月开始因"反复自然流产2次"求诊，肖教授于2002年7月至8月为其调理，治以温补脾肾之法。

【辅助检查】尿HCG（＋），尿酮体（＋），盆腔超声提示宫内单胎活胎，相当于6+周。

【中医诊断】妊娠恶阻。

【辨证】脾肾两虚，肝胃不和。

【西医诊断】妊娠剧吐。

【治法】健脾益肾，和胃安胎。

【处方】白芍15g，桑寄生15g，续断12g，菟丝子15g，阿胶珠10g，炒杜仲15g，党参12g，白术15g，黄芩12g，苏梗12g，砂仁5g（打碎，后下），竹茹15g。

7剂，水煎服，1日1剂，分多次少量频服。

2002年10月25日第2诊：患者诉恶心、呕吐明显减轻，无腹痛，无阴道出血，大便仍干。治以补肾和胃，安胎润肠。具体方药：白芍10g，肉苁蓉10g，瓜蒌仁12g，桑寄生10g，续断10g，菟丝子10g，炒杜仲10g，党参10g，白术10g，黄芩10g，苏梗12g，砂仁3g（打碎，后下），姜竹茹6g。14剂。水煎服，1日1剂，分多次少量频服。

患者经以上治疗后诸症缓解，孕期平顺，于2003年6月3日足月顺娩一男婴，母子平安。

按：患者有两次自然流产史，素体脾肾不足，肖教授为其健脾益肾调理后受孕。受孕后恶心、呕吐明显，晨起及晚间加重，考虑为冲气上逆、胃失和降所致，故治病与安胎并举，治以健脾益肾，和胃安胎，方选养血平冲和胃止呕饮合寿胎丸加减治疗。方中桑寄生、续断、菟丝子益肾安胎，参、术益气补中，苏梗、砂仁和中止呕安胎，黄芩、竹茹清热和胃且能安胎。全方健脾益肾，平冲降逆，止呕安胎效佳。二诊，患者诸症皆有好转，大便仍偏干燥，故加肉苁蓉、瓜蒌仁以润肠通便。肉苁蓉性温，味甘、咸，归肾、大肠经，具有补肾阳、益精血、润肠通便的功能，《本草汇言》谓其"乃平补之剂，温而不热，补而不峻，暖而不燥，滑而不泄，故有从容之名"。全方药性平和，温而不燥，补而不腻，益气养血，先后天同补，血气充盛而病去胎自安。

病案二 陈某，女，27岁。2002年11月6日初诊。

【**主诉**】停经4个多月，恶心呕吐2周。

【**现病史**】患者平素月经不规律，月经周期1～3个月不等。末次月经为2002年6月29日。9月25日查尿HCG阴性，10月10日在外院服黄体酮胶丸7天。刻下症：恶心，食入即欲吐，腹胀，矢气，嗝气，腰酸。舌淡红，边有齿痕，苔薄白，脉细。

【**辅助检查**】10月30日查尿HCG阳性，11月6日盆腔超声提示：宫内胎囊大小为2.8cm×2.4cm，胎芽0.6cm，有胎心搏动。尿酮体(+)。

【**中医诊断**】妊娠恶阻。

【**辨证**】脾肾两虚，冲气上逆。

【**西医诊断**】妊娠剧吐。

【**治法**】健脾和胃，益肾安胎。

【**处方**】桑寄生15g，炒续断30g，菟丝子12g，太子参30g，炒白术25g，黄精15g，陈皮6g，苏梗10g，荷梗10g，清半夏10g。

3剂，水煎服，1日1剂，分多次少量频服。

2002年11月13日第2诊：患者服药后恶心明显减轻，食欲不佳，偶有呕吐，腹胀减轻。舌淡红，有齿痕，苔薄白，脉细滑。复查尿常规酮体阴性。守前方去清半夏，加砂仁6g（打碎，后下）。7剂，水煎服，1日1剂，分多次少量频服。患者诸症消失，基本恢复正常。

按：肖教授认为该患者平素月经不调，肾气不足，脾胃虚弱，孕后血聚养胎，冲脉气盛，上逆犯胃，胃失和降，故恶心呕吐，腹胀嗝气，又兼肾虚，腰为肾之府，故见腰酸。因此治法为健脾和胃，益肾安胎，全方用药清灵活泼，药味精专量少，药性平和安良，补土培中，升清降浊，降逆止呕，则母平子安，恶阻得愈。

参考文献

[1] 谈勇. 中医妇科学 [M]. 北京：中国中医药出版社. 2016：144.

[2] 谢幸，孔北华，段涛. 妇产科学 [M]. 北京：人民卫生出版社. 2018：81-82.

[3] 中华医学会妇产科学分会产科学组. 妊娠剧吐的诊断及临床处理专家共识（2015）[J]. 中华妇产科杂志，2015，50（11）：801-804.

第十节　产后缺乳

产后缺乳，即产后乳汁甚少，或全无，不能满足婴儿的需要。多发生在产后两三天或半个月内，也可发生在整个哺乳期。

母乳喂养是全球公认的最佳喂养方式，对母婴均有益处。母乳，尤其初乳中含有丰富的免疫抗体、蛋白质、发育所需酶类及较低的脂肪，可增强婴儿的抗感染能力，促进消化代谢，减少黄疸，对其生长发育起着重要作用。母乳喂养不仅能增进母子间情感的交流，还可降低产妇患卵巢癌、乳腺癌、宫颈癌的风险，促进子宫收缩及复旧，减少产后出血，抑制排卵，推迟月经复潮。从美学方面考虑，哺乳能加速消耗母亲在妊娠期储备的多余脂肪，使其更快恢复体型。根据世界卫生组织与联合国儿童基金会的建议，出生六个月内的婴儿均应采用纯母乳喂养。《中国儿童发展纲要（2001~2010年）》明确要求产后4个月哺乳率应达到85%，对我国20个省（市）的一项调查显示，产后4个月母乳喂养率仅为44%，距上述标准还相去甚远。

乳汁量不足是产后哺乳率低的主要原因之一，产后48小时内大约有70%的产妇存在乳汁分泌不足、婴儿因饥饿而哭闹的情况。因乳汁量不足而导致产后1个月内及其以后母乳喂养失败者约占34.39%。近年来，由于产妇年龄趋于增高、剖宫产率上升、营养不均衡、工作压力大、饮食结构不合理等诸多因素，产后缺乳的患者日益增多。一些城市产后缺乳的发病率为20%~30%，且与此城市的经济发达程度正相关。产后缺乳严重危及产妇及婴儿的身体健康，据估计，全球每年约有100万以上的孩子由于没有适当的母乳喂养而死于腹泻、呼吸道感染或其他感染。作为代乳品的婴幼儿奶粉不良事件频发，给产妇及其家人心理带来了巨大的不安全感，纯母乳喂养作为母婴保健的主要部分，是临床需要解决的重要问题。

一、中西医发病机制

（一）西医泌乳生理机制

乳汁的生成、分泌是一个受多种内分泌激素影响和调节的复杂生理过程，以下丘脑-垂体-卵巢轴的调节为主，与催乳素、缩宫素分泌水平密切相关。同时，甲状腺、胎盘、肾上腺等亦参与此调节过程。

垂体前叶分泌的催乳素（prolactin，PRL）通过激活细胞膜上结合酶、腺苷环化酶的活性，促进乳腺发育，刺激泌乳。正常生理条件下，PRL细胞占腺垂体细胞总数的15%~25%，所以非妊娠期血清PRL值较低。妊娠期间，胎盘雌、孕激素大量分泌，外加垂体催乳素、皮质激素、胎盘生乳素、甲状腺激素等的共同作用，PRL细胞增多（占70%），使垂体体积增大近1倍，腺泡小叶进一步发育。PRL浓度可升至正常的10~20倍，促进乳汁分泌，乳房亦增至非妊娠期的2~3倍。

中枢神经系统下丘脑通过PRL抑制因子（PIF）和PRL释放因子（PRF）对PRL起双向调节作用，以PIF占优势。下丘脑弓状核部位的结节漏斗多巴胺系统分泌多巴胺，是最主要的生理性PIF；雄激素、甲状腺激素、糖皮质激素也抑制PRL分泌；促甲状腺激素释放激素促进PRL分泌，但尚不肯定是否有生理意义；其他PRF有GnRH、血清素、鸦片肽μ受体等。雌激素可刺激乳腺腺管生长，促进乳腺腺泡的发育及乳汁的生成，但剂量较大时，又干扰催乳素的合成，从而抑制乳汁的分泌。孕激素可在雌激素作用的基础上，与PRL一起促进腺泡发育，并在妊娠后为泌乳做准备。

妊娠期，由于大量雌、孕激素、PRL竞争同乳腺受体相结合，故PRL浓度虽高，却不发生泌乳。自然临产时，血PRL下降，于分娩前2小时左右达低谷。分娩后，随着胎盘的娩出，血中雌、孕激素浓度迅速下降，其对PRL的抑制作用也随之解除，PRL方能与乳腺腺泡上皮受体结合，发挥其始动及维持泌乳的作用。PRL于产后2小时内升至高峰，不哺乳者，产后3~4周恢复正常，哺乳者，产后3个月PRL开始下降，其后泌乳更大程度上依赖于哺乳时的吸吮刺激。吸吮时，由乳头传至下丘脑的感觉信号，能减少丘脑下部PIF的分泌，增加垂体PRL分泌及释放，促进泌乳；其次，吸吮刺激能使垂体后叶反射性释放缩宫素，作用于乳腺腺泡周围的肌上皮细胞，使其收缩而增加乳腺管内压，排出乳汁。因此，增加吸吮或吸奶器模拟吸吮、不断排空乳房也是维持乳汁分泌的一个影响因素。

（二）西医发病机制

产后缺乳的因素很多，但其主要原因是下丘脑分泌的PIF通过垂体门脉系统作用于垂体，抑制了PRL的合成和分泌，导致缺乳。直接或间接影响PIF分泌的因素主要有以下几点。

1.乳腺结构与功能不良

乳腺先天发育差，乳腺解剖学上的缺陷和功能上的异常，乳腺手术创伤或炎症损伤，放射性同位素治疗等。

2.哺乳方式不正确

产后婴儿含接方式不正确或造成乳头皲裂，由于疼痛，产妇减少授乳次数引起缺乳。通常血清PRL水平在产后6~12个月恢复正常，故延长哺乳时间则高PRL状态相应延长，反之，哺乳中断，PRL水平随之下降，影响乳汁分泌。

3.精神因素（抑郁、焦虑、恐惧、紧张、失眠等）

产后抑郁，产妇排斥哺乳，致泌乳的始动时间延后，乳汁分泌量减少；促使产妇用代乳品，使婴儿吸吮、乳房排空的次数减少，影响了垂体释放PRL以及缩宫素，泌乳量降低，产妇因此心情更加低落，形成恶性循环。另外，心情抑郁可刺激肾上腺分泌，使乳腺血流减少，阻碍营养物质及相关激素作用于局部，从而使乳汁分泌减少。

生理状态下，入睡60~90分钟血PRL水平开始上升，早晨醒后到达峰值，醒后1小时内迅速下降，上午9~11时进入低谷，睡眠时间改变、失眠时PRL分泌节律及峰值也随之改变。

4.产妇营养不良

进餐30分钟内PRL分泌增加50%~60%，尤其是进餐高蛋白高脂饮食。剖宫产后体位限制、疼痛、进食减少以及产妇发生贫血、营养不良等，可直接影响丘脑下部，使儿茶酚胺量增多，导致PIF分泌增加，PRL下降，泌乳减少。

5.健康状况

剖宫产后的体位限制、疼痛、进食减少也是产后缺乳的一个原因。

6.新生儿未早期或定时吸吮

未及时母婴同室，或产妇外出等原因未按时、规律排空乳房。

7.药物影响

滥用避孕药等影响内分泌系统。

（三）中医对乳房与经络的认识

对于乳房与经络的关系不断发展，可概括为：乳房为宗经之所，乳房位于胸中，为经络交汇之处，足阳明胃经贯乳中；足厥阴肝经上贯膈，布胸胁，绕乳头；足少阴肾经从肾上贯肝膈，入肺中，其支脉入胸中；足太阴脾经上膈，经于乳外侧；任脉行于两乳之间；冲脉挟脐上行，至胸中而散。乳房为宗经之所，受五脏六腑、十二经气血津液所养。

（四）中医发病机制

产后哺乳期内，产妇乳汁甚少或无乳可下，不能满足哺育婴儿的需要，中医称"产后缺乳"，又称"产后乳少""产后乳汁不行"等。

产后缺乳病名首见于隋代《诸病源候论》，列有《产后乳无汁候》。产后缺乳病因病机复杂，古代医家所见分虚实两端。虚者，或因脾肾亏虚，或因肾水枯涸，致气血不充，化源不足；实者，则因肝郁气滞，或瘀血阻络，或痰浊壅阻，致乳络不畅，乳汁不行。主要观点如下。

1.气血虚弱

隋代巢元方《诸病源候论》认为缺乳病因为津枯血少："既产则水血俱下，津液暴竭，经血不足者，故无乳汁也。"

唐代咎殷《经效产宝》将其病因归为"气血虚弱，经络不调"。

宋代《圣济总录·妇人血气门》云："妇人纯阴，以血为本，以气为用，在上为乳饮，在下为月事。"陈自明《妇人大全良方》则认为"乳汁乃气血所化"，"乳汁资于冲任"，若"元气虚弱，则乳汁短少"。

明代陈文昭《陈素庵妇科补解·产后乳汁不行及乳少方论》阐释："产后乳汁不行，有血少，有火郁，血少宜大补阴血，火郁宜清肝火，开脾郁……至于产后乳少，大补气血则胃气平复，胃旺则水谷之精以生新血，血充则乳自足。"

明代李时珍云："乳乃阴血所化，生于脾胃，摄于冲任，未受孕则下为月水，既受孕则留而养胎，已产则变赤为白，上为乳汁。"

明代张景岳《景岳全书·妇人规》云："妇人乳汁，乃冲任气血所化，故下则为经，上则为乳"，"若产后乳迟乳少者，由气血之不足，而犹或无乳者，其为冲任之虚弱无疑也"，尤为重视气血虚弱致病的病机。

清代傅青主《傅青主女科》提出："夫乳乃气血之所化而成也，无血固不能生乳汁，无气亦不能生乳汁"，"凡病起于血气之衰，脾胃之虚，而产后尤甚"，"新产之妇，血已大亏……乳全赖气之力，以行血而化之也。今产后数日，而乳不下点滴之汁，其血少气衰可知。气旺则乳汁旺，气衰则乳汁衰，气涸则乳汁亦涸，必然之势也"。

清代陈莲舫《女科秘诀大全》指出："乳少者，血虚之故。如产母去血过多，又或产前有病，以及贫俭之妇，产后失于调养……或年至四旬外，血脉渐衰，皆能无乳。"

清代阎纯玺《胎产心法·乳少无乳论》云："产妇冲任血旺，脾胃气壮，则乳足而浓，乃生化之源旺也。如无他证但少乳，是气血滞……若脾胃气弱，饮食少进，冲任素亏，则乳少而薄。"

2.肝气郁滞

金代张从正《儒门事亲》云："啼哭悲怒郁结，气溢闭塞，以致乳脉不行"，认识到了情志可致病。

清代傅青主《傅青主女科》曰："少壮之妇……乳汁不通……谁知是肝气之郁结乎！……治法宜大舒其肝木之气，而阳明之气血自通，而乳亦通矣。"

3.痰湿壅滞

元代朱丹溪《格致余论·乳硬论》认为："乳子之母，不知调养，怒忿所逆，郁闷所遏，厚味所酿，以致厥阴之气不行，故窍不得通，而汁不得出"，开启了痰湿阻滞乳络之端。

明代张景岳《景岳全书》提出了痰湿这一病理因素："肥胖妇人痰气壅盛，乳滞不来也。"

4.肾阴不足

明代李中梓《内经知要》曰："肾水主五液，五气所化之液悉归于脉"，强调肾水亏虚亦致乳少。

5.外感邪气

清代徐大椿《女科指要》曰："风热外遏，脉数浮弦"，"产后气血两虚，外邪侵入经中，故身热头痛乳汁不行"，指出外邪亦可致病。

二、西医治疗

（1）多潘立酮、盐酸甲氧氯普胺等多巴胺受体拮抗剂或阻断剂可减少垂体PIF的释放，使PRL增加，达到增加乳汁分泌的目的，但伴有便秘、昏睡、烦躁不安、疲倦乏力等副作用。有文献报道，盐酸甲氧氯普胺可致胚胎畸形，对新生儿生长发育是否有影响尚待进一步研究。

（2）缩宫素可增加乳腺管内压以促进乳汁排出。

（3）产后治疗仪、低频脉冲刺激、微波刺激等增加乳头传至下丘脑的感觉信号。

（4）维生素E促乳机制可能为直接作用于下丘脑-垂体，调节内分泌，且能改善毛细血管血流，使乳腺末梢血管扩张，促进物质代谢。

目前西医尚无疗效满意的治疗方法，主要是给予刺激催乳素分泌的药物，但易出现副作用，产妇依从性差。

三、中医治疗

唐代孙思邈《备急千金要方》中提出产后病的治疗应立足多虚多瘀，治宜补虚与消瘀兼顾。宋代陈无择《三因极一病证方论》提出："产妇有两种乳脉不行，有气血盛而壅闭不行者，有血少气弱涩而不行者，虚当补之，盛当疏之。"

金代张从正《儒门事亲》说："妇人有本生无乳者不治"，首先提出有因先天不足、乳腺发育不良所致者，非药物所能治。

近代医家韩百灵《百灵妇科·产后缺乳》云："产妇乳汁不通病因有二：一者平素气血不足，产时耗气损血，气虚血少，不能蒸化乳汁而致缺乳；二者性燥多怒，肝失条达，气滞血瘀，脉络不畅而致乳汁不通。"治法强调补气养血，疏肝通络。《哈荔田妇科医案医话选》记载："本病治疗，多以脾、胃、肾、肝四脏入手，并依据证之虚实及因素的兼挟分别论治，如虚证以补脾胃，益气血为主，参以理气通络之品；实证则予以理气行瘀，通络下乳，继补脾肾。"

（一）食疗药膳

《备急千金要方》就妇人乳无汁列出21首下乳方，包括猪蹄汤与鲤鱼汤等食疗方至今仍在应用，几乎成了产后乳母必食之品。唐代王焘《外台秘要》载《广济方》葱豉粥，用母猪蹄煮水，煎土瓜根、通草、漏芦三味，去渣取汁再加葱白、豆豉、米煮成葱豉粥。明代李时珍《本草纲目》载青皮"消乳肿，疏肝胆"，穿山甲"通经脉，下乳汁"，僵蚕治疗"痰疟癥结，妇人乳汁不通"，"莴苣子，下乳汁，利小便"。明代陈实功《外科正宗》以猪蹄汁煎服，"以热木梳梳其乳房"，治疗产后缺乳。清代冯兆张《冯氏锦囊秘录·女科精要》曰："若乳汁不行有二……盛者疏之，如麦冬、瓜蒌仁、天花粉、人参、葵子、猪胰、木通、漏芦、猪蹄之类，煮食是也。"

（二）中药验方

在辨证论治基础上，验方辈出，口服代表方如宋代陈自明《妇人大全良方》漏芦散、《傅青主女科》通乳丹、《清太医院配方》下乳涌泉散等，亦有足浴方的报道。

（三）针灸按摩

基于乳房宗经之所的特点，以膻中、少泽、乳根为常用穴位，辨证采用针灸（包括体针、埋线、温针灸、耳穴压豆、电针）、推拿按摩、刮痧、熏蒸治疗。

（四）情志治疗

基于中医五行理论、情志致病的音乐疗法近年也有所开展。

四、肖承悰教授对该疾病的认识及治疗特点

(一)对病因病机的认识

历代对于缺乳病机的认识不外虚实两端，正如陈无择所言："有气血盛而壅闭不通者，有血少气弱涩而不行者"。肖教授认为缺乳多责之虚和郁，两者又常相兼为病。乳汁由气血化生，赖肝气疏泄，故缺乳多由气血不足，乳汁乏源，肝气郁结，乳络不通所致。乳房属胃，乳头属肝，素体脾胃虚弱，孕产后调摄不当，忧思过度，剖宫产术后疼痛影响食欲，脾胃虚弱更甚；气血生化乏源，复加产时耗气失血，无血乳无以生，无气乳无以化，致乳汁不足；产事不顺，或产妇素性忧郁，所愿不得，肝气郁滞，失于疏泄，乳络不畅，乳汁缺少；婴儿饥饿哭闹，产妇情志更伤，木郁克土，纳谷不馨，恶性循环。故脾胃虚弱、气血亏虚、肝郁气滞相互影响，常常并见。

(二)治疗特色及经验方

乳汁由气血所化生，脾胃为后天之本、气血生化之源，因此治疗产后乳汁不足补脾开胃首当其冲。产时耗气失血，产后气血俱伤，故应顾护气血，减少耗散，使脉中气血充盈，乳络得以灌养，乳房乃宗经之所，佐以理气通络，乳汁自下。

临床上遵此治法选方用药，经验方为"加味谷神增乳汤"。

加味谷神增乳汤主要药物组成：炒谷芽，砂仁（打碎，后下），炒白术，炙甘草，生黄芪，大枣，熟地黄，鸡血藤，佛手，炒王不留行，小通草。

前四味为《澹寮集验秘方》（清代叶天士《本草经解》）谷神丸，原方主治脾胃不健、食少纳呆等，为健脾开胃验方。组成药物分析如下。

1.谷芽

谷芽也叫稻芽，临床上应用微炒入药。味甘，性温，归脾、胃经，为消食开胃、健脾和中之要药。明代李时珍《本草纲目》曰："快脾开胃，下气和中，消食化积。"明代倪朱谟《本草汇言》言其入脾胃经。清代张璐《本草逢原》曰："启脾进食，宽中消谷，而能补中。"清代叶天士《本草经解》言其入足厥阴肝经。现代药理研究显示，谷芽含有大量蛋白质酶、维生素A、B族维生素、淀粉及蛋白质等多种营养物质，淀粉酶助消化，有利于蛋白质吸收，微炒不影响淀粉酶的活性。

2.炒白术

炒白术味甘、苦，性温，归脾、胃经，为"补气健脾第一要药"。梁代陶弘景《名医别录》言："暖胃，消谷。"《本草汇言》曰："白术，乃扶植脾胃，散湿除

痹，消食除痞之要药。脾虚不健，术能补之；胃虚不纳，术能助之。"现代药理研究显示，白术含有挥发油、白术内酯、白术三醇、多种氨基酸，可调整胃肠运动功能，有补虚强壮、抗氧化、保肝利胆、增强免疫功能、抗凝血等作用。

3.砂仁

砂仁味辛，性温，归脾、胃、肾经，功能理气和中，开胃消食。金代张元素《珍珠囊》曰："治脾胃气结滞不散。"唐代甄权《药性论》曰："主冷气腹痛，止休息气痢，劳损，消化水谷，温暖脾胃。"《本草纲目》记载："补肺醒脾，养胃益肾，理元气，通滞气。"现代研究显示，砂仁含乙酸龙脑酯、樟脑、龙脑等挥发油，有芳香健脾作用，可促进胃液分泌，排除消化道积气。全方配伍，亦可减熟地黄之滋腻。

4.炙甘草

炙甘草味甘，性平，归脾、胃、心、肺经，功能健脾和胃，补中益气。明代张景岳《本草正》曰："味至甘，得中和之性，有调补之功……助参芪成气虚之功。"现代研究显示，炙甘草含有甘草甜素、甘草次酸、甘草多糖及多种黄酮成分，有抗炎、抗过敏作用，并调节机体免疫功能。

谷芽、炒白术、砂仁、炙甘草补脾益气健运，脾胃为生化之源，乳汁来源之根本，用之有助于化生乳汁。

5.生黄芪

生黄芪味甘，性微温，归脾、肺经，功能补气升阳，健脾补中，益卫固表。《洁古珍珠囊》曰："黄芪甘温纯阳，其用有五：补诸虚不足一也；益元气二也；壮脾胃，三也……"现代研究显示，黄芪含有苷类、黄酮类、氨基酸、多糖、微量元素等，能增强机体免疫功能，有抗衰老、抗疲劳、保肝、保胃等作用。

6.大枣

大枣味甘，性温，归脾、胃、心经，功能补中益气，养血安神。《神农本草经》云："主治心腹邪气，安中养脾，助十二经。平胃气，通九窍，补少气少津。"《名医别录》言："补中益气，强力，除烦闷。"明代贾所学撰、李延昰补订《药品化义》言其可"养血补肝"。现代研究显示，大枣含蛋白质、糖类、有机酸、多种维生素、氨基酸及微量钙、磷、铁，有增强肌力作用，能保肝及增强免疫功能。

7.熟地黄

熟地黄味甘，性微温，归肝、肾经，功能补血滋阴，益精填髓。《洁古珍珠囊》曰："大补血虚不足，通血脉，益气力。"《本草纲目》言其"填骨髓，长肌肉，生精血，补五脏内伤不足，通血脉"。现代研究显示，熟地黄含有维生素A

类物质以及多种氨基酸、糖类等，能促进生成红细胞、血红蛋白，增机体强免疫功能。

8.鸡血藤

鸡血藤味苦、微甘，性温，归肝、肾经，功能行血，补血，通络。《本草纲目拾遗》言其可"活血，暖腰膝"。《本草再新》谓其"补中燥胃"。现代研究提示，鸡血藤主要含有鸡血藤醇、胡萝卜素苷、铁剂等，能够抗炎，抗血小板聚集，对子宫有兴奋作用。

生黄芪、大枣、熟地黄、鸡血藤补气养血，大枣与炙甘草相配，除烦安神。

9.佛手

佛手味辛、苦，性温，归肝、脾、胃、肺经，功能疏肝解郁，行气和胃。清代张秉成《本草便读》曰："理气快膈，惟肝脾气滞者宜之。"清代叶天士《本草再新》言其可"治气舒肝，和胃化痰"。

10.王不留行

王不留行味辛，性平，归肝、胃经，功能行血脉，通乳汁。《本草纲目》言："王不留行能走血分，乃阳明冲任之药。"现代研究显示，王不留行含多种皂苷，如王不留行皂苷等，具有兴奋子宫的作用。

11.小通草

小通草味甘、淡，性微寒，归肺、胃经，通气上达而分泌乳汁，下行而利尿。《日华子本草》曰："明目，退热，催生，下胞，下乳。"现代研究显示，通草含半乳糖醛酸、多种氨基酸、脂肪酸、蛋白质及多糖等，具有利尿及促进乳汁分泌的作用。

炒谷芽，因其直入脾、胃、肝经，醒脾开胃，行气助消化，脾健胃和食纳增多，气血充足，乳汁化源则盛达，为生乳之要药。王不留行、小通草通络下乳。生黄芪、炒白术、炙甘草、大枣均归脾、胃经，补气生血，养血，气血充则乳亦充。熟地黄、鸡血藤归肝、肾经，补血，行血，通络，使乳汁来源丰富，且运行畅通，乳汁自下。砂仁、佛手归脾、胃、肝经，理气和中，开胃，解郁，使气机通畅，乳络疏通，则乳汁自出。药理研究显示，王不留行、鸡血藤有兴奋子宫的作用，与缩宫素增加腺管内压、促进乳汁排出的生理机制一致。

全方所选11味药归脾、胃或肝经。脾为后天之本，胃为生化之源，乳房属胃，乳汁乃气血所化，乳头属肝，下乳依赖气之运化。全方以补气养血、健脾和胃为主，以使乳汁化源充足，奠定生乳的物质基础，佐以疏肝行气之品，通络行乳，保证了纳谷有馨，消化正常，乳络通畅，则可以不断化生乳汁。

（三）肖承悰教授临证加减常用药物

伴汗多、乏力者，加南沙参、北沙参；伴大便干者，加黄精、桑椹；伴烦躁易怒者，加郁金、合欢花；伴脱发者，加枸杞子、桑叶、黑芝麻；伴尿频者，加益智仁、五味子；伴乳房硬结者，加路路通、蒲公英；伴周身酸痛者，加桂枝、独活。

（四）肖承悰教授临证心得

产后缺乳是一种发生于特定时间、特定人群的常见疾病，又同时关系产妇和婴儿的健康，所以诊治时应注意以下问题。

（1）乳母产生的乳汁量与种族、文化、营养、环境等有关，故临床报道的日产量差异较大，所以乳汁分泌的多寡应以是否满足婴儿所需为标准。

（2）分清原因，针对治疗：导致产后缺乳的原因较多，而且复杂，有些因素是难以纠正的，如先天性乳腺发育不良、乳头凹陷、缺乳家族史等，药物治疗效果较差。如乳腺发育良好，因其他原因导致缺乳可用中医中药辨证论治。

（3）早期哺乳，早期治疗：母婴同室，早接触，早吸吮，于产后30分钟内开始哺乳，尽早刺激乳房，建立泌乳反应，在一周内则可知乳汁充足与否。如在早期哺乳中就发现缺乳，应及时治疗。一般来说，在产后半个月内治疗效果较好，延误时机往往效果不佳。

（4）审恶露有无，察胃气强弱：恶露与乳汁皆由血化，恶露过多或不止，必然损耗气血，血虚液竭，不能上行乳房化生乳汁，所以两者需同时治疗。饮食营养为产生泌乳的重要条件，应注意脾胃功能的强弱，不要盲目进补，过食肥甘厚腻、辛辣之品，脾胃内伤，中州失运，水谷精微不能化生乳汁。

（5）治疗上注重一个"气"，以运为辅。清代余听鸿《外证医案汇编》认为气病则乳病，不但在病因病机方面认为乳房疾病的关键在于一个"气"字，治疗上亦强调"若治乳从一气字着笔，无论虚实新人，温凉攻补，各方之中，挟理气疏络之品，使其乳络疏通"。

（6）注意按时排空乳房，有积乳导致硬结者，用热毛巾外敷后用木梳由乳房四周轻轻梳向乳头，及时排乳，以免发展为乳腺炎。

五、验案举隅

病案一 孙某，32岁，剖官产术后第4天，生命体征平稳。查体：术口愈合良好，轻度疼痛，但不敢翻身，影响进食；双乳柔软，泌乳畅，乳量少，质稀，婴儿需添加奶粉喂养；子宫复旧好，官底于脐下三指可触及，无压痛；会阴无肿痛，恶露量少，无异味。二便正常，舌淡红，苔薄白，脉沉细。

【辅助检查】血常规：白细胞6.65×10^9/L，血红蛋白122g/L，血小板118×10^9/L。

【中医诊断】缺乳。

【辨证】脾胃虚弱，气血不足。

【西医诊断】产后缺乳。

【治法】健脾益气，补血通乳。

【处方】炒谷芽15g，砂仁5g（打碎，后下），炒白术15g，炙甘草6g，生黄芪20g，熟地黄15g，白芍15g，鸡血藤15g，大枣10g，炒王不留行10g，通草5g，佛手10g。

7剂，水煎服，每日2次。

出院后食欲佳，乳汁渐增，守方服药，共服14剂。产后42天复查，诉乳汁量多，质正常，每日有余。

按：患者因术后伤口疼痛影响食欲，进食少，脾胃受损，又术中骤然失血，伤血耗气，应增加补气养血之力，故原方加重生黄芪用量，"无形之气所当急固"。待脾胃功能、气血津液恢复如常，乳汁可下。此类患者不应拘泥于餐次，少食多餐，保证进食总量，适当增加汤汁类摄入。

病案二 付某，33岁，产后2个月余，恶露已净，乳量较前减少1/3，伴左乳内侧轻度疼痛15天。期间自行按摩排乳，疼痛缓解，乳量未增，无发热。患者近日情绪紧张，纳差，平素神疲乏力，面色㿠白，汗出多，二便调。舌淡红，苔薄白，脉弦细。

【既往史】顺产，产程顺利，否认大出血。

【查体】双乳对称，左乳内上局部触痛结节，大小为3cm×3cm，表皮无红肿，皮温正常；右乳无异常，双腋下无异常。乳汁稀薄，色白。

【诊断】缺乳，乳汁淤积。

【辨证】气血不足，脾胃虚弱，乳络欠畅。

【治法】益气健脾，通经下乳。

【处方】炒谷芽15g，砂仁5g（打碎，后下），炒白术15g，炙甘草6g，生黄芪15g，南沙参15g，北沙参15g，熟地黄15g，鸡血藤15g，大枣10g，炒王不留行10g，通草5g，佛手10g，路路通12g，蒲公英15g。

7剂，水煎服，每日2次。

嘱用热毛巾外敷后木梳梳理乳房，由四周梳向乳头，每2~3小时排空一次，清淡饮食。

复诊：左乳硬结消失，无疼痛不适，乳量增加，汗出稍减，仍需添加奶粉。予原方减路路通、蒲公英，继服一周，乳量明显增加，无须奶粉补充。

按：患者素体气血虚弱，气虚乳汁无以化，无力运乳，乳汁积存，产生硬结。治疗应分清急缓，内外结合，积极疏通乳络，预防乳腺炎。乳络既通，集中补气养血，参以健脾通络，乳汁渐增。

第十一节　产后郁证

产后郁证是指产妇分娩后在产褥期内出现的抑郁症状，多在产后2周开始发病，产后4~6周时症状明显。本病属于产后精神障碍的一种类型，也叫产后抑郁障碍（postpartumdepression/puerperal depression，PPD，或postnatal depression，PND）、围生期抑郁（peripartum depression）。

中医古代文献中无抑郁症之名，但从历代文献中可以见到许多与本病临床表现近似的描述，如《伤寒论》和《金匮要略》中记载的多种疾病及其证候与抑郁症有诸多相似之处，相关内容散见于郁证、百合病、脏躁、癫证等病证的记载之中。因此该病的中医病名可称之为"产后郁证"。

本病主要通过询问病史，进行精神检查、体格检查、心理评估和其他辅助检查，并依据诊断标准做出诊断。本病初起，经过药物及心理治疗，预后良好。若治疗不及时，产妇可出现自杀倾向或杀害婴儿，影响夫妻关系及整个家庭。再次妊娠约有20%的复发率，其第二代的认知能力可能受一定的影响。

一、中西医发病机制

该病与产后生理、心理以及社会因素有关，分娩后内分泌的改变，尤其是产后雌激素及孕激素的下降、下丘脑–垂体–肾上腺轴的失调对某些产妇发生PPD有重要影响。该病的发生与既往是否有精神疾病史、是否有家族阳性史以及生活事件、社会支持、个体心理因素、婚姻关系、产科因素、社会经济状况等有关。

中医认为本病主要发病机制为产后多虚，心血不足，心神失养，或情志所伤，肝气郁结，肝血不足，魂失潜藏，或产后多瘀，瘀血停滞，上攻于心。

1.心血不足

素体血虚，或产后失血过多，或产后思虑太过，所思不遂，心血暗耗，血不养心，心神失养，故致产后情志异常。

2.肝气郁结

素性忧郁，胆怯心虚，气机不畅，复因产后情志所伤或突受惊恐，加之产后血虚，肝血不足，肝不藏魂，魂不守舍，而致产后情志异常。

3.血瘀

产后元气亏虚，复因劳倦耗气，气虚无力运血，血滞成瘀，或产时、产后感寒，寒凝血瘀，或产后胞宫瘀血停滞，败血上攻，扰乱心神，神明失常，而致产后情志异常。

二、肖承悰教授对该疾病的认识及治疗特点

肖教授认为本病的病因病机较为复杂，以虚为本，属虚实相兼证，其发生多与产后多虚多瘀、情志所伤有关，涉及心、肝、脾、肾等脏，主要是血虚气郁、心神不守。

脾为后天之本、气血生化之源，脾运失职，忧思太过，亦暗耗心血，伤及心脾可致郁，如宋代陈素庵在《陈素庵妇科补解·产后恍惚方论》所言："产后恍惚，心血虚而惶惶无定也"。产后血虚，心主血，肝藏血，血虚则肝失所养，神失所藏，故精神恍惚，心神不宁，失眠多梦，忧虑不安，如《素问·举痛论篇》所述"思则心有所存，神有所归，正气留而不行，故气结矣"。情志所伤是致郁的常见原因。产后由于多种原因致使产妇情志不畅，气机郁滞，肝失条达，疏泄失职，终致闷闷不乐或喃喃自语，胸胁满闷，善太息，正如清代唐笠山《吴医汇讲》中所言："郁证之起，必有所因，盖因郁致疾，不待外感六淫，而于情志为更多"。

还有因产后元气亏虚，无力运血，血滞成瘀，闭于心窍，神明失常而致产后抑郁，如明代万全在《万氏妇人科》中指出的"产后虚弱，败血停积，闭于心窍，甚至不能明了，故多混困"。此外，肾主骨生髓，上充于脑，与人的精神活动密切相关。肝藏血，肾藏精，精血同源，且肾为肝之母，母病及子，久之则肝失疏泄，忧郁成疾，故而情绪低落，悲观厌世，精力减退而神疲乏力。在清代汪昂编写的《医方集解》一书中记载："人之精与志皆藏于肾，肾精不足则志气衰，不能上通于心，故迷惑善忘也"。

综上，肖教授指出，对于产后郁证，临床需根据患者具体情况辨其偏虚偏实。若疲乏无力、情绪低落、气短懒言、头晕面白、恶露色淡质稀、舌淡脉细者则偏于虚证；若烦躁易怒、苦恼无常、胸闷胁胀、小腹疼痛、恶露色暗有血块、舌紫脉沉弦则偏于实证。临床当四诊合参，详加辨识。

肖教授认为治疗本病要本着"勿拘于产后，勿忘于产后"的原则，针对本病病机主要是血虚气郁、心神不守，治宜采用补血养心、解郁安神之法，同时根据

患者病情，随症加减变化，且必须配合心理疏导，必要时配合心理治疗。正如宋代陈自明《妇人大全良方》中言："改易心志，用药扶持"，即是用心理治疗先医其心，然后根据病情用药物调整才能取得较好的疗效。肖教授强调治疗此病应在服药的同时，辅以心理疗法，对患者应释疑、顺意、愉悦、暗示，并嘱家属积极配合，以消除不良刺激，调节人际关系，改善患者焦虑、忧郁、紧张等不良情绪及生活环境因素，使患者增强战胜疾病的信心。

三、经验方

肖教授自拟"养血平郁汤"用于治疗产后郁证，每获良效。主要组成如下：当归，白芍，鸡血藤，枸杞子，茯苓，柏子仁，郁金，生龙骨（先煎），生牡蛎（先煎），炙甘草。

方中当归味甘、辛，性温，归肝、心、脾经。其味甘而重，专能补血，其气轻而辛，故又能行血，补中有动，行中有补，为血中之要药，如元代王好古之《汤液本草》中言："当归，入手少阴，以其心主血也；入足太阴，以其脾裹血也，入足厥阴，以其肝藏血也"。白芍味苦、酸，性微寒，归肝、脾经，功能养血敛阴，柔肝平肝，与当归合用，辛而不过散，酸而不过收，一开一合，动静相宜，共奏养阴补血、和肝理脾、活血化瘀之功，可缓解产后郁证之血虚又多瘀的状态。鸡血藤既能养血补血，又可活血通络。枸杞子益肾滋阴，养血安神，《神农本草经》将其列为上品，唐代甄权《药性论》中言枸杞子"能补益精诸不足，易颜色，变白，明目，安神"。茯苓味甘、淡，性平，可健脾宁心安神。柏子仁甘平润养，主入心经，与茯苓共用，可改善产后郁证之虚烦失眠、心悸怔忡等症，且产妇常见便干，柏子仁可润肠通便。郁金可行气化瘀，清心解郁。龙骨、牡蛎二药相须为用，具有镇心安神潜阳之效。炙甘草可补脾和胃益气，调和诸药。该方配伍得当，补血养心，解郁安神，又能活血行气，使气血冲和，心神得养，诸症自除。

辨证施药：若兼气虚，症见神疲乏力明显者，加黄芪、党参以健脾益气；若眩晕耳鸣、口干烦热，为阴虚火旺，加女贞子、旱莲草、夏枯草以滋阴清热；若气短无力、脘闷纳呆，为脾虚湿停，加炒白术、枳壳以健脾除湿开胃；若哭闹无常、小腹疼痛、恶露有块，为瘀血内结，心神不宁，加丹参、益母草、珍珠母以化瘀宁心；若头晕目眩、口苦胁胀，为肝经郁热，加黄芩、牡丹皮以清化郁热。

四、验案举隅

病案一 张某，女，26岁。2003年9月30日初诊。
【主诉】产后情绪不稳、失眠、乏力1个月。

【现病史】患者素体偏虚，40天前足月顺娩一女婴，产后10天时与公婆因家庭琐事发生口角，之后出现情绪低落，时常哭泣，孩子一有哭闹则烦躁易怒，入睡困难，多梦易醒，疲倦乏力，腰酸痛，恶露基本干净，偶有少许褐色分泌物，无腹痛，纳少，口干，乳汁不足，混合喂养，二便调。舌暗红，舌尖有少许瘀点，苔薄白，脉沉细。

【中医诊断】产后抑郁。

【辨证】血虚气郁证。

【西医诊断】产后郁证。

【治法】补血养心，解郁安神。

【处方】当归15g，白芍15g，白术15g，枸杞子12g，郁金10g，续断15g，生黄芪15g，党参15g，干石斛15g，生龙骨30g（先煎），生牡蛎30g（先煎），鸡血藤15g，炒王不留行10g。

每日1剂，水煎服，早、晚温服。

同时倾听患者的诉说并予开导。

二诊：2周后患者复诊，情绪明显改善，面露笑容，自诉睡眠改善，乳汁分泌增加，稍有乏力感，与家人相处氛围已转为轻松。继续服用上方2周，诸症已愈。

按：产妇产后要经历体内激素的急剧变化、社会角色转变、生活重心突变等一系列生理和心理变化，若处理不当很容易患上产后抑郁。该例患者素体脾胃虚弱，生产时耗气伤血，产后又因发生不愉快的争吵事件而出现情绪抑郁、低落等，如明代徐春甫《古今医统大全》中所言："郁为七情不舒，遂成郁结，既郁之久，变病多端"。情志不畅，气机郁滞，肝失条达、疏泄之职；脾为后天之本，气血生化之源，脾运失职，忧思太过，亦暗耗心血，故心神失养，而出现情绪不宁、失眠多梦、忧虑不安、神疲乏力、乳少等症。肖教授治以养血安神、益气通乳法，采用养血平郁汤加减，取得了显著的临床疗效。

病案二　田某，女，34岁，2003年9月17日初诊。

【主诉】产后情绪低落、多汗半月余。

【现病史】患者于2003年8月6日剖宫产一男婴。既往容易感冒，无精神疾病史。就诊时诉说数句后就开始落泪哭泣，自诉心情抑郁，出汗多，活动后或者夜间明显，每天需更换衣物4～5次。疲倦乏力，手指关节、肩关节、膝关节均隐隐作痛，乳汁充足，恶露已净，纳可，因夜间涨奶而睡眠不足，大便偏干，1～2天1次。舌暗淡，苔薄白，脉细弦。

【中医诊断】产后抑郁；产后身痛。

【辨证】气血不足兼表虚证。

【西医诊断】产后郁证。

【治法】益气养血，解郁安神。

【处方】当归15g，生地黄15g，白芍15g，白术15g，生黄芪15g，党参15g，柏子仁10g，防风10g，郁金12g，川断15g，生龙骨30g（先煎），生牡蛎30g（先煎），浮小麦30g，生甘草6g。

每日1剂，水煎服，早、晚温服。

向患者丈夫交代：需多关心妻子，不要把注意力都放在新生儿上，白天创造条件让妻子补充睡眠。

二诊：服上方7剂后患者精神好转，汗多、乏力症状减轻，但仍有关节隐痛、腰骶酸痛，上方去黄芪、生甘草，加桑寄生、续断、补骨脂各15g。

服药一周后诸症减轻，后继续守上方辨证加减治疗一个月，诸症消失，后随访一年未复发。

按：该例患者为产后郁证合并产后身痛，经四诊合参，该患者系本虚标实之证，其本在于气血亏虚，不能荣养心神，经脉关节亦失濡养，不荣则痛，其标为瘀阻滞脉络，气血运行不畅，不通则痛。肖教授予心身同治，中药与心理安慰同行，全方用药补而不滞，祛瘀而不伤正，标本兼顾，用药灵活，因而取得良好疗效。

参考文献

［1］肖承悰.中医妇科临床研究［M］.北京：人民卫生出版社，2009：228.

［2］谢幸，孔北华，段涛.妇产科学［M］.北京：人民卫生出版社，2018：223-224.

［3］肖承悰.中医妇科学［M］.北京：学苑出版社，2004：180.

第十二节　经前期综合征

西医疾病概述

经前期综合征（premenstrual syndrome，PMS）是指女性月经前周期性发生的影响妇女日常生活和工作，涉及躯体、精神及行为的综合征，月经来潮后可自然消失。伴有严重情绪不稳定的经前期综合征称为经前焦虑性障碍。其症状与精神疾病和内科疾病无关，多发生在经前7~14天，以经前3~7天及经期1~2天症状最明显，月经后可自然消失。多见于25~45岁女性。症状可归纳为躯体症状、精神症状及行为改变。其主要情绪症状包括情志抑郁、心烦、急躁易怒和焦虑，而主要的躯体症状包括不适和容易疲劳、乳房胀痛、善太息等。

中医疾病概述

中医学古籍中并无"经前期综合征"这一病名的记载，但根据其不同症状，相当于月经前后诸证的范畴，是指每于行经前后或行经期间，周期性地出现明显不适的全身或局部症状，以经前2~7天和经期多见，包括"经行头痛""经行身痛""经行吐衄（倒经）""经行乳胀""经行泄泻""经行眩晕""经行肿胀""经行情志异常"等多种疾病。可有单一主症，也可两三症同时并见，影响生活和工作。

本病的特点是周而复始地在月经前后及经期发病，因此，月经前后、经期的生理变化是本病发生的内在条件。夏桂成教授认为，月经周期的演变是由天癸中阴阳消长转化的运动而来，是由阴阳消长转化的四个阶段所形成。行经期，重阳必阴，排出经血，排泄重阳，由阳转阴，通过转化活动，让位于阴，开始阴长，旧的月经周期运动结束，而新的月经周期运动开始；经后期，阴长阳消，属于消长期，时间较长，亦是月经周期运动的重要时期，也是新周期演变的物质基础时期，在治疗上称为奠基阶段；经间排卵期，重阴必阳，又一次重要转化，而且是月经周期演变中转折时期，排出子卵，由阴转阳，结束转化运动开始阳长；经前期，阳长阴消，以阳长运动为主，时间比较长。妇女在经前及经期，冲任、气血、子宫变化较平时急骤，气充而血流急，气血相对比较壅滞；行经期及经后子宫由藏而泄、由盈而虚的变化，使全身已经偏虚的阴血更加不足而致肝失所养。

一、中西医发病机制

（一）西医发病机制

西医学认为，PMS的发生与女性的精神、社会因素密切相关，精神因素可引起女性神经内分泌失调，从而引起女性神经和行为的异常，而女性在社会中角色的逐渐变化亦导致女性压力较大，精神焦虑，从而诱发经前期综合征。此病在中年妇女中最常见，可出现单一主症，也可两三症同时并见，对人们的生活和工作造成影响，有时甚至出现月经不调或者不孕等问题，严重影响女性的生活质量。

其发病机制包括以下几个方面：卵巢激素学说、中枢神经递质学说、自主神经系统学说等。卵巢激素学说认为，经前期综合征可能是由女性生理周期内卵巢分泌激素波动造成的；中枢神经递质学说认为，性激素是通过下丘脑-垂体-性腺的三级作用机制产生及调节的，同时，下丘脑又与情绪的激活及加工有关，雌激素可作用于脑的神经递质，进而对情绪的激活与加工产生影响；自主神经系统学说认为，通过临床观察发现，经前期综合征患者出现了自主神经系统调节改变的迹象，而患者的躯体症状等可能与外周组织激素水平变化有关。

（二）中医发病机制

中医学古籍中并无"经前期综合征"这一病名的记载，因其疾病发生与月经关系密切，统称为月经前后诸证，也称经行诸证。清代张璐《张氏医通》中记载"经行辄头痛"，认为其发病为"痰湿为患"，并以二陈汤加当归、炮姜、肉桂佐之。明代岳甫嘉在《妙一斋医学正印种子编·女科》中云："妇人遇经行时，身骨疼痛，手足麻痹，或生寒热，头疼目眩，此乃触经感冒。"宋代齐仲甫在《女科百问》中提到"经候欲行，先身体痛"，认为其病因主要责之于阴阳气血之盛衰，并以趁痛饮子治疗。龚信在《古今医鉴·女科》中认为经行身痛的病因为"劳力太过"或"情志所伤"。关于经行发热的记载，历代医家论述相对较多，如宋代《陈素庵妇科补解·调经门》中对不同病因导致的经行发热分别治疗，治疗客热宜退热凉血，治疗内伤宜补血清热；元代朱丹溪在《丹溪心法》中以四物汤加柴胡、黄芩治疗经行身痛；《医宗金鉴·妇科心法要诀》中以发热的时间来辨别虚实，并分别用不同方药论治。经行吐衄历代医家论述较多，《景岳全书·血证》云："衄血虽多由火，而惟于阴虚者为尤多，正以劳损伤阴，则水不制火，最能动冲任阴份之血"。清代《医宗金鉴·妇科心法要诀》云："妇女经血逆行，上为吐血、衄血，及错行，下为崩血者，皆因热盛也，伤阴络则下行为崩，伤阳络则上行为吐衄也。"经行肿胀始见于《叶氏女科证治》："经来遍身浮肿，此乃脾土不能克化，水变为肿。"

中医对该病的治疗以辨证治疗为主，辨证方法主要依靠脏腑辨证，临床疗效佳，且患者依从性较好。其中医发病机制主要包括肝郁、脾虚、肾虚、气血虚弱和血瘀，其中，肝郁最为多见。

若素性抑郁，情志不舒，经前、经时阴血下注冲任血海，肝血较平时更虚，肝失血养，肝郁亦甚，而肝经布胸胁、过乳头，故出现胸闷不舒、乳房胀痛、乳头疼痛，而情绪症状更加严重；若肝郁化火，上扰清窍，则发为经行头痛，肝火随冲气上逆迫血上溢，则发为经行吐衄；肝病传脾，则出现脾虚失于运化之泄泻、水肿；子病及母则出现腰酸腿软、水肿等症状。

二、肖承悰教授对该疾病的认识及治疗特点

（一）月经前后的生理变化

PMS的发病时间在月经前后和月经期。经前期是指排卵期后到行经期前的这

一段时间，即我们常说的黄体期，属于阳长阴消的时期，并为胞宫行泻做好准备。由于妇女在月经前和来潮时冲任、气血以及子宫的变化较平时急骤，同时月经来潮时子宫由藏转泻，由实而虚，若平素阴血素虚，此时阴血虚甚。

（二）对发病机制的认识

肖承悰教授认为，PMS的发病主要责之于肝，其主要的发病机制为肝血不足，肝阳上亢，肝失疏泄，气滞血瘀，肝郁乘脾，脾虚湿停，肝肾同源，阴阳俱虚。这四种类型均以肝为中心，既体现了肝体阴用阳的思想，又体现了肝病传变的过程。

1.肝血不足，肝阳上亢

经前期，阳长阴消，为经血下泻做准备，若素性抑郁，思虑过重，耗伤肝血，或肾精不足，不能养肝，肝血生化不足，均导致肝阳上亢，虚火上扰，可导致情志异常、头晕头痛、烦躁失眠、经行发热、经行吐衄等症状发生。

2.肝失疏泄，气滞血瘀

患者素性抑郁，情志不舒，又值经前阴血下注血海，气机壅阻，肝失疏泄，经脉不畅，可导致经行胁肋或乳房胀痛、刺痛，情志异常等。

3.肝郁乘脾，脾虚湿停

患者素性抑郁，影响肝疏泄功能，《内经》云见肝之病，知肝传脾，肝郁日久克伐脾土，脾虚则失于运化，水湿停聚，引起经行肿胀、经行泄泻等症状。

4.肝肾同源，阴阳俱虚

肝之阴血不足，日久子病及母，导致肾精不足，阴损及阳，日久阴阳俱虚，肾的温煦以及化气行水的作用失调，从而水湿停聚，出现经行肿胀、头晕及泄泻等症状。

经前期综合征的发生与肝、脾、肾三脏相关，其中与肝脏的关系最为密切。因部分PMS患者有明显精神症状，除肝与情志关系密切外，"心者，君主之官也，神明出焉"，所以，PMS与心也有一定的关系，治疗上辅以养心安神或镇静安神之品。

（三）PMS的辨证要点

在临床中，由于PMS包括一系列症状，可能单症出现，亦可能多症兼见。其辨证主要围绕主症发生的时间、疾病性质、程度、伴随症状，再结合舌脉进行分析以辨其寒热虚实。以疼痛为主症的患者，如经行乳房胀痛及经行头痛、身痛，其辨证需结合发病时间、疼痛性质、疼痛程度、疼痛部位、伴随症状及舌脉进行分析，辨其虚实。以经行乳胀为例，实证胀痛多位于经前，按之胀满痛甚；虚证胀痛多见于经期或行经后，且以胀为主，按之柔软无块。经行发热者多根据发热的时间、性质以辨阴、阳、虚、实，大多发热在经前属于实，发热在经后者多为气虚、阴虚，发热无时为实热，潮热有时为虚热。经行吐衄亦有虚实之分，主要通过吐血、衄血的量、色及全身症状辨虚实。再如经行泄泻，主要有脾虚、肾虚之分，临证时需要着重观察大便的性状及泄泻时间，参见兼症辨之。

（四）PMS的治疗

肖承惊教授对该病的治疗立足于肝，同时兼顾脾肾，发挥中医辨证论治的特点，根据PMS患者的临床表现，结合舌脉进行论治，以养血调肝、健脾补肾、行气止痛为主要治疗法则，在自拟方"经前安宁汤"的基础上随症加减。

三、经验方

经前安宁汤是肖承惊教授治疗经前期紧张综合征的经验方，临床效果显著。经前期紧张综合征病因复杂，又值经前、经期特殊阴阳气血生理时期，是肝、脾、肾及其他脏腑相互影响、传变的结果。经前安宁汤立足于肝，以养血调肝、健脾补肾、行气止痛为主要治疗法则。药物组成为丹参、白芍、生地黄、枸杞子、续断、合欢花、郁金、茯苓、薏苡仁等。方中以丹参、白芍、生地黄、枸杞子养血活血柔肝，郁金、合欢花行气解郁安神，茯苓、薏苡仁健脾利湿，续断补肝肾，调血脉。肝脾肾同治，气血双调，动静结合，补而不滞，使经前安宁。丹参可以活血养血，同时入心经，治疗情志疾病效果佳，枸杞子、生地黄、白芍养血柔肝，同时补益肝肾。选择合欢花而不选择合欢皮，主要考虑合欢花药性柔和，而合欢皮稍有小毒。茯苓为健脾渗湿的要药，与经前经血下泄的趋势一致，所谓治水以治血。续断补肝肾效果佳，同时续断有活血之功，补而不壅滞。

在临床治疗中，多采用脏腑辨证，亦结合六经辨证。

若遇以肝热上扰、经行头痛为主者，加夏枯草10g，天麻10g，全蝎6g，以清热平肝，通络止痛，疼痛不剧烈者可以去全蝎。夏枯草主入肝经，善泻肝火，又具有软坚散结之功；天麻为治头痛的要药，擅于祛风止痛，且味甘质润，擅于治疗各种头痛；全蝎具有息风镇痉、攻毒散结、通络止痛的功效，尤其擅于治疗各种顽固头痛。

若遇以肝气郁结、经行乳房胀痛为主者，加橘叶10g，橘核10g，橘络6g，以散通乳络，行气止痛。橘核、叶、络为肖教授常用角药，橘核偏于软坚散结，橘络偏于通络止痛，橘叶则偏于理气化痰，三药合用具有理气、通络、软坚之功。

以脾虚湿滞、经行浮肿为主者，加泽兰12g，益母草15g，甘松6g，以利水，活血，行气。泽兰及益母草为活血利水之剂，甘松味辛行气，芳香醒脾，性温散寒，故能行气消胀。

以脾肾阳虚、经行泄泻为主者，去滋腻之生地黄，加山药15g，芡实12g，补骨脂10g，以健脾利湿，温肾止泻。山药及芡实合用有涩脾之功，补骨脂既可温肾阳，又可温脾阳。

以心神不安、经行失眠为主者，加首乌藤12g，生龙骨15g（先煎），五味子10g，以养心安神镇静。首乌藤归心、肝经，有养心安神之效，而生龙骨偏于重镇安神，五味子酸涩，偏于敛心安神，三味药偏向于三个方面，在临床中起到很好的安神疗效。

以瘀血阻络、经行身痛为主者，加地龙10g，姜黄10g，延胡索10g，以活血，通络，止痛。地龙窜通力强，逐瘀通络效果颇佳；姜黄辛散温通，苦泄，既入血分又入气分，能活血行气而止痛，尤其对腰背部疼痛有奇功；延胡索可行血中之气滞，气中之血滞。

以心火上炎、经行口糜为主者，加莲子心3g，竹叶6g，灯心草3g，以清解心火。莲子心苦寒，归心、肾经，可清心火，又可安神；竹叶味甘、淡，性寒，可清心火，又可生津；灯心草亦入心经，可清心火，利小便。

以肝阳上亢、经行眩晕为主者，加夏枯草10g，生石决明15g（先煎），白蒺藜10g，以清热平肝。石决明咸寒清热，质重潜阳，专入肝经，而有平肝阳、清肝热之功，为凉肝、镇肝之要药；白蒺藜擅平肝解郁。

以阴虚血热、经行发热为主者，加地骨皮15g，知母10g，牡丹皮10g，以养阴清热，凉血散瘀。地骨皮、知母均为养阴清热的要药，牡丹皮不但擅于清热还擅长解瘀。

以肝血不足、经行目暗（视物不清）为主者，加茺蔚子10g，密蒙花10g，石斛12g，以养肝清肝明目。茺蔚子可清肝明目，还兼活血调经之功；密蒙花为眼科要药，可清热泻火，养肝明目，退翳。二药搭配清肝之功显著，再佐以养阴之石斛，效果佳。

以清窍郁闭、经行情志异常为主者，可加生龙牡各30g（先煎），石菖蒲10g，钩藤10g，以镇静，平肝，宣窍。石菖蒲为开窍药，其具有明显的醒神开窍之功，与清热平肝之钩藤及重镇安神之龙牡合用，对情志病有很好的治疗作用。

以血虚生风、经行风疹块为主者，加蝉衣6g，白蒺藜10g，生甘草6g，以疏肝，散风，止痒。

以火热上逆、经行吐衄为主者，加栀子10g，白茅根15g，川牛膝10g，其中，栀子、白茅根以清热凉血，再加川牛膝以引血下行。

治疗本病要重视心理疏导，心理疏导与药物治疗缺一不可，要向患者充分解释病情，消除其顾虑及紧张、恐惧心理；嘱患者戒烟、酒，减少盐、咖啡的摄入，生活规律，加强身体锻炼。

四、验案举隅

病案一　马某，女，27岁，在读博士研究生。2018年12月6日初诊。

【主诉】经前乳房胀痛6个月。

【现病史】患者诉近6个月，月经规律，每于经前7~10天出现乳房胀痛，无法碰触，伴烦躁、失眠、多梦，月经来潮后消失，经行下腹轻度胀痛，经血量较前减少，大便溏，日行2~3次，经后大便恢复正常，患者就诊时为月经的第22天，自觉乳房胀痛，烦躁明显，入睡困难，梦多易醒，舌质略暗，舌体稍胖大，苔薄白，脉弦细略数。

【中医诊断】经行乳胀。

【辨证】肝气郁结。

【西医诊断】经前期综合征。

【治法】养血调肝，健脾补肾，理气止痛。

【处方】经前安宁汤去生地黄以防其碍脾之力，加橘叶10g、橘核10g、橘络6g以理气通络止痛，加山药15g以健脾益气，加生龙骨20g以安神。共服14剂，日1剂，早晚分服，经期不停药。

2018年12月21日第2诊：患者月经如期来潮，服药一周左右，自觉乳胀较前好转，烦躁好转，入睡仍困难，梦多，经时疲倦，大便仍溏，舌质略暗，舌体稍胖大，脉细略弦。嘱患者放松心情，规律休息，饮食清淡，以上方加五味子10g以助养心安神之效，加入炒白术12g以补气健脾，嘱患者再服21剂，日1剂，早晚分服，经期不停药。

2019年1月15日第3诊：患者自觉无乳胀、烦躁、失眠等症状，经时腹痛消失，月经量较前增多，饮食、大便均可。嘱患者可以停服药物，畅情志，清淡饮食。

按：患者就诊时是以经前出现乳房胀痛、无法碰触为主要症状的，也是临床中PMS患者出现的躯体症状中比例最高的症状。肝经走两胁，乳头属肝，乳房的疾病多从肝论治，月经前经血下注冲任，肝血更虚，肝疏泄失司，出现乳房胀痛，肝与情绪密切相关，患者有烦躁、易怒等症状，月经来潮后冲任气血恢复平和，症状消失。在这个病例中，患者还出现了肝传脾的症状，即出现经期大便溏，所以在治疗中，除了以经前安宁汤为基础外，还加入了炒白术、山药以健脾止泄。在第一次复诊时，患者因工作压力大，烦躁症状加重，也提示了近期PMS患者增多的原因，女性工作压力大，在治疗时也要注意情绪疏导，同时注意"见肝之病，当先传脾"，重视疾病的发展。

病案二 刘某，女，23岁，职员。2018年10月7日初诊。

【现病史】患者诉平素性情急躁，近一年，经前一周左右出现偏头痛，以刺痛为主，影响工作，伴头晕、烦躁、失眠，食欲可，大便日一次，略干燥，月经来潮后头痛减轻，月经净则头痛消失。月经规律，量、色、质无明显异常。舌质略暗红，舌形正常，脉弦细。

【中医诊断】经行头痛。

【辨证】肝热上扰。

【西医诊断】经前期综合征。

【治法】清热平肝，健脾补肾止痛。

【处方】经前安宁汤去薏苡仁，加夏枯草10g，天麻10g，白蒺藜10g，生石决明15g（先煎），川芎12g以清热平肝止痛，服14剂，日1剂，早晚分服。

2018年10月24日第2诊：患者自觉头晕、烦躁较前减轻，头痛稍缓解，但仍影响工作。舌质略暗红，脉弦细，考虑患者病程较长，经络阻塞较严重，于上方加全蝎6g，以增强止痛之功，嘱患者服21剂，经期不停药。

2018年11月22日第3诊：月经第2天，经前头痛明显减轻，头晕、烦躁、失眠等症状基本消失，饮食、大便可。舌象同前，脉细略弦。嘱患者再服14剂，并注意控制情绪，早睡早起。

按：经前期综合征的发病与情绪因素关系密切，该患者的头痛症状与情绪相关，发作时间又与月经周期相关。头为诸阳之会，五脏六腑之气皆上荣于头面部，足厥阴肝经会于巅顶，肝为藏血之脏，经行时气血下注冲任而为月经，阴血相对不足，无法荣养清窍，又肝血不足，肝阳上亢，而导致头痛。因患者病史较长，肝经热盛与肝经瘀滞同时存在，故疼痛顽固，反复发作，遇诱发因素即发作。肖教授也因此在经前安宁汤的基础上增强清热平肝、活血止痛之力。治疗的疗程很短，且见效迅速，患者的满意度高。肖承悰教授在治疗这类疾病时，非常注意患者情绪的疏导，情绪的异常即为发病原因，如若病因长久留存，非药石所能治疗。

第十三节　更年期综合征

更年期综合征是妇女自绝经过渡期开始至绝经后所发生的性激素变化，出现性激素水平波动或减少所致的一系列躯体及精神心理症状。主要表现为潮热出汗、月经紊乱、五心烦热、头晕耳鸣、头胀头痛、心悸失眠、烦躁易怒、肌肉关节酸楚或疼痛、皮肤麻木刺痒或有蚁爬感、尿频尿急等。多发生于45～55岁，平均为

50岁左右。近年来本病有发病年龄提早、发病率上升的趋势。随着生活条件的改善，女性的平均寿命可达75岁，甚至更长，可以说人生的1/3时间将从更年期开始，因此，更年期综合征的治疗就显得更为重要。西医学治疗本病多采用激素替代疗法（HRT），但是由于HRT近期的副作用、禁忌证以及患者对其远期是否导致肿瘤的忧虑，使临床接受激素替代者甚少。与之相比，中医药治疗本病有安全、适用人群较广的优势，因此，中医中药治疗本病越来越受到人们的重视。如何更好地发挥中医药治疗本病的作用，值得深入研究。

中医历代古籍中未见有关于更年期综合征的专题论述，也无这一病名，而是根据其主要表现，散见于"脏躁""崩漏""心悸""郁证""不寐""眩晕"等论述中。1964年，著名中医妇科专家卓雨农根据古籍的相关记载，结合临床实践，提出"绝经前后诸证"这一病名，并列入全国高等医药院校教材《中医妇科学》中。

卵巢功能的衰退是一个渐进的过程。长期以来，人们习惯于用"更年期"一词来形容妇女这一从有生殖能力到无生殖能力的变更期。虽然"更年期"一词被人们广泛地应用，但是其尚存在含糊之处，为了统一认识，消除模糊，促进研究工作的进一步展开，世界卫生组织人类生殖特别规划委员会于1994年6月14日在日内瓦召开有关90年代绝经研究进展工作会议，提出为便于研究工作中的比较，建议不采用"更年期"这一提法，而推荐使用绝经前期、绝经过渡期、围绝经期、绝经、绝经后等定义相对较清晰的名词，因此近年来的西医妇科教材以及文献中大多数已不用"更年期综合征"的说法，而代之以"围绝经期综合征"。

但1999年国际绝经学会在日本的一次委员会会议上，仍投票赞同保留"更年期"以及"更年期综合征"这两个名词，主要因为这一名词已延用多年，广为大众认识和接受。也考虑这个名词最能描述妇女一生中的这个时期，因此"更年期"一词仍将继续沿用下去。

肖承悰教授认为"更年期"一词形象生动，因此在临床上更倾向于使用"更年期综合征"这一名词。

一、中西医发病机制

（一）西医发病机制

西医认为因为雌激素水平过度降低引起下丘脑-垂体-卵巢轴、神经内分泌免疫系统功能紊乱所致的血管舒缩因子、神经递质、细胞因子、自由基等失衡是更年期综合征发病的主要原因。目前关于该病发病机制的研究总结起来大致有以下几类。

1.内分泌因素

现在一致认为更年期综合征发病机制在于雌激素水平降低。妇女进入更年期后，由于卵巢功能减退，血中雌、孕激素水平降低，使正常的下丘脑—垂体—卵巢轴之间的平衡失调，影响了自主神经中枢及其支配下的各脏器功能，从而出现一系列自主神经功能失调的症状。许多研究资料表明，绝经前后妇女的低雌激素状态几乎是更年期综合征的发病基础。研究发现，每位妇女全身有400多个部位的细胞膜上存在雌激素受体，当雌激素或雌激素受体减少时，这些组织、器官就会发生退行性变或代谢变化，导致更年期妇女在心理、精神、神经内分泌等方面出现相关症状。

2.血管舒缩因子

目前研究涉及的血管舒缩因子主要包括降钙素基因相关肽（calcitonin gene related peptide，CGRP）、内皮素（endothelin，ET）和一氧化氮（nitric oxide，NO）。CGRP具有强大的舒血管效应，是目前已知的最强的舒血管活性多肽。近年研究发现，CGRP与绝经后潮热有关，CGRP的高分泌和传导对潮热的产生起直接和关键的作用。ET具有强烈而持久收缩血管平滑肌的作用，是目前已知的最强的缩血管活性多肽。研究已经证实，在生殖内分泌系统的下丘脑—垂体—卵巢轴有大量特异的ETmRNA和ET受体存在，认为ET对该轴有重要的调节作用。NO为一种内皮舒张因子，可以激活鸟苷酸环化酶（sGS），sGS作用于GTP而使细胞内环磷酸鸟苷（cGMP）浓度升高，可以松弛平滑肌，使血管舒张，腺体分泌增加。近年来研究发现，NO的产生具有性别差异，NO与E_2呈正相关，E_2可促进NO的合成和释放。现在已经证实，更年期综合征患者体内E_2水平下降的同时，亦存在NO浓度下降，当给予激素替代疗法后，NO浓度可升高。另外，在下丘脑、垂体中还存在一氧化氮合酶（NOS），NO在下丘脑、垂体激素合成和分泌中起调节作用，当机体内NO异常时，可引起在下丘脑、垂体激素合成和分泌异常，因而NOS与更年期综合征的发生和发展关系密切。更年期综合征患者体内ET和NO的异常，导致血管舒缩功能改变，可能是潮热、汗出发生的机制。

3.神经递质

近年来，许多研究发现，更年期妇女下丘脑的肽类与单胺类神经递质的活性和含量都有明显改变。更年期综合征患者体内儿茶酚胺（CA）含量增加，CA作用于心脏、血管、胃肠道、皮肤等效应器官的α、β肾上腺素能受体，使相应的器官功能活动增加。有学者认为，下丘脑神经递质水平和它们相互间比值的改变是绝经的始动因素。5-羟色胺（5-HT）对促性腺激素释放激素的分泌有抑制作用。5-HT缺乏时，可以导致其对神经内分泌的调节作用发生紊乱。此外，体内5-HT

神经元活性的高低也与情绪有关。血浆5-HT代谢情况与更年期综合征的分型有明显相关性，抑郁型者5-HT明显降低。20世纪50年代有学者就已证实β-内啡肽（β-EP）是抑制GnRH的基本神经递质。GnRH神经元上有β-内啡肽受体，β-内啡肽通过与受体结合直接抑制GnRH神经元活动，抑制Gn的分泌。在解剖学上，体温调节中枢位于GnRH神经元密集的视前区，并具有内啡肽敏感性。更年期中枢性β-内啡肽减少使体温调节中枢发生反应，导致潮热。下丘脑弓状核β-EP神经元内有ER存在，成为雌激素在下丘脑的靶细胞之一，故雌激素在对GnRH进行反馈调节中，β-EP起主要作用。更年期综合征的发生与以上神经递质活性密切相关。

4.免疫因素

据文献报道，更年期妇女性激素水平失调可以引起免疫功能紊乱，使免疫应答增强作用减弱和抑制作用增强，表现为免疫细胞的构成发生变化。更年期妇女的总T淋巴细胞、TH/ind淋巴细胞及$CD4^+/CD8^+$比值均较育龄期妇女明显下降，而Ts/Tc淋巴细胞比值高于育龄期妇女。TH细胞产生的IL-2的活性水平在更年期明显降低，而具有更年期综合征的患者IL-2的活性水平更低。更年期综合征患者E_2水平明显低于正常更年期妇女，并与IL-2活性下降具有相关性。更年期综合征患者体内E_2水平过度下降，免疫细胞雌激素受体随之降低。因缺乏生理水平的雌激素刺激及细胞内雌激素受体减少，免疫细胞产生IL-2等免疫调节物质减少。这种生殖内分泌—免疫调节功能的紊乱可能是引起更年期综合征临床症状的原因。

5.自由基

卵巢内自由基的产生和抗氧化酶活性的下降可能是卵巢衰老的原因之一。超氧化物歧化酶（SOD）、谷胱甘肽过氧化物酶（GSH-PX）是体内清除自由基的主要抗氧化酶。有研究表明，随着年龄的增长，SOD、GSH-PX的含量逐渐下降，清除氧自由基的能力逐渐降低，从而引起氧自由基和脂质过氧化物日益增多。动物实验已经证实，超氧化物歧化酶（SOD）活性下降，氧自由基含量增多，能抑制卵巢内芳香化酶谷胱甘肽过氧化物酶（GSH-PX）的活性，导致黄体溶解和孕酮产生减少，同时氧自由基还可引起卵泡闭锁。

6.心理及其他因素

近来有部分学者提出，更年期综合征的发生除了与生殖内分泌、神经递质、免疫因素等有关外，还与个体的体质、人格特征、神经类型、健康状况以及社会家庭、精神文化等因素有一定联系。艾森克的人格理论强调人格的生物倾向性，神经质与自主神经系统，尤其是交感神经系统有密切联系。情绪不稳定的人，自主神经系统功能也不稳定，对刺激的反应过于强烈。内向和倾向内向的人失眠的发生率高于外向和倾向外向的人。有报道提示情绪不稳定和倾向不稳定的人其神经心理症状如头晕、乏力、心慌、注意力不集中、腰背关节痛、皮肤感觉异常的发生率明显高于情绪稳定和倾向情绪稳定的人。

（二）中医发病机制

中医学认为，妇女在绝经前后，肾气渐衰，天癸将竭，冲任二脉逐渐亏虚，精血日益不足，人体调节阴阳的能力减退。在此转折时期，由于体质、疾病、营养、劳逸、社会环境、情志等因素的影响，机体衰退过快、过早、过于严重，如不能适应这些生理变化，则会发生肾阴不足、阳失潜藏或者肾阳虚弱、经脉失于温煦的状况，出现一系列气血紊乱、脏腑功能失调的症状。

中医关于本病的发生机制，各医家有不同认识。归纳起来大致有肾虚、肝肾阴虚、脾肾两虚、肝郁、心肝火旺、心肾不交、血瘀、痰湿等。其中，持肾虚观点的医家居多。

二、肖承悰教授对该疾病的认识及治疗特点

肖承悰教授对更年期综合征的治疗有独到体会。她从妇女的生理、病理特点出发，运用中医理论结合临床实践，审证求因，认为更年期综合征的主要病机是肝肾阴虚，心肾不交。在此理论指导下，治疗本病从肾、肝、心三脏着手，滋肾养肝，交通心肾，使肾水渐充，肝得柔养，水火相济，临床效果显著。

肾主藏精，内寓元阴元阳，是维持人体阴阳的根本。《医贯·血症论》指出："人得以生者，是立命之门，谓之元神，无形之火，谓之元气，无形之水，谓之元精，寄于两肾中间，故曰五脏之中，惟肾为真。"肾为先天之本，静顺润下。《景岳全书》中指出："为精血之海""为元气之根""五脏之阴气，非此不能滋，五脏之阳气，非此不能发"。脏腑、经络的滋养和温煦离不开肾气，肾同时也是"五脏六腑之本，十二经脉之根"。中医认为，"经水出诸肾""胞络者系于肾"。肾为天癸之源，冲任之本，藏精之处，施精之所，肾是女性生理活动的根本，通过冲任二脉管理月经和生殖，与女子月经、生殖关系密切。只有肾气盛，肾的阴阳平衡，天癸才能泌至，冲任二脉才能通盛，精血方能注入胞宫化为月经，胞宫才能受孕育胎。肾气主宰着人体的生长、发育和衰老，女性一生各阶段的生理特点是肾气自然盛衰的反映。《素问·上古天真论篇》中谈到："女子七岁，肾气盛，齿更发长，二七天癸至，任脉通，太冲脉盛，月事以时下，故有子……七七任脉虚，太冲脉衰少，天癸竭，地道不通，故形坏而无子也。"可见，肾在女性生理中占有非常重要的地位。

西医学认为，更年期综合征的发病基础在于卵巢功能衰退、雌激素减少。中医认为，肾主生殖，根据中医"肾"与生殖内分泌的内在联系，可以认为肾虚是该病的发病之本。更年期综合征是妇女在衰老过程中出现的疾病，多发生于45～55岁，平均为50岁左右。此时妇女正值七七前后，肾气由盛渐衰，天癸由于不能得到肾气的滋养而由少渐至衰竭，冲任二脉也随之衰少，精血日趋不足，肾的阴阳易于失调，进而导致脏腑经络功能失调。但是，七七前后的妇女并不是每一位都发生更年期综合征。有些人通过自身的调节，使体内的阴阳达到新的平衡，则能顺利度过围绝经期。部分自身调节能力差的人，在此生理转折时期，由于体质虚弱、营养不良、劳累过度、产育过多、疾病、手术创伤、生活习惯、社会环境、精神因素等原因，不能适应和调节这一生理变化，使得肾气过早、过快、过于严重地衰退，体内阴阳平衡失调，脏腑功能紊乱而发生更年期综合征。

肾虚是更年期综合征发病的根本，这一点已无可争议。但是，也应该看到心、肝二脏在该病发生中的作用。

女子的生理、病理特点与男子有不同之处。女子属阴，月经、妊娠、分娩、哺乳是女性的生理功能，肝在女性生理、病理中占有极其重要的地位。肝藏血，全身各部化生的血液，除营养周身外，皆藏于肝，其余部分下注冲脉（血海），则为月经，故有"肝司血海"之说。从经络循行来看，冲脉起于会阴，夹脐上行，而足厥阴经脉亦环阴器，抵少腹，夹脊贯膈布胁肋，经乳头上巅顶，由此可见，肝经与冲脉相连。肝藏血功能的盛衰直接影响着冲脉的满溢，故有"肝为冲脉之本"的说法。肝血充足，冲脉调和，则血海满盈。又肝体阴而用阳，主疏泄，性喜条达，恶抑郁，主升主动。肝气舒畅，血脉流通，则经血按期来潮。若肝的上述功能失常，可引起经、孕、产、乳方面的多种病变，故《临证指南医案·调经》中言"女子以肝为先天"。

肝与肾存在精血互化、乙癸同源的关系。《张氏医通·诸血门》云："气不耗，归精于肾而为精；精不泄，归精于肝而化清血。"肾精化生肝血，而肾精亦需肝血的滋养才能保持充足，二者相互滋生，相互转化，同盛同衰，一荣俱荣，一衰俱衰。

女子二七肾气盛，则天癸至，从而促使冲任二脉通盛，肝血旺盛，疏泄有时，有余之血输注胞宫则为月经，而天癸是关系到人体生长、发育和生殖的一种阴精物质。妊娠和分娩也以阴血为用，乳汁为血所化。女子青壮年时期的经、孕、产、乳等生理活动对肝血、肾阴的损耗显而易见，故女子阴血相对偏虚，正如《灵枢·五音五味》篇所说："今妇人之生，有余于气，不足于血，以其数脱血也"。又《灵枢·天年》云："五十岁，肝气始衰，肝叶始薄。"女子到六七之年，肾气渐衰，天癸将竭，精亏血少，则肾阴更显不足，而肝木肾水，母子相生，乙癸同源，且肝肾为冲任之本；妇女年至七七，冲任虚衰，天癸竭绝，肾水不能涵养肝木，肝肾之阴皆虚，月经闭止。妇女的绝经实质上是由于肝肾之阴亏虚，无有余之血转化为月经。

肝主疏泄，调畅情志，更年期综合征患者往往有情绪抑郁的表现，究其原因，可能是由于处于此时期的妇女面临更多的工作任务和挑战，家庭、社会的各种压力往往引起七情怫郁，而绝经前后诸症若迁延难愈，又可影响情绪变化，导致精神抑郁或情绪易于激动，从而因病致郁，使肝失条达，如《丹溪心法·六郁》所说："气血冲和，百病不生，一有怫郁，诸病生焉。故人身之病，多生于气"。气郁日久易化火，更年期妇女已是肝肾不足之体，再加火热煎灼，则加重肝肾阴虚，使病情更为严重。

心藏神，主神明，中医认为心主管精神活动。张景岳在《类经》中指出："心为脏腑之主，而总统魂魄，兼赅意志。故忧动于心则肺应，思动于心则脾应，怒动于心则肝应，恐动于心则肾应，此所以五志唯心所使也。"更年期综合征诸多症状中患者最以为苦的乃是精神情志症状，如心悸失眠、心绪不宁、焦虑猜疑、情绪不稳、记忆力下降、悲伤欲哭等，且这些症状多发于知识女性，可能与她们平时考虑问题较多，容易劳伤心神有关。此外，更年期综合征多有汗出过多的表现，而汗为心之液，心为汗之主，如《丹溪心法》云："心之所藏，在内者为血，发于外者为汗，盖汗乃心之液"。更年期综合征的汗出具有一定的特点，常常在患者情绪激动、焦虑、紧张等情志异常的时候出现，而心主神志，因此此病的汗出异常也与心的功能失调有一定关系。审证求因，我们认为心也与该病相关。

肾归坎卦，五行属水，水性润下；心归离卦，五行属火，火性炎上。心肾水火对人体十分重要。华佗在《中藏经·阴阳大要调神论》中提出："火来坎户，水到离扃，阴阳相应，方乃和平。"唐容川也曾言："日者，离之精；水者，坎之气；化生人物，全赖水火……所以后大功用全在水火。"心火必须下降于肾，温煦肾阳，使肾水不寒；肾水必须上济于心，滋助心阴，制约心火使之不亢。如此坎离既济，上下合一，升降协调，水火相交，则能维持人体的阴阳平衡，心肾相通，则月事如常。另外，心肾在经脉上也相互联系，心肾同属少阴经脉，足少阴肾经通过脊柱入内的经脉，属于肾脏，联络膀胱；直行的经脉，从肾向上通过肝脏和横膈，进入肺中，沿着喉咙，挟于舌根部；从肺分出的支脉，联络心脏，流注于胸中。因此，心肾二脏通过足少阴肾经而紧密地联系在一起，二者在生理上相互依存，在病理上相互影响。

更年期妇女体内肾精亏虚，肾水不足，不能上济心火，使心火独亢于上，肾阴为人体一生阴液的根本，肾阴匮乏，心阴失资，阴不制阳，因而出现心悸怔忡、失眠多梦、心烦不宁、健忘等心火亢甚、神明被扰的症状。《景岳全书·不寐》谈到："真阴精血之不足，阴阳不交，而神有不安其室耳"，"有因肾水不足，真阴不升，而心阳独亢者，亦不得眠"。《辨证录·虚烦门》言："肾水交心，而成既济之泰……故既济而心安，未济而心烦耳。老人孤阳无水，热气上冲，乃肾火冲心。火之有余，实水之不足。"《辨证录·健忘门》云："肾水资于心，则智慧生生不息；心火资于肾，则智慧生生无穷；苟心火亢，则肾畏火而不敢交于心；肾水竭，则心恶水干而不肯交于肾，两不相交，则势必至于两相忘矣。"

综上所述，肖承悰教授认为本病以肾虚为基础，由肾及肝、心而致肝肾阴虚、心肾不交是更年期综合征发病的关键。

由上面的论述可以看出，更年期综合征的发生与肾、肝、心三脏关系密切。患者先天阴血不足或多产房劳、大病久病，损及肾阴，至经断前后肾气渐衰，肾精渐耗，精血更显不足。肾阴亏虚，阴不制阳，阳失潜藏，虚热内生，则见潮热汗出、五心烦热等症。肝肾阴虚，精血不足，天癸渐竭，冲任失养，血海渐空，或阴虚内热，热伏冲任，扰动血海，血海不宁，可致月经失调，渐至闭止。《医学正传》言："月经全借肾水施化，肾水既乏，则经血日益干涸。"腰为肾之府，乃肾之精气所溉之域，肾精亏虚，无以濡养腰脊而发生腰痛。肾主骨生髓，开窍于耳，其主骨生髓的功能是以肾精为物质基础的，肾阴不足，肾精亏虚，不能养骨生髓，则见头晕耳鸣、骨节酸楚等症，如《灵枢·海论》所言："脑为髓之海""髓海不足，则脑转耳鸣，胫酸眩冒"。肝肾之阴亏虚，水不涵木，肝阳上亢，上扰清空，则头痛头晕；肝主疏泄，性喜条达，恶抑郁，肝阴不足，肝体失于柔养，疏泄失常，肝失条达，则情志抑郁或烦躁易怒。心肾水火既济，肾水不足，不能上济于心火，心肾不交，心火独亢，热扰心神，神明不安，则心悸怔忡、失眠多梦。《素问玄机原病式·火类》指出："水衰火旺而扰火之动也，故心胸躁动。"《景岳全书·不寐》云："真阴精血之不足，阴阳不交，而神有不安其室耳。"阴血主滋养、濡润，阴虚血燥，肌肤失于濡养，血燥生风，则皮肤干燥刺痒。肾司前后二阴，肾精亏虚，前阴失润则阴部干涩。

三、经验方

在治疗方面，肖承悰教授紧紧抓住更年期妇女的生理、病理特点，从肾、肝、心三脏着手，着重滋补肝肾之精血，使肾水渐充，肝得柔养，水火相济，而绝经前后诸症得平。自拟"更欣汤"，加减用于更年期综合征的治疗。

更欣汤：女贞子、旱莲草、生地黄、白芍、枸杞子、盐知母、生龙骨、生牡蛎、潼蒺藜、白蒺藜、百合、丹参、莲子心、合欢皮、五味子。

方中女贞子味甘、苦，性凉，归肝、肾经，补肝肾，滋阴血，清虚热，乌发明目，补而不腻。明代缪希雍《本草经疏》记载："经曰：精不足者，补之以味。盖肾本寒，因虚则热而软。此药气味俱阴，正入肾除热补精之要品。肾得补，则五脏自安，精神自足，百疾去而身肥健矣。"旱莲草味甘、酸，性寒，归肝、肾经，滋补肝肾。明代李时珍《本草纲目》云："乌须发，益肾阴。"清代汪绂《医林纂要·药性》言："补心血，泻心火，济水火，交心肾。"生地黄味甘，性寒，归心、肝、肾经。本药擅入血分，功能清热凉血，养阴生津。金代张元素《医学启源》谓其可"凉血补血，补肾水真阴不足"。《本草经疏》云："补肾家之要药，益阴血之上品。"唐代《日华子本草》言："助心胆气，安魂定魄。"白芍味苦、酸，性微寒，归肝、脾经，功能养血调经，平肝，敛阴止汗。明代贾九如《药品化义》云："白芍药微苦能补阴，略酸能收敛。因酸走肝，暂用之生肝。肝性欲散恶敛，又取酸以抑肝，故谓白芍能补复能泻，专行血海，女人调经胎产……悉宜用之调和血气。"肝体阴而用阳，本病患者多是肝肾阴血不足之体，肝失柔养，肝气不舒，肝阳上亢，并多有阴虚阳浮之潮热汗出的症状，白芍养肝阴，补肝血，柔肝体，平肝阳，调肝气，敛肝阴，正适用于本病。白芍配以牡蛎、生地黄则敛阴止汗、清除肝热之效尤佳。枸杞子味甘，性平，归肝、肾、肺经，功能补肾益精，养肝明目。明代李中梓《本草通玄》言其能"补肾益精，水旺则骨强，而消渴、目昏、腰疼膝痛无不愈矣。平而不热，有补水制火之能与地黄功同"。《本草经疏》云："润而滋补，兼能退热，而专于补肾，润肺，生津，益气，为肝肾真阴不足、劳乏内热补益之要药。"明代张景岳《本草正》曰："味重而纯，故能补阴，阴中有阳，故能补气。所以滋阴而不致阴衰，助阳而能使阳旺。"张锡纯《医学衷中参西录》言其"味甘多液，性微凉。为滋补肝肾最良之药"。潼蒺藜又名沙苑子，味甘，性温，归肝、肾经，质润性和，补肾固精，养肝明目。明代倪朱谟《本草汇言》云："沙苑蒺藜，补肾涩精之药也。其气清香，能养肝明目，润泽瞳仁。补肾固精，强阳有子，不烈不燥，兼止小便遗沥，乃和平柔润之剂也。"清代张璐《本经逢源》谓其"性降而补，益肾"。

　　以上女贞子、旱莲草、生地黄、白芍、枸杞子、潼蒺藜合用，可补肾养肝，为本方主药。其中旱莲草、生地黄、白芍三药益阴清热，潼蒺藜温肾养肝，枸杞子平补肝肾。在滋补肝肾之阴的药物当中，配以温肾阳、益肾气之潼蒺藜，可防诸多性寒滋阴药物过于寒凉，又有佐制之意。现代药理研究证实，补肾养肝药物可稳定雌激素内环境，提高患者下丘脑-垂体-卵巢轴的稳定性，并对自主神经功能具有整体调节作用。女贞子、旱莲草、生地黄、白芍、枸杞子、潼蒺藜等药可提高雌激素受体水平及雌激素生物活性，从而改善更年期综合征症状。

知母味苦、甘，性寒，药性柔润，功能滋阴润燥，清热泻火。《本草纲目》言："知母其有四：泻无根之肾火，疗有汗之骨蒸，止虚劳之热，滋化源之阴。"《本草通玄》曰："知母苦寒，气味俱厚，沉而下降，为肾经本药。"清代叶桂《本草再新》谓知母，其主之者，苦清心火，寒滋肾水也。《本草汇言》言："知母，乃滋阴济水之药也。养肾水，有滋阴之功；泻肾火，有生津之效，故主阴虚不足，发热自汗，腰酸背折，百节烦疼，津液干少。"知母用盐水炮制，可以引药入肾经，清命门之相火，滋阴润燥。百合味甘，性微寒，功能清心安神，宁心定志，滋阴清热。《名医别录》曰："百邪鬼魅，涕泣不止，除心下急满痛。"明代陈嘉谟《本草蒙筌》云："养脏益志，定胆安心。逐惊悸狂叫之邪，消浮肿痞满之气。"本药配知母为百合知母汤，配地黄为百合地黄汤，二方为《金匮要略》治疗百合病的著名方剂，百合病中"常默然……如寒无寒，如热无热"等症状的描述类似于更年期综合征的精神情志方面的症状，因此该药的运用甚为巧妙。

　　莲子心味苦，性寒，归心、肾、肝经，清心安神，交通心肾，清热平肝。清代吴瑭《温病条辨》谓其"由心走肾，能使心火下通于肾，又回环上升，能使肾水上潮于心"。清代王孟英《随息居饮食谱》曰："敛液止汗，清热养神，止血固精。"

　　生龙骨味甘、涩，性平，归心、肝、肾经，镇心安神，平肝潜阳，收敛固涩。《医林纂要·药性》谓其能"补心益肺，敛散泻肝，固精宁神"。《名医别录》云："疗心腹烦满，四肢痿枯，汗出，夜卧自惊，恚怒，伏气在心下不得喘息……止汗……养精神，定魂魄，安五脏。"生牡蛎味咸、涩，性微寒，归肝、肾经，质重镇降，可散可收，重镇安神，平肝潜阳，收敛固涩。《名医别录》中言："除留热在关节荣卫，虚热去来不定，烦满，止汗，心痛气结，止渴。"清代徐大椿《药性切用》谓："涩精敛汗，潜热益阴，为虚热上浮专药。"清代《得配本草》言其"收往来潮热"。生龙骨、生牡蛎配合应用可平肝潜阳，镇静安神，收敛止汗。根据现代药理研究，此二药含丰富钙质，可预防和治疗更年期妇女由于缺钙导致的骨质疏松症。五味子味酸，性温，归肺、心、肾经，具有收敛固涩、益气生津、宁心安神之功。《本草通玄》云："固精，敛汗"，《医林纂要·药性》谓本品"宁神，除烦渴，止吐衄，安梦寐"。清代黄宫绣《本草求真》言："五味味虽有五而酸咸俱多。其性亦温，故书载能敛气滋水，益气生津，补虚明目，强阴涩精。"更年期综合征患者常常出汗很多，而汗为阴液，汗出过多则会伤及阴，更加重阴虚，因此临床上，肖教授在治疗更年期综合征时，每遇到大汗的患者，往往先以止汗为重，待汗止后再从根本上调理。

　　白蒺藜味苦，性平，可平肝疏肝，祛风明目。清代张秉成《本草便读》言其

"善行善破，专入肺、肝，宣肺之滞，疏肝之瘀"。清代吴其濬《植物名实图考》曰："蒺藜……其气香，可以通郁，而能横行排荡，非他药直达不留者可比。"合欢皮味甘，性平，归心、肝经，具有解郁、和血、宁心之功。《神农本草经》云："主安五脏，和心志，令人欢乐无忧。"《本草汇言》谓："合欢皮，甘温平补，有开达五神，消除五志之妙应也……味甘气平，主和缓心气，心气和缓，则神明自畅而欢乐无忧。如俗语云：萱草忘忧，合欢蠲忿。"在诸滋阴补益药中加一味疏肝解郁之合欢皮，可防补阴之品过于滋腻产生滞腻之弊。

丹参味苦，性微寒，归心、肝经，养血活血，清心安神。明代兰茂《滇南本草》云："补心定志，安神宁心。治健忘怔忡，惊悸不寐。"《药品化义》谓："丹参原名赤参，色赤味苦，与心相合，专入心经。"《得配本草》曰："心血不足以养神，神不安而虚火动者，丹参补之。"《本草纲目》言其"苦味，气平而降，阴中之阳也。入手少阴、厥阴之经"。《本草汇言》言其"善治血分，去滞生新，调经顺脉之药也……以丹参一物，而有四物之功。补血生血，功过归地，调血敛血，力堪芍药，逐瘀生新，性倍芎䓖"。据现代药理研究，丹参能扩张冠状动脉，改善心肌缺血，改善微循环，抑制血栓形成，并有降脂作用，对防治更年期妇女冠心病、高血压、高血脂等并发症的发生有一定作用。

总之，全方补而不腻，温而不燥，有动有静，动静结合，肾、肝、心三脏同治，共奏滋肾养肝、交通心肾之功。组方紧扣病机，并融入了古方二至丸、百合知母汤、百合地黄汤，体现了肖承惊教授崇尚经典、活学活用的思想，临床治疗更年期综合征效果显著。

随症加减：

汗出甚者加浮小麦以益气止汗，生津养阴敛汗；

失眠甚者加首乌藤以养心安神解郁；

便秘加肉苁蓉补肾益精，润燥通便；

腰痛甚加桑寄生、续断以补肝肾，强筋骨；

血压偏高者加杜仲、黄芩以补益肝肾，清热泻火，药理研究证实此二药降压效果良好；

心烦口糜、尿赤者加灯心草以清热泻火；

烦躁起急、胸胁胀满者加郁金以行气解郁，凉血清火；

头痛、头晕者加夏枯草、决明子以清泄肝火，平肝潜阳；

皮肤蚁走感、刺痒、麻木者加鸡血藤以行血补血，舒筋活络；

夜尿频数者加益智仁以补肾缩尿；

两目干涩、口干烦渴者加石斛以滋阴清热生津，有条件者可选用鲜石斛。

四、心理治疗

对于更年期综合征患者，肖教授也非常重视心理治疗。在临床上，在用药物治疗本病的同时，常辅以心理疏导，多管齐下，以收捷效。

更年期综合征不仅仅是由于内分泌改变而出现的病理变化，还是一种复杂的心身疾病。妇女进入更年期之所以发病，一是因为卵巢功能衰退，二是因为心理和社会因素。处于更年期的妇女往往由于主观愿望和客观实际相距甚远而致心理异常。人际关系、经济、家庭关系等都可以成为诱发或加重本病的重要因素。此时期身体和心理同时出现多种变化，患者非常痛苦，如《丹溪心法·六郁》所说："气血冲和，百病不生，一有怫郁，诸病生焉。故人身之病，多生于气"。气郁日久化火，更年期妇女已是肝肾不足之体，再加火热煎灼，则加重肝肾阴虚，使病情更为严重。

在治疗本病时，肖教授常常配合患者的心理状态对其进行心理开导，以情胜情，为患者营造一种轻松、温暖的氛围，并以真诚之心关怀患者，使他们了解到更年期是妇女必经的生理过程，对内分泌变化而导致的生理和心理反应，做详尽的解释，以消除患者不必要的紧张和焦虑，并及时疏导其各种消极情绪。这符合中国心理治疗专家钟友彬先生的"钟氏领悟治疗"，即认知领悟疗法，包括解释—认识—领悟三个步骤。"解释"是在诊断明确的基础上解释本病，使患者认知病情，并通过发自内心的领悟减轻心理压力，通过调节心理、生活（包括音乐、运动、交流），可以解除患者的焦虑、紧张、无助的状态，再加上药物进行治疗。

总之，要引导患者正确认识、对待本病，不紧张，泰然处之，适当合理宣泄负面情绪。同时鼓励患者积极面对生活，不断完善和提高生活质量，劝导患者清心逸养，节情志，慎起居，避免情绪激动，嘱咐居住环境要安静，室内布置宜柔和、静谧。此外，还要指导患者进行适当的户外活动和体育锻炼。

另外，肖教授主张治疗本病时，开始用药的剂量一定要大、要足，使患者的症状尽快明显改善，从而增强患者对医生的信任和战胜疾病的信心，其情绪也可稳定，这样患者方能坚持治疗，疗效才能显著。

五、验案举隅

病案一 梁某，女，50岁，已婚，干部。2004年7月16日初诊。

【主诉】绝经1年，烘热、汗出3个月。

【现病史】近3个月来烘热、汗出，每日10余次，伴腰膝酸痛、头晕头痛、烦躁易怒、心悸、失眠多梦，皮肤有蚁走感，大便干，舌红瘦少苔，脉细弦略数。

【中医诊断】绝经后诸证。

【辨证】肝肾阴虚，心肾不交。

【西医诊断】更年期综合征。

【治法】滋肾养肝，交通心肾。

【处方】生地黄15g，枸杞子15g，女贞子15g，旱莲草15g，白芍15g，莲子心4g，生龙骨30g（先煎），生牡蛎30g（先煎），百合30g，盐知母12g，潼白蒺藜各10g，浮小麦30g，夏枯草15g，丹参15g。

7剂，水煎服，每日1剂，早晚分服。

2004年7月23日第2诊：烘热、汗出减轻，头晕、头痛好转，仍有皮肤蚁走感。上方去夏枯草，加鸡血藤15g，继服14剂。

2004年8月6日第3诊：初诊诸症基本消失，嘱其继服7剂，以巩固疗效。

按：审证求因，本例患者辨证为肝肾阴虚、心肾不交。患者年逾七七，肾气衰，天癸已竭，则月经闭止；肝肾阴虚，虚热内生，阳无所附，营阴外泄，故烘热、汗出；腰为肾之外府，肾主骨，肾精不足，故腰膝酸痛；肝肾阴亏，水不涵木，肝阳上亢，则头晕头痛、烦躁易怒；肾水不足，不能上济心阴，君火不宁，则心悸、失眠、多梦；阴虚血燥，肌肤失养，则皮肤蚁走感；肾司二阴，阴津不足，肠道失润，故便干。方中生地黄、枸杞子、女贞子、旱莲草、白芍滋肾，养肝，清热；莲子心交通心肾，配百合清心宁神；盐知母滋阴润燥，清虚热；生龙牡平肝潜阳，镇惊安神，配浮小麦益气敛阴，固涩止汗；潼蒺藜补肾固精；白蒺藜、夏枯草平肝阳，清肝热；丹参养血活血，安神定志。全方切合病机，肾、肝、心同治，故二诊病情即减轻，唯皮肤蚁走感同前，故加鸡血藤以加强活血补血、舒筋活络之力。三诊诸症好转，守方继服以巩固疗效。

病案二 尹某某，女，49岁。2001年11月2日初诊。

【主诉】失眠2个月余。

【现病史】患者3个月前因多发大子宫肌瘤合并重度贫血行子宫全切术。术后半个月开始出现入睡困难、早醒、睡眠不实、噩梦纷纭，日益加重，近期常彻夜不眠，并伴随潮热出汗、烦躁，偶有心悸，头晕头痛，双目干涩，大便偏干。舌略红瘦，少苔，脉细数。

【中医诊断】经断前后诸证。

【辨证】心肾不交，肝肾阴虚。

【西医诊断】更年期综合征。

【治法】交通心肾，滋水涵木。

【处方】生地黄20g，百合15g，白芍15g，女贞子15g，旱莲草15g，生龙骨30g（先煎），生牡蛎30g（先煎），莲子心6g，五味子10g，柏子仁30g，盐知母12g，首乌藤30g，丹参15g，生甘草6g。

10剂，水煎服。

2001年11月13日第2诊：药后睡眠略有改善，入睡时间缩短，可以间断睡4~5个小时，做梦减少，潮热减轻，大便转畅。舌略红，苔薄白，脉细。上方去知母，继服10剂。

2001年11月23日第3诊：睡眠明显好转，唯余眼干，偶有头晕头痛。嘱服杞菊地黄丸一周。

按：《景岳全书·不寐》曰："寐本乎阴，神其主也。神安则寐，神不安则不寐，其所以不安者，一由邪气之扰，一由营气不足耳。"《类证治裁·不寐》曰："阳气自动而之静则寐，阴气自静而之动则寤。不寐者，病在阳不交阴也。"心主神明，主火，肾主水，人之能寐与心肾两脏阴阳水火之交济关系极大。若心肾不交则寐难安。该患者正值七七之年，肾气渐衰，天癸将竭，手术又加速了肾气、天癸的衰竭，肾精肾阴不足，不能上养心血心阴，心火独亢不能下降，心肾失交，则失眠不寐。此外，肝藏血，肝血充沛，滋养心血而供养心神，人的精神意识和思维活动才能正常，肝主疏泄而调情志，内寄相火，魂藏其内，体阴而用阳，若肝失疏泄，气郁化火，或肝阴不足，虚火内生，相火妄动，魂不守舍，阴亏阳胜，阳不入阴，则失眠多梦。治疗侧重交通心肾，滋水涵木，潜阳宁神。初诊方中生地黄、女贞子、旱莲草滋补肝肾；莲子心清心安神，交通心肾；白芍养血平肝；生龙骨、生牡蛎平肝潜阳；五味子、百合、柏子仁、首乌藤养心安神；盐知母滋阴清热；丹参凉血清心安神。经过治疗，"阴平阳秘，精神乃治"，神安则寐也。

参考文献

[1]杨慧霞，狄文.妇产科学［M］.北京：人民卫生出版社，2016：450.

[2]胡劲松.一氧化氮在下丘脑-垂体-性腺轴中的作用［J］.国外医学内分泌学分册，1999（3）：106-109.

[3]王莉.循环一氧化氮在月经周期中的变化［J］.现代妇产科进展，1999（2）：152-154.

[4]叶元华.雌激素替代疗法对绝经后妇女血浆一氧化氮的影响［J］.中华妇产科杂志，1998（6）：340-341.

[5]叶雪清.围绝经期神经-内分泌-免疫网络的变化［J］.实用妇产科杂志，1997

（2）：59-60.

　　［6］李大金，李超荆，俞瑾，等.中药复方对更年期综合征妇女生殖内分泌-免疫功能的调节［J］.上海免疫学杂志，1995（5）：257-260.

　　［7］陈仲庚等.人格心理学（第1版）［M］.沈阳：辽宁人民出版社，1986：117-152.

第十四节　盆腔炎性疾病

　　盆腔炎性疾病（pelvic inflammatory disease，PID）是女性上生殖道感染引起的一组疾病，包括子宫内膜炎、输卵管炎、输卵管卵巢脓肿和盆腔腹膜炎。临床以输卵管炎及输卵管卵巢炎多见。延误对PID的诊断和有效治疗都可能导致PID永久性后遗症，如输卵管因素不孕症、异位妊娠等。PID大多发生在育龄期妇女，初潮前、绝经后或未婚者很少发病，若发病也往往是由邻近器官炎症扩散而来。严重的PID可引起弥漫性腹膜炎、败血症、感染性休克，甚至危及生命。

　　PID急性期主要指盆腔的急性炎症。中医古籍无此病名记载，根据其症状特点，归属于"热入血室""带下病""妇人腹痛""癥瘕""产后发热"等范畴。

　　现多将慢性盆腔炎称为PID后遗症。PID后遗症，一般可分为近期与远期后遗症两种。近期后遗症包括输卵管卵巢脓肿、肝周围炎以及罕见的死亡；远期后遗症的发生率在25%左右，主要包括不孕症、异位妊娠、慢性盆腔痛及PID 的反复发作。部分学者认为输卵管卵巢囊肿、骶髂关节炎也属于PID 后遗症，输卵管卵巢囊肿还包括慢性输卵管炎性粘连、输卵管积水、输卵管卵巢炎及慢性盆腔结缔组织炎。输卵管卵巢囊肿和骶髂关节炎属于远期后遗症亦或慢性盆腔疼痛值得商榷。

　　中医古籍无慢性盆腔炎记载，根据其临床表现，亦归属于"癥瘕""妇人腹痛""带下病""月经不调""不孕症"等范畴。

一、中西医发病机制

（一）西医发病机制

　　PID的病原体分外源性及内源性，两种病原体可单独存在，引起PID的致病微生物多数是由阴道上行而来，且多为混合感染。性传播感染（sexually transmitted infection，STI）的病原体如淋病奈瑟菌、沙眼衣原体是主要的致病微生物。一些需氧菌、厌氧菌、病毒和支原体等也参与PID的发生。

1.急性子宫内膜炎及子宫肌炎

　　子宫内膜充血、水肿，有炎性渗出物，严重者内膜坏死、脱落形成溃疡。镜下见大量白细胞浸润，炎症向深部侵入形成子宫肌炎。

2.急性输卵管炎、输卵管积脓、输卵管卵巢脓肿

急性输卵管炎症因病原体传播途径不同而有不同的病变特点。

（1）炎症经子宫内膜向上蔓延：首先引起输卵管黏膜炎，输卵管黏膜肿胀、间质水肿及充血，大量中性粒细胞浸润，严重者输卵管上皮发生退行性变或成片脱落，引起输卵管黏膜粘连，导致输卵管管腔及伞端闭锁，若有脓液积聚于管腔内则形成输卵管积脓。淋病奈瑟菌、大肠埃希菌、类杆菌以及普雷沃菌感染，除直接引起输卵管上皮损伤外，其细胞壁脂多糖等内毒素引起输卵管纤毛大量脱落，导致输卵管运输功能减退、丧失。因衣原体的热休克蛋白与输卵管热休克蛋白有相似性，感染后引起的交叉免疫反应可损伤输卵管，导致严重输卵管黏膜结构及功能破坏，并引起盆腔广泛粘连。

（2）病原菌通过子宫颈的淋巴播散：病原菌通过宫旁结缔组织，首先侵及浆膜层，发生输卵管周围炎，然后累及肌层，而输卵管黏膜层可不受累或受累极轻。病变以输卵管间质炎为主，其管腔常可因肌壁增厚受压变窄，但仍能保持通畅。轻者输卵管仅有轻度充血、肿胀，略增粗；严重者输卵管明显增粗、弯曲，纤维素性脓性渗出物增多，与周围组织粘连。

卵巢很少单独感染，白膜是良好的防御屏障，卵巢常与受感染的输卵管伞端粘连而发生卵巢周围炎，称为输卵管卵巢炎，习称附件炎。炎症可通过卵巢排卵的破孔侵入卵巢实质形成卵巢脓肿，脓肿壁与积脓的输卵管粘连并穿通，形成输卵管卵巢脓肿。输卵管卵巢脓肿可为一侧或两侧，约半数是在可识别的急性盆腔炎性疾病初次发病后形成，另一部分是在屡次急性发作或重复感染后形成。输卵管卵巢脓肿多位于子宫后方或子宫阔韧带后叶及肠管间粘连处，可破入直肠或阴道，若破入腹腔则引起弥漫性腹膜炎。

3.急性盆腔腹膜炎

盆腔内生殖器发生严重感染时，往往蔓延到盆腔腹膜，表现为腹膜充血、水肿，并有少量含纤维素的渗出液，形成盆腔脏器粘连。当有大量脓性渗出液积聚于粘连的间隙内，可形成散在脓肿，积聚于直肠子宫陷凹处形成盆腔脓肿者较多见。脓肿可破入直肠而使症状突然减轻，也可破入腹腔引起弥漫性腹膜炎。

4.急性盆腔结缔组织炎

病原体经淋巴管进入盆腔结缔组织而引起结缔组织充血、水肿及中性粒细胞浸润。以宫旁结缔组织炎最常见，开始局部增厚，质地较软，边界不清，以后向两侧盆壁呈扇形浸润；若组织化脓形成盆腔腹膜外脓肿，可自发破入直肠或阴道。

5.败血症及脓毒败血症

当病原体毒性强、数量多、患者抵抗力降低时，常发生败血症。发生盆腔炎性疾病后，若身体其他部位发现多处炎症病灶或脓肿，应考虑有脓毒败血症存在，但需经血培养证实。

6.肝周围炎

肝周围炎是指肝包膜炎症而无肝实质损害，淋病奈瑟菌及衣原体感染均可引起。由于肝包膜水肿，吸气时右上腹疼痛。肝包膜上有脓性或纤维渗出物，早期在肝包膜与前腹壁腹膜之间形成松软粘连，晚期形成琴弦样粘连。5%~10%输卵管炎可出现肝周围炎，临床表现为继下腹痛后出现右上腹痛，或下腹疼痛与右上腹疼痛同时出现。

（二）中医发病机制

1.PID急性期

中医学认为PID急性期的发病机制主要为湿、热、毒交结，邪正相争于胞宫、胞脉，或在胞中结块，蕴积成脓。

（1）热毒炽盛：经期、产后、流产后或手术后血室正开，若摄生不慎，或房事不洁，邪毒内侵，直中胞宫，客于冲任、胞宫、胞脉，化热酿毒，或蕴积成脓而发病。

（2）湿毒壅盛：经行产后，血室正开，若摄生不慎，或房事不禁，湿热毒邪入侵，客于冲任、胞宫、胞脉，或留滞于少腹，与气血搏结，邪正交争而发病。

（3）湿热蕴结：经行产后，血室正开，余血未净，若摄生不慎，或房事不禁，则湿热内侵，蕴结冲任、胞宫、胞脉，或留滞于少腹而发病。

2.PID后遗症

中医学认为PID后遗症病因较为复杂，但可概括为湿、热、瘀、寒、虚五个方面。湿热是本病主要的致病因素，瘀血阻遏乃本病的根本病机。

（1）湿热瘀结：湿热内蕴，余邪未尽，正气已伤，气血阻滞，湿热与瘀血交结，阻滞冲任、胞宫、胞脉而发病。

（2）气滞血瘀：素性抑郁，肝失条达，气机不利，气滞而血瘀，阻滞冲任、胞宫、胞脉而发病。

（3）寒湿瘀滞：经行产后，余血未尽，冒雨涉水，感寒饮冷；或久居寒湿之地，寒湿伤及冲任、胞宫、胞脉，血为寒湿所凝，血行不畅，凝结瘀滞而发病。

（4）气虚血瘀：素体虚弱，或大病久病，正气不足，余邪留滞或复感外邪，留着于冲任、胞宫、胞脉，血行不畅，瘀血停聚而发病。

（5）肾虚血瘀：素肾气不足，或房劳多产，损伤肾气，冲任气血失调，血行瘀滞；或久病不愈，肾气受损，瘀血内结而发病。

二、肖承悰教授对该疾病的认识及治疗特点

肖承悰教授治疗PID急性期及PID后遗症有独到之处，疗效显著。现将她治疗PID急性期及PID后遗症的观点及经验进行整理如下。

肖教授指出既要辨中医的"病"及"证"，又要辨西医的"病"，这是现代中医师在临证时必须掌握的。根据本病下腹痛、腰骶痛、带下异常等临床表现，一般认为属于中医"妇人腹痛""癥瘕""带下病"等范畴。

早在《金匮要略·妇人杂病脉证并治》中，已出现有关妇人慢性腹痛症状及方药的论述："妇人腹中诸疾痛，当归芍药散主之"，"妇人腹中痛，小建中汤主之"。以后，中医历代文献亦有散在类似症状的描述，如宋代齐仲甫《女科百问》云："或宿有风冷，搏于血，血气停结，小腹痛也"。1986年首次提出盆腔疼痛症这一病名，并列入《中医妇科学》（高等中医院校教学参考书，人民卫生出版社），书中将其病因病机分为湿热邪毒（急性疼痛）和血瘀气滞（慢性疼痛），并分证论治。

马宝璋教授主编《中医妇科学》第六版教材中提出妇人腹痛这一名词，但肖教授认为急性盆腔炎不属此列。急性盆腔炎发生于正常产后、流产后或妇科手术后，根据主症的不同，当分别属于产后发热、产后腹痛、带下病等章节。肖教授主编的《中医妇科学》（2004年4月学苑出版社出版，北京市高等教育精品教材立项项目）首次提出了妇人慢性腹痛的病名，即妇人在行经、妊娠及产褥期以外所发生的小腹或少腹疼痛，或痛连腰骶，尚能忍耐。妇人慢性腹痛主要是指西医学的盆腔炎性疾病后遗症、盆腔瘀血症等疾病所引起的腹痛。肖教授认为此病名的提出更切合临床实际，又不失中医特色。

（一）PID急性期

肖教授认为PID急性期以湿、热、瘀为主。湿、热、毒邪趁虚入侵，邪与血结，致冲任气血瘀滞，不通则痛；若瘀滞日久化热更甚，血败肉腐而成脓；久病余邪残留，耗伤气血，致使有形湿邪停聚盆腔、输卵管。肝主疏泄，情志不畅，肝气不舒，肝郁而化火；肝为刚脏，体阴而用阳，湿邪外袭内蕴，久生湿热。PID急性期患者常常伴有带下量多、色黄，或质稠，或有异味，以及月经过多、经期延长甚至崩漏、痛经等症状。金代刘完素《素问病机气宜保命集·妇人胎产论》云："原其本也，皆湿热结于脉，故津液涌溢，是为赤白事下。本不病，缘五脉经

虚，结热屈滞于带故女子脐下疒痛而绵绵，阴器中时下也。"金代李东垣《兰室秘藏》中记载："湿热下迫，经漏不止，其色紫黑，如夏月腐肉之臭。"清代《傅青主女科》云："夫带下俱是湿症。"以上论述均指出带下、崩漏、腹痛与湿、热、瘀相关。

PID急性发作时因病情急重，肖教授主张采用中西医结合治疗，既能有效控制病情，又能缩短病程，减少药物副作用。肖教授治疗盆腔炎性疾病后遗症急性初期、亚急性期时常用自拟经验方"二草二花二藤汤"，临床每获显效，选药以鱼腥草、败酱草、金银花、野菊花、红藤、忍冬藤为主。全方共奏清热解毒、消痈通脉、清肝止痛、祛湿止带之功。方解见本节"经验方"部分。

若输卵管积脓，伴发热者，加连翘、蒲公英、黄芩、柴胡等，同时加重败酱草用量，务使湿热之邪得除，瘀滞之血得化；若输卵管积水，则加用茯苓、土茯苓、泽兰等利水渗湿、活血之品，同时配合路路通、瞿麦等通脉祛瘀之品，使有形之水化于无形。

（二）PID后遗症

目前中医对本病病因病机的认识尚不统一，治疗方法多样，比较传统的认识是着眼于湿热和血瘀，治疗上着重清利湿热与活血化瘀。肖教授认为本病发生在湿热邪毒感染之后，虽热毒之邪已去，但余邪未尽，稽留于腹中，与冲任气血相搏，而成瘀积，阻滞局部经络，发生疼痛；或因情志因素致郁，气郁血瘀，瘀滞胞中而疼痛；或素体气血不足，肾气虚衰而致血行迟滞疼痛。发病机制有虚实之分，虚者，为冲任虚衰，胞脉失养，"不荣则痛"；实者，为冲任阻滞，胞脉失畅，"不通则痛"，但临床常见虚实夹杂，病情时好时坏。肖教授通过多年的临床实践，结合中医理论和妇女独特的生理、病理特点，审证求因，认为肾虚肝郁是本病的主要病机，从肝肾论治不仅有坚实的理论基础，而且临床疗效甚好。

肾与女性的生理、病理关系极为密切。肾藏精，精化气，肾气寓元阴元阳，是维持人体阴阳的本源。《景岳全书·命门余义》言："五脏之阴气非此不能滋，五脏之阳气非此不能发。"肾为天癸之源，冲任之本，同时肾气主胞宫胞络，《素问·奇病论篇》言："胞络者，系于肾"。PID后遗症患者病情缠绵不愈，病久及肾，或疾病早期过用祛邪药物而伤肾，或治疗延误伤肾。其中，因为患者大多曾连续或间断服用过清热解毒药，尤其重度患者，反复单纯应用抗生素疗效不佳后，多叠用清热解毒中药攻逐祛邪，从而导致肾气日虚，正气不足。临床也发现，患者病情缠绵，多在劳累、经期失血后复发或加重，绝大多数患者面色晦暗，体倦乏力，腰膝酸软，舌淡脉细，且多合并腹痛缠绵，带下量多，色或白或淡黄，质地或稀或稠等症状，这也提示了肾气虚弱在本病病机中的重要作用，肾虚也是本病迁延不愈的根本原因。

女子以血为本，以肝为先天，肝藏血主疏泄，体阴而用阳，性喜条达而恶抑郁，肝经循少腹，络阴器，与冲脉血海及带脉均有密切关系，对脏腑、气血、冲任起着重要的调节作用，所以，PID后遗症的发生与肝关系密切。妇人多郁，肝气郁结，疏泄失常或湿邪未尽，留滞病所使肝经受损而疏泄失常，再加上病情迁延、反复发作，以致精神抑郁，即"久病致郁"，气郁血亦瘀，气血阻滞脉络。肝郁乘脾，脾失健运，湿从内生，湿郁化热，湿热之邪蕴结胞中，阻滞气血并与气血相搏，使胞脉血行不畅，不通则痛，所以肝气郁结、冲任失调是PID后遗症的重要病机。冲任隶于肝肾，腰骶属肾，少腹属肝，PID后遗症（尤其是慢性盆腔痛）的主要症状为少腹疼痛，腰酸及腰骶疼痛，此乃肝郁肾虚之征。综上所述，肝郁肾虚是PID后遗症的主要病因病机。

治疗上，以补肾疏肝为主，兼以清热活血散结。从肝肾论治是治疗该病的关键，一味用苦寒药清利湿热、活血化瘀反而会伤及正气，不利于机体的恢复。治疗上选用的主要药物包括续断、牛膝、郁金、夏枯草、败酱草、赤芍、牡丹皮等。

三、经验方

（一）PID急性期经验方

二草二花二藤汤

鱼腥草、败酱草、红藤、忍冬藤、金银花、野菊花、赤芍、土茯苓、车前草、川楝子、延胡索、生甘草等。

肖教授指出，在清热解毒药中，红藤、败酱草止痛效果最佳。红藤、忍冬藤既能清热解毒，凉血退热，又可活血通脉止痛；鱼腥草、败酱草清热解毒排脓，祛瘀止痛；金银花性寒味甘，归心、肺、胃经，为清热解毒的要药；野菊花味苦、辛，性微寒，归心、肝经，清热解毒，泻火平肝；赤芍走血分，除血分郁热，清热凉血，散瘀止痛；土茯苓、车前草清利湿热；川楝子清泻郁热，行气止痛；延胡索，此一味药，辛散温通，活血行气而止痛，又防寒凉药伤阳伤气；生甘草清热解毒，缓急止痛，调和诸药。全方合用共奏解毒退热、散瘀止痛之效。

若湿热瘀阻、气机不畅而腹痛可用经验方加蒲黄、五灵脂以化瘀止痛；若产后瘀血不去，新血难安致恶露量多，日久不绝，可加益母草、茜草以化瘀止血；若高热、汗出、烦躁，甚或斑疹隐隐，舌红绛，苔黄燥，脉弦细而数，属热入营血，应用清营汤（《温病条辨》）加蒲公英、紫花地丁、蚤休以清营解毒，凉血滋阴。

（二）PID后遗症经验方

柴胡疏肝散加减

柴胡、赤芍、白芍、枳实、炙甘草、青皮、川芎、枳壳、续断、桑寄生、菟丝子、川牛膝、红藤、败酱草、忍冬藤等。

方中柴胡味苦、辛，性微寒，归肝、胆经，功能疏肝解郁，舒畅肝气，白芍味苦、酸，性微寒，归肝、脾经，可养血敛阴，柔肝止痛，与柴胡合用，以补养肝血，条达肝气，使柴胡发挥升散之功而无耗伤阴血之弊。白芍以补为功，其能补血柔肝，缓急止痛，赤芍以泻为用，能清热活血，祛瘀通经，赤白二芍相配，补泻并举，有养血活血止痛之效，对虚中夹瘀或因瘀致虚者用之尤宜。枳实功能行气散结，苦降下行而入盆腔，与柴胡、赤芍相配，加强其舒肝解郁、理气止痛之功。川芎条达肝气，行气开郁，活血行滞而止痛。青皮、枳壳增强疏肝解郁、行气止痛之效。续断味苦、甘、辛，性微温，归肝、肾经，功能补肝肾，行血脉，补而不滞。菟丝子味辛、甘，性平，归肝、肾、脾经，功能益肾固经。川牛膝味苦、甘、酸，性平，归肝、肾经，善下行，既益肝肾，又祛瘀通经，引诸药下行至盆腔。桑寄生味苦、甘，性平，归肝、肾经，功能养血，强筋骨，益肝肾。续断、菟丝子、桑寄生、川牛膝四味药均可补益肝肾，通中有补，补中有通。红藤、败酱草、忍冬藤活血化瘀，清热解毒而止痛。炙甘草调和诸药，益脾和中，缓急止痛，与白芍相配，缓急止痛效果尤佳。

以上诸药合用，疏肝补肾，活血散结，理气止痛，使得湿热清除，肝气条达，肾气得充，血脉通畅，痛止而诸症除。

临床用药，可随症加减。若少腹痛甚，可加川楝子、延胡索等活血化瘀止痛；若兼盆腔积液或输卵管积水，可加虎杖、马鞭草以利水活血；阳虚者，可加巴戟天、骨碎补以补肾阳。

四、验案举隅

病案一　刘某，女31岁。2002年5月31日初诊。

【主诉】反复少腹疼痛1年。

【现病史】1年多前因人流术后1周少腹疼痛明显，带下量多色黄，发热等，当时被诊为急性盆腔炎，在当地医院住院治疗，症状好转出院。以后劳累或者心情不舒、同房后少腹疼痛明显，腰骶酸痛，带下量增多，影响日常生活，遂特来就诊。诊时患者左少腹隐痛，腰酸，神疲乏力，带下量多，色淡黄，无异味，月经周期正常，食纳可，二便调。舌暗，边有齿痕，苔淡黄薄腻，脉细滑略弦。

【妇科检查】子宫大小正常，左附件增厚，压痛明显，右附件正常。

【辅助检查】盆腔超声提示：子宫大小为6.1cm×5.0cm×4.4cm，子宫内膜厚1.0cm，左附件区增厚，子宫直肠窝处可见液性暗区，大小为2.8cm×1.4cm；右附件正常。

【中医诊断】妇人腹痛；带下病。

【辨证】肝郁肾虚，冲任胞脉受损。

【西医诊断】盆腔炎性疾病后遗症。

【治法】以疏肝补肾为主，兼以清热活血。

【处方】夏枯草15g，郁金15g，柴胡10g，赤芍15g，牡丹皮15g，续断15g，生杜仲15g，泽兰15g，生苡米30g，牛膝15g，败酱草15g。

每日1剂，水煎服，早、晚温服。上方加减约服2个月，左少腹隐痛明显好转，带下正常，腰骶酸痛消失。盆腔超声提示：双附件未见明显异常。

按：该例PID后遗症患者以少腹疼痛、腰骶酸痛为主症，病情迁延，肾气日虚，正气不足。且久病致郁，肝气郁结，气机疏泄失常，气郁血亦瘀，瘀血阻滞脉络。辨证以肾虚肝郁为主。治疗上采用疏肝补肾的方法，方中续断味苦，微温，入肝、肾经，补肝肾畅血脉，调冲任，续筋骨。《本草经疏》云其："入足厥阴、少阴，为治胎产，续绝伤，补不足，疗金疮，理腰肾之要药"，《本草汇言》认为："补续血脉之药也……补而不滞，行而不泄"。牛膝和郁金皆能活血，牛膝并补肝肾，引药下行，利水通淋。郁金和夏枯草共能疏肝解郁，夏枯草味苦、辛，性寒，有清肝泄火、化痰散结、消肿的功效。《本草图解》言："夏枯草苦辛微寒，独入厥阴……散结气，止目珠痛。此草补养厥阴血脉，又能疏通结气。目痛瘰疬，皆系肝证，故建神功。"据现代药理研究显示，夏枯草能增强肾上腺皮质功能以及巨噬细胞吞噬功能，增加溶菌酶含量，有抗炎作用。肾上腺皮质功能旺盛有利于抗感染，这是夏枯草祛痰消脉、破癥、散瘰结气作用的药理基础。败酱草清热解毒，消痈利脉，祛瘀止痛，赤芍、牡丹皮清热凉血，活血化瘀。诸药相配，标本同治，补肝肾治其本，清热利湿活血顾其标。临床发现，以补肾疏肝，兼以清热活血散结为法治疗PID后遗症，疗效显著，尤其对一些迁延日久、顽固的病例疗效更为满意，值得进一步研究以推广应用。

病案二 高某，女，32岁。2020年6月18日初诊。

【主诉】偶小腹隐痛1年。

【现病史】患者2016年自娩一女，希望再生育。2008年因"左侧输卵管妊娠"在腹腔镜下行左侧输卵管开窗胚胎清除术。2019年8月再次因"左输卵管妊娠"行左侧输卵管切除术。术后输卵管造影显示右侧输卵管通而不畅。患者偶有小腹隐痛，月经规律，痛经，得温痛减，大便2~3日一行，纳眠可。末次月经为2020年6月15日。舌质红，苔薄白，脉细滑略数。

【辅助检查】6月11日盆腔超声提示：子宫内膜厚0.9cm，盆腔内见液性暗区，范围约2.4cm×0.8cm。

【中医诊断】妇人腹痛。

【辨证】肝郁肾虚，瘀热互结。

【西医诊断】盆腔炎性疾病后遗症。

【治法】以疏肝补肾为主，兼以清热活血散结。

【处方】当归15g，赤芍15g，川芎15g，炒白术15g，茯苓15g，泽兰15g，虎杖15g，马鞭草15g，路路通12g，红藤15g，枳实15g，生黄芪15g，川牛膝15g。

14剂，水煎服，每日1剂。

2020年7月2日第2诊：患者服上药后无腹痛，大便黏，眠差。舌红，苔薄白，脉弦数。以上方加桑寄生、续断各15g，继续服用14剂。

2020年7月16日第3诊：患者纳眠可，大便不成形，小便黄。舌质略红，苔薄黄，脉沉细。处方：柴胡10g，赤芍15g，川芎15g，枳壳12g，郁金10g，红藤15g，忍冬藤15g，鸡血藤15g，茯苓15g，路路通12g，马鞭草15g，生黄芪15g，桑寄生15g，续断15g。服用14剂，1日1剂。嘱测基础体温。

2020年7月30日第4诊：患者末次月经为2020年7月17日，无明显不适。舌淡红，苔黄，脉滑。监测基础体温显示尚未升温。处方：桑寄生15g，续断15g，菟丝子15g，阿胶珠15g，巴戟天15g，仙灵脾15g，炒白术15g，女贞子15g，枸杞子15g，葛根15g，升麻10g，骨碎补15g，白芍15g，苏梗12g，砂仁6g（后下），鹿角霜12g，生熟地黄各15g。服用14剂，1日1剂。嘱继续测基础体温。

2020年8月13日第5诊：患者近2日轻微乳房胀，偶有小腹不适，轻微恶心，纳眠安，二便正常。舌红，苔根部白，脉滑数。查尿HCG阳性。处方：生黄芪20g，党参20g，太子参20g，南沙参20g，炒白术15g，茯苓15g，黄精15g，石莲子15g，桑寄生15g，续断15g，菟丝子20g，生山药15g，白芍15g，炙甘草6g，苏梗15g，砂仁8g（后下）。服用14剂，1日1剂。患者8月27日盆腔超声提示：宫内胎囊2.6cm×2.4cm×1.9cm，宫内早孕（相当于6+周），血β-HCG值为76586U/L。9月3日复查盆腔超声提示：宫内胎囊3.9cm×1.8cm，胎芽大小为0.9cm，胎心（+），宫内早孕，活胎（相当于7周0天），截至定稿时，该患者在妇幼保健院定期产检。

按：该例PID后遗症，两次宫外孕病史，切除一侧输卵管，存留一侧输卵管，且通而不畅，面临的临床问题主要为受孕困难及再次宫外孕风险很大，西医学对此束手无策，患者求助中医。辨证属肝郁肾虚、瘀热互结，治疗以疏肝补肾为主，兼以活血清热散结。选用当归芍药散合柴胡疏肝散加减。方药有补有清，治气亦治血，单味药亦是如此，有静有动，有补有通。诸药相配，标本同治，疏肝补肾治其本，活血清热散结顾其标。诸症好转后，又补益肝肾，促其受孕，患者很快成功受孕且为宫内孕。孕后予寿胎丸加味以益肾健脾安胎。

参考文献

［1］中华医学会妇产科学分会感染性疾病协作组.盆腔炎症性疾病诊治规范（2019修订版）［J］.中华妇产科杂志，2019，54（7）：433-437

［2］米兰，刘朝晖.盆腔炎性疾病后遗症［J］.实用妇产科杂志，2013，10：731-733.

［3］谢幸，孔北华，段涛.妇产科学［M］.北京：人民卫生出版社，2018：251-255.

［4］谈勇.中医妇科学［M］.北京：中国中医药出版社，2016：267.

［5］肖承悰.从肝肾论治慢性盆腔炎［C］.福建福州：中华中医妇科杂志，2003：82-85.

［6］马爱华，何嘉琅，贾晓航.全国名医妇科验方集锦［M］.浙江：浙江中医学院出版社，1987：6.

［7］连建伟.中华当代名中医八十家经验方集萃［M］.北京：知识产权出版社，2019：694-697.

［8］王佳楣，肖承悰，权宁子.补肾疏肝法治疗慢性盆腔炎40例分析［J］.中医药学刊，2004，22（6）：1128-1129.

第十五节　外阴硬化性苔藓

外阴硬化性苔藓（vulvar lichen sclerosus，VLS）是一种发生于女性外阴的淋巴细胞介导的慢性炎症性非瘤样皮肤病变，累及生殖器及肛周的皮肤及黏膜，伴有不同程度的瘙痒、疼痛，发病率高，就诊率低，治愈率更低，严重影响患者的生活质量。外阴硬化性苔藓与外阴扁平苔藓（vulvar lichen planus，VLP）、外阴慢性单纯性苔藓（vulvar lichen simplex chronicus，VLSC）统称为外阴苔藓样疾病。外阴硬化性苔藓既往曾被称为原发性外阴萎缩、外阴白斑、外阴干枯症、硬化萎缩性苔藓、萎缩性营养不良等，1987年国际外阴病研究协会（ISSVD）正式将其命名为外阴硬化性苔藓。

VLS可发生于任何年龄段女性，从流行病学上看有两个发病高峰：青春期前和绝经后，其中40岁左右妇女最常见。最典型的临床表现是外阴瘙痒，其次为外阴疼痛、烧灼感和性交困难等，高达39％的成年患者无症状，但患儿通常有症状。患儿常伴有外阴紫癜或瘀斑，肛周受累的患儿可能出现胃肠道不适。VLS病变会累及生殖器及肛周的皮肤及黏膜，主要影响外阴（阴唇间沟、大阴唇、小阴唇、阴蒂、阴蒂包皮、会阴）和肛周区域，还可以延伸到生殖器的褶皱、半边臀部和大腿，少有累及阴道者，多呈对称性。早期病变为皮肤发红肿胀，出现粉红、象牙白色或有光泽的多角形小丘疹，丘疹融合成片后呈紫癜状，但在其边缘仍可见散在丘疹。进一步发展则出现外阴萎缩，小阴唇变小甚至消失，大阴唇变薄，皮肤颜色变白、发亮、皱缩、弹性差，常伴有皲裂及脱皮。在病程后期则出现皮肤进一步萎缩菲薄呈似卷烟纸或羊皮样改变，导致大小阴唇融合、小阴唇完全闭合、阴蒂融合、和（或）阴道瘢痕形成，出现性功能障碍，甚至影响排尿。本病一般进展缓慢，但是反复发作。尽管VLS不是癌前病变，但其与外阴癌的风险增加有关。

一、中西医发病机制

（一）西医发病机制

外阴硬化性苔藓的病因尚不明确，已有研究显示此病与遗传、自身免疫、感染、性激素降低、代谢、药物食物、局部长期刺激、生活方式等因素相关。

1.遗传因素

在流行病学调查中发现，VLS有家族性发病现象，家族性发病有母女、纯合子孪生姐妹发病现象，说明VLS有一定的遗传倾向性。相关的研究认为，本病与HLA-B40、使外阴组织具有一定易感性的基因及使其避免发病的基因的比例失调有关。

2.免疫因素

有研究发现，21％患者合并自身免疫性疾病如糖尿病、甲状腺功能减退症或亢进症、白癜风、恶性贫血、斑秃等。40％~74％患者体内自身抗体阳性。有研究从患者中检测到细胞外基质蛋白1和BP180抗原的自身抗体表达，提示本病可能与体液免疫相关。有研究发现患者的Th1特异细胞因子升高、T细胞密集，Bic/Mir-155表达增强，提示细胞免疫可能与本病相关。

近年应用免疫抑制剂，如他克莫司治疗VLS能缓解临床症状，某种程度上也反向证明了T细胞介导的局部免疫失调在VLS发病中的作用。

3.感染因素

有研究发现，VLS同伯氏疏螺旋体感染有关，病变标本中也检测和分离到此病原体。还有研究提示与沙眼衣原体、抗酸杆菌、抗酸球菌、多形杆菌等感染有关。

4.性激素降低

研究发现，VLS患者性激素受体不同程度降低，促黄体生成素和雄激素降低，临床用睾酮治疗有效。也有研究发现该病患者体内孕激素受体升高。

5.局部因素

局部因素包括局部刺激因素、局部微循环因素、局部代谢因素。外阴的特殊解剖生理特征导致其长期处于潮湿和阴道排出物、卫生用品等刺激状态。局部创伤、放射治疗和性虐待等也可能成为刺激因素，这些因素作用于神经末梢，产生瘙痒，引起搔抓，加剧对局部的刺激。多个研究表明，病变局部存在血管改变，微循环障碍导致局部缺氧。通过对病变组织酶组织化学研究及血管内皮生长因子测定，提示VLS发病与细胞代谢功能紊乱有关。

6.分子生物学因素

近年来，随着分子生物学研究水平的提高，有不少学者从基因水平、表皮生长因子及受体、自由基损伤等角度探查VLS的病因，认为与之有一定的关联。

7.其他因素

有研究发现，VLS患者血清锌、铜偏低。一般认为，易紧张或易怒者、喜辣食者、产次增多等亦是外阴营养不良的主要危险因素。

总之，VLS的病因多种多样，发病机制也很复杂，目前尚无明确定论。

（二）中医发病机制

中医没有"外阴硬化性苔藓"的病名，根据其症状和体征，将其归为"阴痒""阴蚀""阴痛""阴疮"等范畴。"阴痒""阴痛"病名最早见于晋代葛洪《肘后备急方》："阴痒汁出，嚼生大豆黄，涂之"，"若阴中痛。矾石二分熬，大黄一分，甘草半分，末绵裹如枣，以导之，取瘥"。"阴疮"即"阴蚀"，后者病名最早见于《神农本草经》，东汉张仲景《金匮要略》提出用狼牙汤治疗阴疮。

关于该病的病因病机，春秋战国《灵枢·刺节真邪》中指出："虚邪之中人也……抟于皮肤之间，其气外发，腠理开，毫毛摇，气往来行，则为痒"。隋代巢元方《诸病源候论》指出："妇人阴痒，是虫食所为。三虫、九虫在肠胃之间，因脏虚，虫动作，食于阴，其虫作势，微则痒，重者乃痛。"这些都指出病虫为本病病因，脏虚是其发病基础。

目前认为，本病的发生与脏腑经络气血功能失调有关，其中以肾、肝、脾功能失调最常见。阴器属肝，通于肾，合于脾，冲任灌之，督脉络之，带脉束之。春秋战国《素问·金匮真言论篇》曰："北方黑色，入通于肾，开窍于二阴，藏精于肾。"肾藏精而开窍于二阴，其色为黑，如肾精不足，不能蛰藏，则见局部皮色脱失变白。《灵枢·经脉》曰："足厥阴之脉，入毛中，环阴器。"肝藏血，血虚生风化燥，不能荣养脉络，故见外阴瘙痒、干涩、萎缩。夜间人卧血归于肝，经脉相对空虚，且夜属阴，夜间血虚风燥加重，阻络更甚，故夜间瘙痒尤甚。《素问·厥论篇》云："前阴者，宗筋之所聚，太阴阳明之所合也。"脾为气血生化之源，主升而运化水湿，脾失健运，湿邪下注，加之摄生不洁，湿邪蕴久化热，湿热内生。湿热内盛，热蕴阴部，与湿浊交结，久而局部毒邪集聚，阴痒日久不愈，腐浊流滞，甚至红肿疼痛。所以，本病的发生，本虚以肝肾阴虚，血虚风燥，失于濡养为主，标实以湿热、瘀血阻滞局部脉络为主，常为虚实夹杂，终成虚多实少，而缠绵难愈。

二、中西医治疗现状

外阴硬化性苔藓目前无特效的治疗方法，除了避免过度刺激、保持外阴清洁、改变生活方式等一般治疗外，多采用局部药物治疗，但是疗效不能维持，容易复发。治疗包括药物治疗、物理治疗和综合治疗。目前欧洲和北美国家推荐局部应用类固醇激素作为一线治疗，此为公认的较为有效的治疗方法，特别是0.05%丙酸氯倍他索软膏，症状完全缓解率达70%~80%，多数患者在6个月内症状得以控制。此疗法可能出现类固醇激素的不良反应，尤其是长期用药。物理治疗方法目前有聚焦超声、光动力学治疗、紫外线、冷冻、激光汽化、脂肪或富集血小板血浆注射等，均有一定的症状改善作用。

中医治疗包括中药口服、中药坐浴外洗、针灸治疗等。在治疗的同时，要告诉患者正确的外阴护理方法，包括清水清洗外阴，保持外阴清洁，减少刺激性洗液的使用。饮食方面要注意少吃辛辣刺激性食物，建立患者管理机制——指导患者合理用药，详细告知患者治疗方法、治疗目的、副作用及注意事项，解除患者焦虑情绪等。

总而言之，外阴硬化性苔藓容易反复，治疗效果不稳定，因病程长，药物的副作用容易出现。无论中医治疗还是西医治疗，目前均需要进一步研究。

三、肖承悰教授对该疾病的认识及治疗特点

该病一般认为与肝、脾、肾关系密切，其中对脾的作用强调更多。根据该病的临床表现外阴瘙痒，以及检查发现局部皮肤黏膜以萎缩为主，外阴干涩，甚至萎缩，结合发病年龄或为绝经后天癸已绝、肾气衰败，或为青春期已至天癸未行、肾气不足，肖承悰教授认为外阴硬化性苔藓致病的内因与肝肾关系更为密切，其

主要病机为肝肾亏虚，血虚生风化燥，同时强调局部气血运行失畅。

肝经绕阴器，肝藏血，血虚生风化燥。肾藏精，寓元阴元阳，开窍于二阴。肾精不足，肾阴亏虚，天癸不充，阴器失养；肾阳不足，阳虚内寒，血得寒则凝，血脉不充。肝藏血，肾藏精，精化血，肝肾阴虚，精血乏源，外阴失去濡养；或者阴血亏虚，生风化燥，燥性干涩，损伤阴津，致外阴瘙痒、皮肤弹性减弱或消失、干燥皲裂、萎缩及色素脱失。肝肾阴虚，燥火下乘，可有阴痛。

针对本病肝肾阴虚的主要病机，治以补肾益肝，荣阴活血，清热止痒。另外，肝主疏泄，调畅气机，气血运行通畅则助阴器充养，故处方中还可以酌情增加疏肝行气的药物，治疗方法可选用中药坐浴外洗。本病的高发人群，或者处于绝经后，或者处于青春期前，均为需要顾护肝肾功能之时，而坐浴外洗法可以使药物避开肝脏"首过效应"，直达病灶，迅速提高病变局部药物浓度而达治疗作用。在治疗时，除了辨病辨证治疗外，还要注意止痒，缓解患者当下的痛苦，这样才能更好地提高患者的依从性。注意心理因素对疾病的影响，强调对患者进行心理疏导。因为疾病的反复性和长期性，要注意与患者的沟通，做好患者的管理工作。

四、经验方

临床按照此治法选方用药，肖承惊教授的经验方为"荣阴外洗方"。

荣阴外洗方主要药物组成：覆盆子，淫羊藿，旱莲草，鸡血藤，地肤子。

用法：布包后水煎，沸后20分钟，外用坐浴，每日1~2次，每次5~10分钟。

覆盆子：味甘，性平、微热，无毒，入肝、肾经。宋代刘翰、马志等编写的《开宝本草》言其能补虚续绝，强阴建阳，悦泽肌肤，安和脏腑，温中益力，疗劳损风虚，补肝明目。治肾伤精竭流滑，明目黑须，耐老轻身。男子久服轻身，女人多服结孕，益人不浅。药理研究也发现覆盆子有抑菌、雌激素样、抗过敏、改善皮肤血液循环、增强皮肤毛细血管弹性、促进皮肤细胞再生等作用。

淫羊藿：味辛、甘，性温，入肝、肾经。为补命门、益精气、强筋骨、补肾壮阳之要药，临床常用于治疗男子阳痿不举、滑精早泄、小便不禁以及女子不孕等症。李时珍《本草纲目》说："淫羊藿味甘气香，性温不寒，能益精气……真阳不足者宜之。"现代研究表明，淫羊藿含淫羊藿苷、挥发油、蜡醇、植物甾醇、鞣质、维生素E等成分，具有增强免疫功能、抑菌、抗炎、抗病毒等作用。

旱莲草：味甘、酸，性凉，入肝、肾经。能凉血，止血，滋阴益肾，一般用于治疗淋浊、带下、阴部湿痒等疾病。现代药理研究发现，旱莲草能明显增强非特异性免疫和细胞免疫功能，还有抑菌、镇静、镇痛等作用。

鸡血藤：鸡血藤首载于清代汪昂的《本草备要》，苦、甘，性温，入肝、肾经。能补血，活血，通络。在本方中取其养血活血、血行风自灭之意。药理研究发现，其有抗炎、抗病毒、促进血管新生等作用。

地肤子：味辛、苦，性寒，入肾、膀胱经，能清热利湿，祛风止痒，用于小便涩痛、阴痒带下、风疹、湿疹、皮肤瘙痒等，是一味常用的外用药。药理研究显示其有抗过敏、抗真菌、止痒等作用。

同时，覆盆子、旱莲草、淫羊藿滋肾阴，补肾阳，能调节激素失调，对低下的生殖内分泌激素起到调节和增强作用，对其靶器官——外阴具有保护及促进康复作用。

五、验案举隅

病案 黎某，女，60岁，已婚，退休。2016年8月2日初诊。

【主诉】外阴瘙痒1年。

【现病史】患者既往月经规律，绝经15年，绝经后无异常阴道出血及阴道排液。1年来无明显诱因出现外阴瘙痒，伴外阴干涩，阴道分泌物少，有时局部有灼热感。夜间加重，甚至搔抓出血才稍止痒。近半年来出现性交困难。曾至多家三甲医院进行诊治，多次被诊为"外阴硬化性苔藓"，曾使用激素类软膏、物理局部治疗等方法治疗，短期内有效，停药或者时间久则疗效不明显，甚至反复。曾应用中药汤剂口服（具体不详），自觉症状改善，停药后病情反复。因为症状反复，中西药应用种类多且杂，自述出现胃脘不适，对服药有一定抵触心理，并且容易烦躁、易怒。口干咽燥，视物昏花，目干，头晕耳鸣，五心烦热，失眠多梦，腰膝酸痛，容易疲劳。面色暗黑无华，眼眶暗黑，毛发不荣，指甲枯脆。舌红少苔，脉沉细弦。

【妇科检查】外阴萎缩，局部皮肤色素减退，小阴唇变小，大阴唇变薄，皮肤颜色变白、发亮、皱缩，弹性差，有皲裂、脱皮及搔抓痕迹；阴道畅，可容纳一指；子宫萎缩；双附件未触及明显异常。

【辅助检查】阴道分泌物镜检：清洁度Ⅱ度，未见滴虫及外阴假丝酵母菌菌丝，BV阴性。

【中医诊断】阴痒。

【辨证】肝肾不足，气滞血瘀。

【西医诊断】外阴硬化性苔藓。

【治法】补肾益肝，荣阴活血，清热止痒。

患者因服药过多，对口服药物有一定抵触心理，经过与患者沟通后，肖承悰教授以外洗方为主。

【处方】覆盆子50g，淫羊藿50g，旱莲草30g，鸡血藤30g，地肤子30g。

布包后水煎，沸后20分钟，外用坐浴，每日1~2次。嘱患者外洗时先从低浓度开始，可逐渐提高浓度，以便更好适应药物作用。同时，积极对患者进行心理疏导，帮其建立治疗信心。还叮嘱患者一定要定期复查，如症状突然加重或者外阴皮肤色素脱失明显时及时就诊。

患者应用两次药物后，自觉症状明显改善。之后继续用药外洗1周。停药后随访1个月未见复发。患者定期复查，2~3个月自行按原方进行外洗坐浴1周左右，未再出现阴痒难忍的症状。

按：患者60岁，为绝经后女性，天癸绝，肾阴虚，肾藏精而开窍于二阴，主色为黑。肾虚失养则有腰膝酸痛、面色暗黑、眼眶暗黑。肝肾同源，精血亏虚，生风化燥，则外阴瘙痒，皮肤弹性减弱或消失，干燥皲裂，萎缩及皮肤色素脱失。肝肾阴虚，虚热内生，灼伤津液而有口干咽燥；虚热内扰则头晕、五心烦热、失眠多梦。肝开窍于目，肝阴不足则视物昏花、目干。肝体阴而用阳，肝阴不足，肝阳偏亢可有头晕耳鸣、烦躁易怒。气行不畅，瘀血内生，瘀阻经络也可出现外阴瘙痒、皮肤皲裂等失养之征。毛发不荣、指甲枯脆亦为肝肾阴虚、气滞血瘀的表现。结合舌红少苔，脉沉弦，辨证为肝肾不足，气滞血瘀。另外，肝主疏泄，调畅气机，气血运行通畅则助阴器充养。治疗本病时要充分考虑患者的痛苦，辨证论治的同时增强止痒之力，提高患者依从性，助其树立信心。在治疗中，强调对患者的长期管理，从多方位、多角度对患者进行指导，如指导患者正确的外阴清洁及护理方法，指导患者合理用药，了解患者痛苦，缓解患者焦虑等不良情绪。对此类患者的诊治，一定要具备"四心"：耐心、细心、爱心、责任心。

参考文献

[1] Milianciesielska K, Chmura L, Dyduch G, et al.Intraepidermal nerve fiber density in vulvar lichen sclerosus and normal vulvar tissues [J].Journal of Physiology & Pharmacology, 2017, 68（3）：453—458.

[2] 王桂萍，李灵芝，蒋俊青，等.白斑汤联合波姆光治疗肝肾阴虚型外阴硬化性苔藓疗效观察及其对病灶局部CD57蛋白表达的影响 [J].山西中医，2018，33（3）：6-14.

[3] 谢幸，孔北华，段涛.妇产科学 [M].北京：人民卫生出版社，2019：236.

[4] Fruchter R, Melnick L.Lichenoid vulvar disease：a review [J].Int J Womens Dermatol, 2017, 3：58-64.

[5] 申艳，莫宝庆，吴小丽.女性外阴营养不良患病相关因素的研究 [J].南京医科大学学报，2007，27（12）：1513—1516.

［6］Azurdia R M，Luzzi GA，Byren I，et al.Lichen sclerosus in adultmen：a study of HLA associations and susceptibility to autoimmunedisease［J］.Br J Dermatol，1999，140（1）：79-83

［7］Chan，I.，Oyama，N.，Neill，S.M.，et al.Characterization of IgG autoantibodies to extracellular matrix protein 1 in lichen sclerosus［J］.Clinical and Experimental Dermatology，2004，29（5）：499-504.

［8］Howard，A.，Dean，D.，Cooper，S.，et al.Circulating basement membrane zone antibodies are found in lichen sclerosus of the vulva［J］.Australasian Journal of Dermatology，2004，45（1）：12-15.

［9］Terlou，A.，Santegoets，L.A.M.，et al.An Autoimmune Phenotype in Vulvar Lichen Sclerosus and Lichen Planus：A Th1 Response and High Levels of MicroRNA-155［J］.Journal of Investigative Dermatology，2012，132（3）：658-666.

［10］Kirkpatrick B. Fergus，Austin W. Les，Nima Baradaran，et al. Pathophysiology，Clinical Manifestations，and Treatment of Lichen Sclerosus：A Systematic Review［J］Urology，2020，135：11-19.

［11］余春艳，慧延平，王长军，等.外阴白斑与外阴癌性激素受体的测定［J］.中国皮肤性病学杂志，1996，10（5）：271-272.

［12］Friedrich EG，MacLaren NK.Geneticaspects of vulvar lichen sclerosus［J］.Am J Obstet Gynecol，1984，150（2）：161－166.

［13］郑艾，彭芝兰，曹泽毅.外阴营养不良和恶性肿瘤与雌、孕激素受体关系的研究［J］.华西医科大学学报，2000，31（2）：248－249.

第十六节　冷证

临床以手足、全身、腰腹发冷为主症的一组证候群，泛称为冷证，或寒冷证。

肖承悰教授在20世纪90年代末在日本访问交流期间，观察到冷证尤为多见，并被较多提及，因而对此问题进行了较为深入的研究和总结。

冷证是一组里虚寒证的证候群。由于性别的不同，年龄及个体的差异，临床表现虽以发冷为主，但伴随症状也不尽相同。临床上确有不少妇科疾患以阳虚为主要体征，如许多患者就诊时诉说自己宫寒、小腹凉、腰骶酸冷，尤其是很多不孕症患者。还有一些男性不育患者也有不少冷证的表现。

中医文献中无"冷证"这一称谓，相关描述可以散见于"冷劳""痛经""不孕""带下病"等病证中。宋代陈自明《妇人大全良方·妇人冷劳方论》曰："夫妇人冷劳者，由血气不足，表里俱虚，脏腑久挟宿冷，致令饮食不消，腹内积聚，脐下冷痛，月候不调，骨节酸痛，手足无力，肌肤羸瘦，面色萎黄，故曰冷劳也。"明代胡慎柔《慎柔五书·冷劳》云："冷劳者，气血不足，脏腑虚寒，以致脐下冷痛，手足时寒，妇人月水失常，饮食不消，或时呕吐。"清代傅山《傅青主女科》曰："妇人有下身冰冷，非火不暖，交感之际，阴中绝无温热之气。人以为天分之薄也，谁知是胞胎寒之极乎！……胞胎之寒凉，乃心肾二火之衰微也。故治胞胎者，必须补心肾二火而后可。"可见，在古代诸多医家已经认识到寒冷、冷痛、不孕等与阳气不足、虚寒有一定关系。

一、中医发病机制

冷证的发生主要因气虚、阳虚所致。气无形而恒于动，就其性状而言属于阳，且温煦、推动与兴奋等都是气的功能，故阳虚的出现根本在于气虚和气化作用减弱。阳虚是由气虚进一步发展而成的，亦有因寒邪直中损伤体内阳气而致者。

机体阳气虚衰则会出现功能减退或衰弱、代谢活动减退、机体反应性低下等阳热不足的病理状态。

气虚、阳虚多由于先天禀赋不足，或后天饮食失养，或劳倦内伤，或久病损伤阳气，或长期处于寒冷环境中所致。

关于阳虚的病理表现，《素问·论篇》曰："阳虚则外寒"，《素问·逆调论篇》云："寒从中生者，何也？……阳气少，阴气多，故身寒如从水中出"，《素问·厥论篇》说："阳气衰于下，则为寒厥"，"阳气衰，不能渗营其经络，阳气日损，阴气独在，故手足为之寒也"。明代张景岳《景岳全书·传忠录》云："阳虚者，火虚也，为神气不足，为眼黑头眩，或多寒而畏寒。"由于阳气虚衰不足，温煦作用减弱，气化功能减退，产热减少，因而导致人体热量不足，难以温煦全身而出现寒象，故患者畏寒喜暖，全身清冷，并以四肢逆冷最为明显。阳气虚衰，推动无力，脏腑、经络等组织器官生理活动亦因之而减退，血液和津液运行无力而迟缓。阳虚温煦作用不足，气化作用减弱，虚寒内生，血受寒凝，脉络蜷缩，脉搏跳动微弱或沉迟而无力，或津液不能气化，停聚而成水湿痰饮。阳气虚损，兴奋作用减弱，亦可见精神萎靡不振之象。

二、肖承悰教授对该疾病的认识及治疗特点

肖承悰教授认为阳虚生内寒，寒阻经脉，气血运行不畅，气血不能达到肢末并循行全身，肢体得不到营养、温煦，而发为冷证。《素问·生气通天论篇》

曰："阳气者，若天与日，失其所，则折寿而不彰"，说明阳气是生命的动力，人体一旦失去阳气，则健康受到影响，生命受到威胁，因此，对于冷证要积极治疗。

阳气不足一般以脾肾阳虚常见。脾主后天，肾主先天，脾、肾阳气虚衰是全身性阳气不足的重要原因。《素问·至真要大论篇》云："诸寒收引，皆属于肾。"由于肾阳是真阳、元阳，为人体阳气之根本，故肾阳虚为本病证发生的关键。

肾阳虚衰多由年老亏虚，或先天不足，或房劳多产，或素体阳虚，或久病损伤阳气等所致，以一身阳气虚衰，即机体功能低下为特征。清代江涵暾《笔花医镜·肾部》云："命门火衰者，虚象百出。"由于肾阳为一身阳气之根本，为"生命之火"，故肾阳虚常表现为全身阳气衰弱之虚寒征象，且由于阳虚无以温煦，筋脉、腰府失于温养，故常见腰膝酸软、冷痛；肾居下焦，阳气不足，不能温养下元，故两下肢冷尤甚；胞宫失于温煦，可致子宫虚寒，出现带下清冷质稀、小腹冷痛等；肾主生殖，肾阳虚衰，生殖功能减退，则可见不孕不育、阳痿；肾虚气弱，无以上养头目、鼓舞精神，故头目眩晕，精神萎靡。正如《济生方·肾膀胱虚实论治》所说："夫肾者……虚则生寒，寒则腰背切痛，不能俯仰，足胫酸弱，多恶风寒，手足厥冷，呼吸少气……是肾虚之候也"。肾主水，为全身津液代谢之关键，肾阳不足，蒸腾气化无力，水液不能化气而泛溢于肌腠，则可发为水肿。肾司二便，大便的形成和排泄亦有赖于肾阳命火之温煦、气化，肾阳亏虚，温煦不足，封藏失司，则可见泄泻、完谷不化或五更泻。

脾阳虚衰多由脾气虚损发展而来，也有一部分因肾阳不足，命门火衰，不能温煦脾阳所致。脾阳虚，一方面表现为机体失于阳气温煦的形寒肢冷症状：脾阳不足，阳虚阴盛生内寒，寒主收引凝滞，大腹属脾，肠道气机凝滞，经脉挛急，引起腹痛，故常见腹部冷痛，喜温喜按；卫阳有调节体温和汗孔开阖、温煦脏腑的作用，脾胃阳气健旺则卫阳充足，脾阳虚弱则卫阳不足，不能卫外为固，皮肤脏腑失却温煦，产热减少，则会引起畏寒怕冷等症状；脾主四肢，四肢为诸阳之本，脾阳虚，阳气不能运达四肢，故见四肢逆冷。脾阳虚另一方面表现为健运失职之诸般症状：脾失健运则水谷不化，吸收力弱则胃纳受碍，可见腹胀、纳少；运化水湿乏力，水湿不化，流于肠中，则大便溏薄或泄泻；水湿不化，泛溢于肌肤则身肿；水湿趋下，则可见女性白带量多、清稀；脾虚不运，清阳不升，肌肉失养，则见乏力、倦怠、头晕等。

除了脾、肾之外，机体阳虚内寒与心阳不足也有一定关系。心主血脉，全身的血液在经脉中运行，依赖心脏的搏动输送全身，直达肢末，而心脏的搏动要依赖于心气及心阳。如果心之阳气不足，主血脉的功能减退，寒从内生，血行不畅，不能温养四肢百骸，则出现身体怕冷、手足发凉、胸闷气短、面色发青等症。心主神明，心阳的盛衰与人的神志活动有密切关系。《素问·生气通天论篇》云："阳气者，精则养神"，说明阳气是精神活动的物质基础。正常情况下，心阳充沛，能温通血液奉养心神，则精神振奋，心能"任物"；若心阳不足，气血失供，心神失养，不能振奋，则多表现为萎靡不振、神倦欲寐等症。

肾、脾、心三脏的阳气并不是孤立的，相互之间存在密切联系。临床上虽然阳虚在肾、脾、心有所侧重，但日久往往相互影响。脾阳虚进一步发展可形成脾肾阳虚，因脾阳依赖肾阳的温煦方能不断地腐熟水谷、温化水液，故脾阳虚日久不愈，可消磨肾阳而发展为肾阳虚，进而引起脾肾阳虚。心属火，脾属土，心脾之间是母子相生关系，心火助脾暖土。心阳虚，火不暖土，可引起脾胃虚寒诸症。心肾相交，水火既济，机体康健，心阳虚衰，不能下温肾阳，可致肾水寒凝和水气凌心。此外，肾阳为人身阳气的根本，心阳失却肾阳的温煦也会出现心肾阳虚的表现。

因此，临床上会出现脾肾阳虚、心脾阳虚、心肾阳虚的证候，它们的共同病机主要是阳气不足或阳气损伤，共同主症为发冷，但寒不热，喜暖畏寒，局部或周身、四肢、腰膝发冷，可伴有口淡不渴、小便清长、妇女带下质清稀、痛经、闭经、性欲冷淡、不孕等，其舌淡苔白，脉沉紧、沉弦或沉迟。

三、经验方

遵《内经》"寒者热之""治寒以热""形不足者，温之以气，精不足者，补之以味"的原则，肖承悰教授采用温阳益气、祛寒通络的方法，临证结合寒冷易发的部位及年龄、兼症随时加减，灵活运用，并注意温阳与益气相结合，阳气充足才可推动气血运行到全身各部，肢体得气血营养、阳气温煦才可由寒冷转为温暖。为使气血更好地运行，要配以祛寒活血通络之品，标本兼顾，阳气才能施布于肌肉四肢。肖教授自拟"温阳益气汤"，基本方为胡芦巴，肉桂，杜仲，巴戟天，枸杞，白术，党参，黄芪，鸡血藤，川断。

方中胡芦巴苦、温，入肾经，温肾，祛寒，止痛。宋代唐慎微《证类本草》曰："治元脏虚冷气。"明代李时珍《本草纲目》载："治冷气疝瘕，寒湿脚气，益右肾，暖丹田"，"元阳不足，冷气潜伏，不能归元者宜之"。肉桂辛、甘，大热，下补命火，缓补肾阳，引火归源，并入肝肾血分，温通经脉，散寒止痛。巴戟天辛、甘，微温，专入肾经，补肾阳，益精血，祛风除湿。杜仲甘，温，温肾助阳，暖宫，强筋壮骨。枸杞甘，平，补肝肾，益精血，扶阳气（阴中求阳）。白术甘、苦，温，补脾益气，通精微，升清阳，使气血充足。白术配黄芪加强卫外固表的功能，以防外寒再次侵入（里寒之体易受外寒侵袭）。党参补中益气，养血生津，使气血充足。鸡血藤补血活血，温通经脉。续断补肾壮骨，行百脉，调气血，与鸡血藤相配，以助温阳益气之品所生的气血、阳气运送到四肢百骸，机体得温得养，内寒渐去，阳气复生，冷证则有转机。

1.根据年龄，参考兼症，加减用药

肖教授通过临床观察发现，年轻女性患冷证偏多，临床可见月经后期、量少、痛经、闭经、腰腹发凉、带下清稀、性欲淡漠、不孕。于基本方中加小茴香以温肾阳及中阳，暖宫散寒，加乌药温肾散寒，行气通络。如年龄长者多偏于心肾阳虚，临床可见腰膝酸痛无力、溲频、背冷，甚或胸闷、气短等，于基本方中加桂枝以温通心阳，并能行气血，通经络，布运阳气，加狗脊以补肾温阳，壮腰脊，通经络。

2.根据寒冷的部位加减用药

（1）上身偏冷（包括脘腹、肩背、颈项、手臂），主要是心脾阳虚，基础方加干姜、姜黄。干姜温脾阳，散寒助阳通脉；姜黄活血通脉，行气散宣，其"横行手臂"，善散上半身寒冷。

（2）四肢或全身偏冷，加桂枝、细辛，二药温阳散寒，行气血，通经络，可作用于周身四末，使阳气通达于肢体末端，温暖肌肉、筋脉。

（3）下身偏冷（身觉腰膝以下寒冷），加独活、牛膝。独活温经通络散寒，善散下半身寒冷；牛膝补肾强腰，引气血下行，引阳气下达，以使下半身得以温养。

（4）上热下寒：加桂附八味丸以引火归源。

3.瘀血寒冷证

症见舌质紫暗，舌尖、边有瘀点、瘀斑，小腹冷痛，或周身疼痛，全身有冷感。多因外界寒邪侵袭机体，寒邪入血，血遇寒则凝滞，瘀血阻于经络，寒气不能外出，阳气不能布达四末及周身而致诸症。治以活血行气、祛瘀通络、散寒止痛为主，方用身痛逐瘀汤（《医林改错》）：秦艽，川芎，桃仁，红花，甘草，羌活，没药，当归，五灵脂，香附，牛膝，酒地龙。

4.子宫寒冷证

症见小腹发凉、喜温、痛经、月经不调、带下稀薄清冷、性欲低下、不孕等。证属冲任虚寒，子宫寒冷。治以温经散寒、暖宫为主，方用艾附暖宫丸（《沈氏尊生书》）：当归，生地黄，白芍，川芎，黄芪，肉桂，艾叶，吴茱萸，香附，续断。

四、验案举隅

病案一　王某，女，30岁。2001年10月16日初诊。

【主诉】腰腹发凉近10年，不孕4年。

【现病史】结婚4年，未采取任何避孕措施，一直未孕。做过相关西医检查，未发现明显异常。平素常感小腹发凉，经期小腹凉感更甚、隐隐坠痛。时感腰骶酸软，怕冷怕风。刻下症：倦怠，乏力，怕冷，腰腹尤甚，带多，质地清稀，大便稀溏。纳食尚可，睡眠一般。舌淡嫩，苔薄白，脉沉细。

【经孕产史】15岁月经初潮，素来月经错后，40余天一行，经量少，经色淡。末次月经为2001年9月15日。

【中医诊断】不孕症。

【辨证】脾肾阳虚。

【西医诊断】原发性不孕。

【治法】温肾助阳，健脾益气。

【处方】胡芦巴10g，杜仲15g，巴戟天15g，续断15g，补骨脂10g，菟丝子15g，党参15g，炒白术15g，生黄芪15g，鸡血藤20g，茯苓15g，炮姜10g，炙甘草6g。

14剂，水煎服。

2001年10月30日第2诊：药后月经于10月20日来潮，经量略增，色正，经期小腹冷痛较前好转。唯药后略感上火，起口疮，口咽干。舌淡红，苔薄白，脉沉细。于上方加肉桂3g（后下）、牡丹皮15g。继服14剂。

2001年11月13日第3诊：药后乏力感明显减轻，腰腹凉好转。昨日始感觉乳房微胀，有即将行经之意。于二诊方再加荔枝核12g。14剂，水煎服。

2001年11月27日第4诊：月经于11月21日来潮，量色正常，腹凉、腹痛已不明显。予三诊方继续服用10剂巩固疗效。

2001年12月28日第5诊：本月月经过期未潮，近几日胃脘不适，纳差，时泛恶。舌淡红，苔薄白，脉细略滑。查血HCG：350IU/L。后顺产一子。

按：《圣济总录》云："妇人所以无子者，冲任不足，肾气虚寒也。"《傅青主女科》曰："妇人有下身冰冷，非火不暖，交感之际，阴中绝无温热之气。人以为天分之薄也，谁知是胞胎寒之极乎！夫寒冰之地，不生草木；重阴之渊，不长鱼龙。今胞胎既寒，何能受孕？虽男子鼓勇力战，其精甚热，直射于子宫之内，而寒冰之气相逼，亦不过茹之于暂，而不能不吐之于久也，夫犹是人也？此妇之胞胎，何以寒凉至此，岂非天分之薄乎？非也。盖胞胎居于心肾之间，上系于心而下系于肾。胞胎之寒凉，乃心肾二火之衰微也。故治胞胎者，必须补心肾二火而后可。"陈士铎曾云："胞胎之脉，所以受物者，暖则生物，而冷则杀物矣。"先贤早已认识到阳气不足、胞宫虚冷与不孕有密切关系。该患者月经初潮较迟，先天肾气欠充。肾寓元阴元阳，肾阳是周身阳气之根本，肾阳不足，虚寒内生，寒性凝滞，阻滞气机，气机不畅，血流受阻，以致血海不能按时满溢，月经错后。精血同源，均为月经的物质基础，肾虚精血不足，血海不盈，肾阳不足，不能温运脾阳，脾虚则气血生化乏源，营血虚少，血海不充，故月经量少、色淡。阳虚内寒，失于温煦，故怕冷、自觉发凉。腰为肾之府，肾虚故腰骶酸软。肾主生殖，肾阳不足，命门火衰，胞宫虚寒，不能摄精成孕，以致多年不孕。脾阳衰微，不能升举清阳，寒湿内生，故便溏。综上，该患者目前主要的问题是脾肾阳虚，胞宫虚寒。根据"寒则热之""虚则补之"的治疗原则，初诊处方以温补脾肾、散寒暖宫为主。方中胡芦巴温肾，祛寒，止痛，补下焦之元阳，逐在里之寒湿。巴戟天补肾助阳，强筋骨。杜仲温肾助阳，暖宫，强筋壮骨。续断补肾，行血脉，补而不滞。补骨脂入脾、肾经，补火助阳，温脾止泻。菟丝子既能助阳，又可益精，不燥不腻，为平补脾肾之要药。白术补脾益气，通精微，升清阳，使气血充足。白术配黄芪加强卫外固表的功能，以防外寒再次侵入（里寒之体易受外寒侵袭）。党参补中益气，养血生津。鸡血藤补血活血，温通经脉。炮姜守而不走，温中散寒，专治里寒。茯苓淡渗利水，补脾宁神。炙甘草调和诸药。如此，肾脾之阳得以复生，内寒渐去，冷证则有转机。二诊时，患者情况已有改观，唯略感"虚不受补"而有上火情况，遂加入肉桂引火归源、牡丹皮佐制诸药之燥。此后又经过两诊调治、巩固，体内阳气复健，内寒得散，冷证改善，胞宫温煦，终获毓麟。

病案二 章某某，女，26岁。2004年3月2日初诊。

【**主诉**】经期、经后腹痛3年余。

【**现病史**】自3年前开始月经将尽时和经后3、4天，少腹绵绵隐痛，喜温喜按，腰腹发凉，自觉有冒冷气的感觉，腰膝酸软。常感疲乏，后背发凉，手足冰冷，消瘦，白带量多清稀，夜尿频多。既往曾嗜食冰激凌、雪糕等寒凉之品，素爱漂亮，常衣着单薄。舌淡略胖，苔白，脉沉迟细涩。

【**经孕产史**】末次月经为2004年2月20日。13岁月经初潮，周期规律，30天一行，量中，色略淡，偶有血块，行经6天。

【**中医诊断**】经行腹痛。

【**辨证**】肾阳虚衰。

【西医诊断】痛经。

【治法】温补肾阳，散寒止痛。

【处方】胡芦巴10g，肉桂6g（后下），桂枝10g，杜仲15g，巴戟天15g，续断15g，炒白术15g，生黄芪15g，乌药10g，狗脊15g，炙甘草6g。

14剂，水煎服。

2004年3月16日第2诊：药后自觉身体转暖，后背凉感减轻，晚间已不起夜。效不更方，原方再服14剂。

2004年3日30日第3诊：月经于3月21日来潮，量色正常，经期、经后腹痛不显，腰腹转温，腰膝酸软缓解。嘱再服成药金匮肾气丸一周，以巩固疗效。后该患者又因它病来诊，告之继之前三诊治疗后，痛经再未发作。

按：疼痛的原因，不外乎"不通则痛"和"不荣则痛"，本案当属后者。该患者自幼嗜食寒凉，损伤中阳，日久及肾，再加上平时衣着单薄，外寒渐侵，进一步损伤体内阳气。阳主温煦，阳虚则生内寒。《素问·举痛论篇》云："寒气客于脉中，则血泣脉急，故胁肋与少腹相引痛矣。"《素问·调经论篇》云："血气者，喜温而恶寒，寒则泣不能流，温则消而去之。"经期相对于平时，属于身体更为虚弱的时期，阳气更显匮乏，阳失温煦，经脉失于温养，不荣则痛，故而宫寒而痛。四肢为阳气之本，阳气亏虚，不能达于四末，故手足冰凉。带多清稀、夜尿频均为肾阳不足、蒸腾气化失常之征。针对其肾阳虚衰的主因，治以温补肾阳，散寒止痛。方中胡芦巴、肉桂、巴戟天、续断、狗脊、杜仲温肾壮阳，白术、黄芪益气固表，乌药温肾散寒止痛，桂枝温经通络。经过三诊治疗，肾阳得复，身体转暖，痛经得以解除。

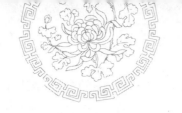

|第三章|
对药应用经验

对药指处方中成对使用的中药，是遣方用药的一种形式。肖承悰教授十分重视中药配伍的应用，认为"用药如用兵"，只有熟知药物性味归经、功能主治，方能调兵遣将，游刃有余。肖教授临证多年熟记药味，深谙药性，在处方中擅用对药，或为加强功效，或为寒热调和，或为动静结合，或为攻补兼施，或为减轻毒性，排兵布阵，甚是精妙。

一、临床常用对药

1.紫苏梗、砂仁

紫苏梗为唇形科植物紫苏和野紫苏的茎。砂仁为姜科植物阳春砂仁、绿壳砂仁和海南砂仁的成熟果实或种子。二者均味辛，性温，归脾、胃经，具有理气温中、调和脾胃、安胎的功效。明代倪朱谟《本草汇言》记载砂仁："然古方多用以安胎何也？盖气结则痛，气逆则胎动不安，此药辛香走窜，温而不烈，利而不削，和而不争，通畅三焦，温行六腑，暖肺醒脾，养胃养肾，舒达肝胆不顺不平之气，所以善安胎也。"明代贾所学《药品化义》谓："苏梗，能使郁滞上下宣行，凡顺气诸品惟此纯良。"清代严西亭《得配本草》云苏梗："疏肝，利肺，理气，和血，解郁，止痛，定嗽，安胎。"现代药理研究表明，紫苏梗能使动物子宫碳酸酐酶的活性升高，具有与孕酮相似的孕激素样作用，可用于先兆流产的治疗。砂仁具有保护胃肠、抗炎、镇痛、止泻、降血糖等作用。

肖教授认为，对于胎漏、胎动不安的患者，尤其是既往有滑胎史者，大多谨慎保胎而卧床休息，其活动偏少，加之腹中胎体渐大，或情志不遂，易致气机失调，阻滞中下二焦，从而出现恶心、呕吐、肢体肿胀等症。紫苏梗和砂仁二者作用相近而又有所区别。砂仁除行气安胎外，还有化湿开胃、温脾止泻功效，可减轻恶心、呕吐等早孕反应，脾虚泄泻者还可止泻安胎；苏梗则兼可疏肝理气，对于情志不遂者可顺气舒郁而安胎。肖教授每于保胎处方中加入紫苏梗和砂仁，使得气顺胎安，并能减轻早孕反应，还可避免安胎处方中补益之品过于滋腻碍胃，可谓一箭多雕。

2.生黄芪、防己

肖教授临证搭配使用生黄芪、防己是受仲景防己黄芪汤之启发，防己黄芪汤除黄芪、防己外尚有甘草、白术、大枣、生姜，治疗表虚不固之风水证或风湿证。肖教授临证治疗气虚型卵巢囊肿或盆腔积液的患者，处方中常用生黄芪、防己二药。

黄芪为豆科植物蒙古黄芪和膜荚黄芪等的根。味甘，性微温，归脾、肺经，功能补气升阳，固表止汗，行水消肿，脱毒生肌。肺主通调水道，脾主运化水湿，黄芪补益脾肺，故有行气消肿之功，从本治之。李东垣云："脾胃一虚，肺气先绝，必用黄芪温分肉，益皮毛，实腠理，不令汗出，以益元气而补三焦。"现代药理研究表明，黄芪能够调节机体免疫功能，增强实验动物体液和细胞免疫，增强心肌收缩力及抗缺氧能力，保护心肌细胞，扩张血管，降低血液黏度，促进骨髓造血功能，抗肿瘤，抗衰老，增强细胞代谢和推迟老化，改善肾功能，调节内分泌，保护脑组织，镇静和增强记忆，保护肝脏，促进小肠消化功能，抗病原微生物等，对全身多个器官和组织具有保护和调节作用。

防己为防己科植物粉防己的块根。味苦、辛，性寒，归膀胱、肺、脾经，有利水消肿、清热除湿、祛风镇痛之效。现代研究显示，防己具有抗肿瘤、抗肿瘤细胞多耐药性、神经保护等多方面药理活性。金代张元素《医学启源》记载防己可"疗腰以下至足湿热肿盛"，清代汪绂《医林纂要·药性》云防己"泻心，坚肾，燥脾湿，功专行水决渎，以达于下"。

生黄芪、防己相配，标本兼治，行气利水，配以白术、茯苓、泽兰、赤芍、川牛膝等健脾利湿活血中药，可有效祛除停聚于下焦冲任的水湿，效验频频。

3.鸡内金、佛手

鸡内金是雉科动物家鸡的砂囊内膜。味甘，性平，归脾、胃、肾、膀胱经，功能健脾消食，涩精止遗，磨积化石。清代张锡纯《医学衷中参西录》云："鸡内金不但能消脾胃之积，无论脏腑何处有积，鸡内金皆能消之，是以男子疝癖、女子癥瘕，久久服之皆能治愈。"

佛手为芸香科植物佛手柑的成熟果实。味辛、苦、甘，性温，归肝、脾、胃经，功能疏肝理气，和中止痛，化痰止咳。清代叶桂《本草再新》谓佛手："治气疏肝，和胃化痰，破积。治噎隔反胃，消癥瘕、瘰疬。"现代药理研究表明，佛手具有祛痰、止咳、平喘、抗焦虑、抗菌消炎和清除自由基等作用。

鸡内金、佛手是萧龙友先生验方佛金散的组成，主治胃脘作痛，消化不良。肖教授认为，女子癥瘕多为痰凝血瘀之产物，治疗上离不开理气化痰、活血消癥。鸡内金为家鸡的砂囊内膜，鸡所吃的各种食物均在其内磨化吸收，可见其消积作用甚好，佛手既能健脾，又能疏肝，使脏腑得调，痰消瘀散，故肖教授用二药治疗子宫肌瘤、卵巢囊肿等癥瘕病证伴有消化功能障碍者，消积化滞，一箭双雕，常收效显著，治疗前后超声检查可见肿瘤体积多有缩小。

4.茯苓、土茯苓

二药均味甘、淡，性平，具有很好的淡渗利湿功效。茯苓为多孔菌科真菌茯苓的菌核，归心、肺、脾、肾经，能利水渗湿，健脾，宁心，用治水肿尿少，痰饮眩悸，脾虚食少，便溏泄泻，心神不安，惊悸失眠。唐代甄权《药性论》言其可疗"心腹胀满，妇人热淋"。宋代寇宗奭《本草衍义》谓："行水之功多，益心脾。"现代药理研究证实，茯苓有抗肿瘤、抗菌、抗病毒、提高免疫力的作用。

土茯苓为百合科植物土茯苓及暗色菝葜的根茎。味甘、淡，性平，归肝、胃经，有解毒散结、祛风通络、利湿泄浊之功效。主要用于梅毒及汞中毒所致的肢体拘挛、筋骨疼痛，湿热淋浊，带下，痈肿，瘰疬，疥癣。本品外形与茯苓相似，且也有利湿作用，故名土茯苓。明代李时珍《本草纲目》云："土茯苓能健脾胃，去风湿，脾胃健则营卫从，风湿去则筋骨利，故诸证多愈。"清代张德裕《本草正义》谓："土茯苓，利湿去热，能入络搜剔湿热之蕴毒。"现代药理研究表明，土茯苓具有保护心肌、细胞免疫抑制、利尿、镇痛、抗肿瘤、解毒、抗菌等作用。

肖教授在临床中观察到，很多女性患者都有体倦胸闷、痰多口黏、舌胖苔腻等脾虚痰湿证候，可能与嗜食生冷、油腻及甜品等饮食习惯有关。痰湿结聚下焦，可日久化热，或与瘀血搏结，易导致阴道炎、宫颈炎、盆腔积液、卵巢囊肿等病症，表现为带下量多，阴中瘙痒，腰腹疼痛，故治疗当以健脾利湿为主。茯苓和土茯苓二者皆味甘、淡，性平，甘能补脾，淡能渗利水湿，从本治之，土茯苓兼有解毒之功，二者合用则健脾利湿解毒作用更强。肖承悰教授常用此二药治疗上述病症，收效显著。常见配伍：阴痒明显者配以白鲜皮、苦参、地肤子等；腰痛明显者配以桑寄生、续断、川牛膝等；有盆腔积液及卵巢囊肿者配以丹参、赤芍、路路通、皂角刺等。

5.桑寄生、续断

桑寄生常寄生于桑树上，故名。清代张志聪《本草崇原》言："寄生感桑气而寄生枝节间，生长无时，不假土力，夺天地造化之神功。主治腰痛者，腰乃肾之外候，男子以藏精，女子以系胞，寄生得桑精之气，虚系而生，故治腰痛。"桑寄生善补肝肾，强筋骨，除风湿，通经络，益血，安胎。现代药理研究表明，桑寄生具有抗肿瘤、抗氧化、抗病原微生物作用。

续断为川续断科植物川续断的根。味苦、辛，性微温，归肝、肾经，功能补肝肾，续筋骨，调血脉，治疗腰背酸痛、足膝无力、胎漏、崩漏、带下、遗精、跌打损伤、金疮、痔漏、痈疽疮肿等。明代倪朱谟《本草汇言》谓：“续断，补续血脉之药也。大抵所断之血脉非此不续，所伤之筋骨非此不养，所滞之关节非此不利，所损之胎孕非此不安。”现代药理研究表明，续断活性成分具有增强免疫功能、抗衰老、抗骨质疏松等药理作用。川续断浸膏、总生物碱及挥发油对未孕或妊娠小鼠离体子宫皆有显著的抑制作用。

肖教授认为二药既补肝肾，又通经络，补而不滞，常合用治疗月经不调、盆腔炎性疾病或更年期综合征等属肾虚，见腰膝疼痛病证。桑寄生、续断为《医学衷中参西录》保胎药方寿胎丸的重要组成，桑寄生以寄生于桑树为生，续断植株根繁枝茂，二者均体现了旺盛的生命力，取类比象，其作用于母体，固肾安胎药效甚好，故常常用于治疗胎漏、胎动不安、滑胎等疾病。

6.路路通、皂角刺

路路通又名枫实、枫果、枫香果、九空子，为金缕梅科植物枫香树的成熟果序。味辛、苦，性平，归肝、肾经，有祛风通络、利水、通经下乳功效。主治风湿痹痛、肢体麻木、四肢拘挛、水肿、小便不利、乳汁不通、乳房胀痛等症。清代赵学敏《本草纲目拾遗》云：“其性大能通十二经穴，故《救生苦海》治水肿胀满服之，以其能搜逐伏水也。”现代药理研究表明，路路通具有保护大鼠肝细胞、抑制大鼠关节炎肿胀和抗炎作用。

皂角刺为豆科植物皂荚或山皂荚的棘刺。味辛，性温，归肝、肺、胃经，功能消肿排脓，祛风杀虫，通经下乳。明代李时珍《本草纲目》云：“能引诸药上行，治上焦病。”明代李梴《医学入门》谓：“皂刺，凡痈疽未破者能开窍，已破者能引药达疮所，乃诸恶疮癣及疠风要药也。”现代药理研究表明，皂角刺有抗凝血、抗肿瘤作用。

路路通、皂角刺均味辛，有较强的发散、祛风和通利作用，二者合用药效相加，共奏活血通经、利水消肿、下乳之功。肖教授用此治疗盆腔炎性疾病，尤其是输卵管不通或通而不畅、输卵管积水或盆腔积液，卵巢囊肿以及瘀血引起的月经后期、闭经、产后乳汁不下等。

7.莲子心、茯苓

莲子心为莲子中的青嫩胚芽。味苦，性寒，归心、肾、肝经，功能清心安神，交通心肾，涩精止血。清代汪绂《医林纂要·药性》云其泻心坚肾，留欲尽之血，存生育之本。清代吴鞠通《温病条辨》曰：“莲心，由心走肾，能使心火下通于肾，又回环上升，能使肾水上潮于心。"研究表明，莲心碱和甲基莲心碱都具有广泛抗心律失常作用。

茯苓归心、脾、肾经，明代缪希雍《神农本草经疏》云其"甘能补中，淡而利窍"，宋代寇宗奭《本草衍义》认为"茯苓、茯神，行水之功多，益心脾不可阙阙也"。茯苓能实心脾而解邪热，宁心安神。现代药理研究证实，茯苓有抗肿瘤、抗菌、抗病毒、提高免疫力作用。

莲子心、茯苓均归心、肾经。莲子心味苦，性寒，泻心火而存肾阴；茯苓味甘、淡，性平，补益心脾气血。二者均可宁心安神，肖教授用此二药交通心肾，治疗心肾不交、心经有热的更年期综合征、抑郁、不寐等疾病，症见心悸怔忡、烦躁失眠者，常配伍生地黄、麦冬、炒枣仁等药物，屡用屡验。

8.枸杞子、狗脊

枸杞子为茄科落叶灌木植物宁夏枸杞的成熟果实，味甘，性平，归肝、肾经，功能补肝肾，明目，用于治疗肝肾不足之腰酸遗精、头晕目眩、视力减退、内障目昏、消渴等。梁代陶弘景《本草经集注》载："补益精气，强盛阴道。"现代药理研究证明，枸杞子能够升高外周白细胞，增强网状内皮系统吞噬能力，增强细胞与体液免疫，对造血功能亦有促进作用，还有抗衰老、抗突变、抗肿瘤、保肝及降血糖作用。

狗脊为蚌壳蕨科多年生草本植物金毛狗脊的根状茎，性温，归肝、肾经，功能祛风湿，补肝肾，强腰膝。汉代《名医别录》云："疗失溺不节，男子脚弱腰痛，风邪淋露，少气目暗。坚脊，利俯仰，女子伤中，关节重。"现代药理研究显示，狗脊及其有效成分具有防治骨质疏松、抑制血小板聚集、止血与镇痛、抑菌、抗炎、抗风湿、保肝、抗氧化及抗癌等作用。

枸杞子、狗脊二者皆入肝、肾经。枸杞子味甘，性平，不燥不腻，重在滋养肝肾，益精血，属静；狗脊不仅能补肝肾，且能祛风湿，利关节，属动。肖教授常将二药合用，补肝肾，益精血，动中有静，静中有动，动静结合，补而不滞，利而不伤正，用于治疗肝肾不足、精血亏虚为本之卵泡发育慢、卵泡功能不良以及不孕、流产、月经不调等病症。

9.鬼箭羽、夏枯草

鬼箭羽，又名卫矛、鬼箭，为卫矛科植物卫矛的具翅状物的枝条或翅状附属物。味苦、辛，性寒，归肝经，质轻窜散，功能破血通经，除痹止痛，解毒杀虫。主治癥瘕结聚、心腹疼痛、痛经、经闭、瘀血崩漏、产后瘀滞腹痛、恶露不下、历节痹痛、跌打损伤、虫积腹痛、疮肿风疹、毒蛇咬伤等。其提取物对心血管有保护作用，能改善心肌缺血状态，降血压，还有抗肿瘤、抗氧化、降血糖、降血脂、抑菌消炎等作用。

夏枯草为唇形科植物夏枯草的干燥果穗，味苦、辛，性寒，归肝、胆经。本药辛以散结，苦以泄热，功能清肝散结，主治头痛眩晕、烦热耳鸣、目赤疼痛、胁肋胀痛、瘰疬瘿瘤、乳痈、疔腮、疖肿、肝炎等。其提取物具有抗病原微生物、抗肿瘤、抗氧化、免疫调节、降糖、降压等作用。《神农本草经》云："主寒热，瘰疬，鼠瘘，头疮；破癥，散瘿结气，脚肿湿痹。轻身。"清代严西亭《得配本草》言："解阴中郁结之热，通血脉凝滞之气。"

鬼箭羽又叫"见肿消"，是消肿散结之神药，夏枯草能祛痰散结。肖教授认为气虚血瘀，气机不利必生痰湿，痰瘀互结，阻滞胞宫、胞脉致癥瘕，气虚血瘀日久夹痰，此为子宫肌瘤的主要病机。鬼箭羽、夏枯草二药合用能祛痰软坚散结，活血化瘀，故此二药为肖教授治疗子宫肌瘤常用药对，效果显著。此外，还用于治疗卵巢巧克力囊肿、乳腺结节、闭经等瘀血证候。

10.龙骨、牡蛎

二者均为动物药。龙骨是古代多种大型哺乳动物如三趾马、犀类、鹿类、牛类、象类等的骨骼化石或象类门齿的化石。味甘、涩，性平，归心、肝、肾经，能镇惊安神，平肝潜阳，收敛固涩。主治心神不宁、心悸失眠、惊痫癫狂、肝阳眩晕、滑脱诸症。收敛固涩宜煅用，其余生用。现代药理研究证实，龙骨混悬液灌胃能增加小鼠戊巴比妥钠催眠率，龙骨还可缩短小鼠的凝血时间。汉代《名医别录》云："汗出，夜卧自惊，恚怒……止汗，缩小便，溺血，养精神，定魂魄，安五脏。"

牡蛎为牡蛎科动物的贝壳，味咸、涩，性微寒，归肝、心、肾经，功能平肝潜阳，镇惊安神，软坚散结，收敛固涩。主治肝阳上亢、眩晕耳鸣、痰核、瘰疬、癥瘕积聚、滑脱诸症。牡蛎具有抗氧化、抗肿瘤、降血糖、调节免疫系统、镇静、局麻和保护胃黏膜作用。《名医别录》云："除留热在关节荣卫，虚热去来不定，烦满，止汗，心痛气结，止渴，除老血，涩大小肠，止大小便，疗泄精，喉痹，咳嗽，心胁下痞满。"《洁古珍珠囊》谓："软痞积。又治带下，温疟，疮肿，为软坚收涩之剂。"

龙骨、牡蛎两药潜镇安神、收敛固涩的功用相似，相加则作用更强，为肖教授临床常用对药，运用广泛。龙骨、牡蛎治疗更年期综合征、卵巢早衰或经前期紧张综合征见失眠、心烦，宜生用，取其重镇安神作用，若治汗出过多则煅用，取其收敛固涩作用；治疗崩漏、月经过多、经期延长等月经病，宜煅用，取其收涩止血作用；治疗胎漏、胎动不安，应用其重镇安静子宫和收涩止血双重功效，宜煅用。龙骨、牡蛎含碳酸钙、磷酸钙和硫酸钙，并含镁、铝、硅及氧化铁等，在治疗疾病的同时又可补充机体所需的矿物质和微量元素。

11.潼蒺藜、白蒺藜

潼蒺藜又名沙苑子、沙苑蒺藜、潼沙苑，为豆科多年生草本植物扁茎黄芪的成熟种子。味甘，性温，归肝、肾经，具补肾固精、养肝明目功效。用治肾虚阳痿、遗精早泄、小便遗沥、白带过多、腰痛及肝肾不足引起的眩晕目昏。明代倪朱谟《本草汇言》谓："沙苑蒺藜，补肾涩精之药也……能养肝明目，润泽瞳仁，补肾固精，强阳有子，不烈不燥，兼止小便遗沥，乃和平柔润之剂也。"现代药理研究显示，潼蒺藜在抗氧化、清除自由基、抗炎、抗肿瘤、保肝降脂、抗衰老、抗疲劳等方面具有良好的药理作用。

白蒺藜，又名刺蒺藜，是蒺藜科草本植物蒺藜的果实。味苦、辛，性平，归肝经，功能平肝疏肝，祛风明目。主治头晕目眩、胸胁胀痛、乳闭胀痛、风热目赤、风疹瘙痒、经闭、癥瘕等。《神农本草经》曰："主恶血，破癥结积聚，喉痹，乳难。久服长肌肉，明目，轻身。"现代药理研究表明，白蒺藜具有抗心肌缺血、抗衰老和改善卵巢功能的作用。

潼蒺藜既能温补，又能滋补肝肾二脏，白蒺藜则清肝解郁，二药一补一清，既补肾又疏肝，合而用治肝肾不足、阴血亏虚夹瘀之月经失调、闭经、多囊卵巢综合征等，达到标本兼治的目的。另外，二者合用养肝血，平肝阳，还可用治更年期综合征由肝血不足、肝阳上亢所致的头晕、心烦、目涩、肤痒、面部雀斑等。肾阴虚者常配枸杞子、女贞子、桑椹等滋补肾阴；肾阳虚者配菟丝子、覆盆子、巴戟天等温养肾阳；真机期促排卵时加苏木、土鳖虫活血通络；伴痤疮者配茵陈、蒲公英以清热利湿；抑郁者配白芍、山萸肉养血柔肝。

12.鸡内金、浙贝母

鸡内金是雉科动物家鸡的砂囊内膜。味甘，性平，归脾、胃、肾、膀胱经。功能健脾消食，涩精止遗，磨积化石。主治饮食积滞，小儿疳积，呕吐，泄痢，遗精，尿频，消渴，胆石，石淋，癥瘕，经闭，喉痹乳蛾，牙疳口疮。清代张锡纯《医学衷中参西录》云："鸡内金不但能消脾胃之积，无论脏腑何处有积，鸡内金皆能消之，是以男子疝癖、女子癥瘕，久久服之，皆能治愈。又凡虚劳之证，其经络多瘀滞，加鸡内金于滋补药中，以化其经络之瘀滞，而病始可愈。至于治室女月信一次未见者，尤为要药，盖以其能助归、芍以通经，又能助健补脾胃之药，多进饮食以生血也。"

浙贝母为百合科植物浙贝母的鳞茎。味苦，性寒，归肺、心经。功能清热化痰，散结消肿。主治风热或痰热咳嗽，肺痈吐脓，瘰疬，瘿瘤，疮痈肿毒。清代赵其光《本草求原》谓："功专解毒，兼散痰滞。治吹乳作痛，乳痈，项下核及瘰瘤，一切结核，瘰疬，乳岩，妊娠尿难，便痈，紫白癜斑，人面疮，蜘蛛蛇蝎咬。"清代张德裕《本草正义》言："象贝母味苦而性寒，然含有辛散之气，故能除热，能泄降，又能散结。"药理实验研究表明，浙贝母及其有效成分具有镇咳、化痰、镇静、降压等作用。

肖教授将鸡内金、浙贝母合用治子宫肌瘤、卵巢囊肿、乳腺结节、月经不调等疾病，取二者消食化积、软坚散结消肿，兼有活血的功效。治疗子宫肌瘤和乳腺结节常配伍醋鳖甲、生牡蛎、鬼箭羽、夏枯草、郁金等药物；治疗卵巢囊肿常配伍赤芍、泽兰、茯苓、路路通、皂角刺等；治疗月经后期、闭经则伍以益母草、泽兰、莪术等。

13.半枝莲、白花蛇舌草

半枝莲是马唇形科黄芩属多年生草本植物半枝莲的干燥全草。味辛、微苦，性凉，归肺、胃、肝、肾经，功能清热解毒，散结化瘀，止血，利水，抗癌。用于治疗疔疮肿毒、咽喉肿痛、毒蛇咬伤、跌扑伤痛、吐血、衄血、血淋、水肿、黄疸、多种癌肿。《泉州本草》云："清热，解毒，祛风，散血，行气，利水，通络，破瘀，止痛。内服主血淋，吐血，衄血；外用治毒蛇咬伤，痈疽，疔疮，无名肿毒。"

白花蛇舌草为茜草科耳草属植物白花蛇舌草的全草。味苦、微甘，性微寒，归肺、肝、胃经，功能清热利湿，解毒抗癌。用于治疗肺热咳喘、咽喉肿痛、湿热黄疸、热淋涩痛、水肿、痢疾、肠炎、肠痈、疮疖肿毒、癌肿等病症；外用治疮疖痈肿、毒蛇咬伤。《广东中药》云："消肿解毒，驱风，止痛，消炎。主治蛇伤，癌症及盲肠炎，痢疾等症。"

现代研究认为二药均具有良好的抗肿瘤、抗菌消炎作用。肖教授对妇科恶性肿瘤术后或放化疗后的患者进行巩固治疗时，善于运用二药，取其相近之作用，合用则疗效更佳。肖教授通过临床观察认为，恶性肿瘤患者久病气阴耗伤，正气不足，易受病邪侵犯或导致疾病复发，故治疗以扶正为本，辅以活血化瘀、清热解毒之品，以防止复发，临床常在黄芪、太子参、山药等补气之品基础上配以抗癌良药半枝莲和白花蛇舌草，祛邪而不伤正。应用时注意脾胃虚寒者慎用。

14.桑椹、柏子仁

桑椹为桑科植物桑树的干燥果穗。味甘、酸，性微寒，归心、肝、肾经，功能补血滋阴，生津润燥。用于治疗眩晕耳鸣，心悸失眠，须发早白，津伤口渴，内热消渴，血虚便秘。《神农本草经疏》谓："桑椹，甘寒益血而除热，为凉血补血益阴之药，消渴由于内热，津液不足，生津故止渴。五脏皆属阴，益阴故利五脏。"现代药理研究显示，其具有预防老年痴呆、解酒、调节免疫、抗氧化、抗衰老、降糖降脂等作用。

柏子仁为柏科植物侧柏的干燥成熟种仁。味甘，性平，归心、肾、大肠经，功能养心安神，止汗，润肠。用于治疗虚烦失眠，心悸怔忡，阴虚盗汗，肠燥便秘。《神农本草经》曰："主惊悸，安五脏，益气，除风湿痹，久服令人润泽美色，耳目聪明，不饥不老，轻身延年。"《本草纲目》曰："养心气，润肾燥，安魂定魄，益智宁神；烧沥，泽头发，治疥癣。"药理研究显示，其有效成分具有镇静安神、抗抑郁、减少小鼠自主活动次数、改善阿尔茨海默病、加强肠推进、治疗不孕症等作用。

桑椹、柏子仁二药均味甘，归心、肾经，甘能养阴，故为滋养心肾之良药，又兼养血润便，肖教授常用此治疗心肾阴血不足所致月经不调、月经前后诸证、更年期综合征、卵巢早衰、不孕等兼有心烦失眠、便秘症者，一箭双雕。月经后期、月经过少者常配伍当归、白芍、熟地黄、丹参等养血活血调经；月经前后诸证、更年期综合征兼见心悸怔忡、失眠者配伍龙骨、牡蛎、茯苓等镇静安神；卵巢功能减退、不孕等常配伍菟丝子、女贞子、黄精等补肾填精。

15.黄精、当归

黄精为百合科植物黄精、多花黄精和滇黄精的根茎。味甘，性平，归脾、肺、肾经，功能补气养阴，健脾，润肺，益肾。用于治疗脾胃虚弱，体倦乏力，口干食少，肺虚燥咳，精血不足，内热消渴。《日华子诸家本草》曰："补五劳七伤，助筋骨，止饥，耐寒暑，益脾胃，润心肺。"现代药理研究显示，黄精有效成分或提取物具有改善微循环、提高机体免疫功能、抗衰老、降血糖、抗炎、抗病原微生物等多种作用。

当归味甘、辛，性温，归肝、心、脾经，功能补血活血，调经止痛，润肠通便。用于治疗血虚萎黄，眩晕心悸，月经不调，经闭痛经，虚寒腹痛，肠燥便秘，风湿痹痛，跌扑损伤，痈疽疮疡。酒当归活血通经功效更强。《日华子本草》曰："治一切风，一切血，补一切劳，破恶血，养新血及主癥癖。"现代药理研究表明，当归含有兴奋和抑制子宫平滑肌的两种成分，抑制成分主要为挥发油，兴奋成分为非挥发性物质，当归在宫腔内压高时加强子宫肌收缩，而在宫腔内压不高时则无此作用。

黄精平补肺、脾、肾三脏气血，但久服易伤及脾胃，而当归在补血同时又有辛散活血之性，二者相合补而不腻，一补一活，动静结合，为调经助孕佳品，肖教授常用治疗肝肾不足、精血亏虚之月经量少、月经后期、经闭、不孕、卵巢早衰等。黄精补肾填精，可增加子宫内膜厚度，当归养血活血，改善子宫内膜血流，二者合用治疗雌激素低、子宫内膜菲薄所致的月经不调和不孕，同时还可养血润肠通便，兼见精亏便秘者可收到双重效果。

16.生地黄、熟地黄

生地黄为玄参科多年生草本植物地黄的根。味甘、苦，性寒，归心、肝、肾经，功能滋阴清热，凉血补血。主治热病烦渴，阴虚发热，内热消渴，肠燥便秘，温病发斑，血热吐血、衄血、崩漏、尿血、便血，血虚眩晕，心悸，经闭，萎黄等。《名医别录》云："主男子五劳七伤，女子伤中，胞漏下血，破恶血，尿血，利大小肠，去胃中宿食，补五脏，内伤不足，通血脉，益气力，利耳目。"《本草经疏》云生地黄为"补肾家之要药，益阴血之上品"。现代药理研究显示，生地黄具有止血、促进造血、增强心肌血流量、降血压、降血糖、增强细胞免疫、抗肿瘤、镇静、抗炎等多种作用。

熟地黄由生地黄蒸制而成，味甘，性微温，归肝、肾经，功能补血滋阴，益精填髓。主治血虚萎黄，眩晕心悸，月经不调，产后腹痛，崩漏不止，肝肾阴亏，不孕不育，腰膝酸软，须发早白等。金代张元素《珍珠囊》云其："大补血虚不足，通血脉，益气力。"

生地黄与熟地黄一寒一温，合用则药性比较平和，而滋养阴血力量更强，肖教授常用治月经过少、月经后期、闭经、不孕等属肝肾精血不足患者。因二地滋腻碍胃，故脾虚泄泻、胃寒食少、气滞痰多者慎用，或佐以陈皮、砂仁等健脾行气药物。肖教授临证应用时常结合患者舌象和排便情况，若患者脾胃虚寒，则去掉生地黄。

17.白鲜皮、地肤子

白鲜皮为芸香科植物白鲜和狭叶白鲜的根皮。味苦，性寒，归脾、胃经，功能清热燥湿，祛风解毒。主治湿热疮毒，湿疹疥癣，黄疸尿赤，湿热痹痛。《神农本草经》云："主头风，黄疸，咳逆，淋沥，女子阴中肿痛，湿痹死肌，不可屈伸，起止行步。"《名医别录》曰："疗四肢不安，时行腹中大热，饮水，欲走大呼，小儿惊痫，妇人产后余痛。"现代药理研究认为白鲜皮具有抗病原微生物、抗肿瘤、免疫抑制等作用。

地肤子为藜科植物地肤的成熟果实。味苦，性寒，归膀胱经，功能清热利湿，止痒。主治皮肤风疹、湿疮、周身瘙痒等。明代兰茂《滇南本草》云："利膀胱小便积热，洗皮肤之风，疗妇人诸经客热，清利胎热，妇人湿热带下用之良。"

白鲜皮、地肤子均有较强的杀虫止痒作用，肖教授常用于治疗湿热蕴结、带脉失约所致的带下病与阴痒，以及假丝酵母菌或滴虫等病原微生物引起的阴道炎。带下量多色黄者，常配伍车前草、生薏米、土茯苓等清热利湿；合并急性、亚急性盆腔炎症者常配伍红藤、败酱草、虎杖、马鞭草等以清热利湿，活血通络。白鲜皮、地肤子可入汤剂口服，亦可煎汤外用。

18.夏枯草、郁金

夏枯草、郁金均味辛、苦，性寒。夏枯草如前所述。郁金为姜科植物温郁金、姜黄、广西莪术、蓬莪术及川郁金的块根，归肝、心、肺经，功能行气活血，疏肝解郁，清心开窍，清热凉血。主治胸胁脘腹疼痛、月经不调、痛经、经闭、癥瘕结块、跌打损伤、热病神昏、惊痫癫狂、血热吐衄、血淋等。《药性论》云其"治女人宿血气心痛，冷气结聚，温醋摩服之"。现代药理研究表明，郁金及其有效成分具有止血、抗凝、收缩血管、抗炎镇痛、负性肌力、抗氧化和护肝等药理作用。

肖教授在辨治妇科疾病时十分重视肝的调理，现代女性多兼顾事业、家庭，压力所致肝气不舒，郁结成疾，故以夏枯草、郁金二药合用，力量更强，既能疏肝、清肝，还取其散结化瘀功效，多用于治疗经闭、痛经、癥瘕等病证。例如治疗子宫肌瘤，多配伍鸡内金和浙贝母、鳖甲和牡蛎等软坚散结药物，屡获良效。脾胃虚寒者慎用。

19.丹参、牡丹皮

丹参形似人参，而皮色红赤如丹，故名丹参，为唇形科植物丹参的根。味苦、微辛，性微寒，归心、肝经，为活血化瘀之代表药物，有"一味丹参，功同四物"之称，还具养血安神、凉血消肿的功效，主治瘀血所致头、胸、胁、腹疼痛，癥瘕积聚，月经不调，痛经经闭，产后瘀滞腹痛，关节痹痛，跌打瘀肿，温病心烦，血虚惊悸等。《神农本草经》云："主心腹邪气，肠鸣幽幽如走水，寒热积聚，破癥除瘕，止烦满，益气。"现代药理研究显示，丹参具有改善微循环、降压、扩血管、降血脂、防治动脉粥样硬化等多种药理活性，并且对消化系统及中枢神经系统具有保护作用，在抗肿瘤和抗菌消炎方面都有显著的作用。

牡丹皮为芍药科植物牡丹的根皮。味辛、苦，性微寒，归心、肝、肾经，功能清热凉血，活血散瘀。《滇南本草》云："破血，行血，消癥瘕之疾，除血分之热。"《本草汇言》言其治产后恶血不止，崩中淋血。药理研究表明，牡丹皮具有保护心脑血管功能、镇痛、抗炎、抗凝、增强机体免疫功能、抗病原微生物等作用。

丹参和牡丹皮二药性味、归经、作用相近，合用则清热散瘀作用倍增，为临床常用药对，肖教授多用此二药治疗子宫肌瘤、卵巢囊肿等癥瘕病证，以及月经不调、经闭、痛经、产后腹痛和盆腔炎性疾病等伴有瘀热证者。湿热瘀阻者常配伍红藤、败酱草、马鞭草等药物，治疗子宫肌瘤则常与莪术、川芎、鳖甲、牡蛎等药物组方应用。

20.续断、川牛膝

续断前已论述，功能补肝肾，续筋骨，调血脉，为治疗腰背酸痛、胎漏、崩漏、带下、跌打损伤、金疮、痈疽疮肿等病证的要药。肖教授应用续断，不仅喜与桑寄生相伴而用以补肾强腰，固肾安胎，还常与川牛膝一起入方。

川牛膝为苋科植物川牛膝的根。味甘、微苦，性平，归肝、肾经。功能活血通经，祛风除湿，利尿通淋。主治血瘀经闭，痛经，难产，胞衣不下，产后瘀血腹痛，跌打损伤，风湿腰膝疼痛，热淋，血淋。现代药理研究显示，川牛膝有效成分对实验猫具有收缩已孕子宫、松弛未孕子宫作用；川牛膝所含杯苋甾酮有雌激素样作用，可使大鼠子宫重量增加，但对卵巢无影响；川牛膝苯、醋酸乙酯、醇提取物均有抗生育、抗受精卵着床作用。

肖教授认为续断、川牛膝皆入肾经，均具有补肾强腰、活血通脉的作用，合用有补有通，补而不留瘀，活血而不伤正。肖教授将二者用于治疗肝肾不足之腰背酸痛以及月经不调、闭经、盆腔炎性疾病、癥瘕、子宫内膜异位症和子宫内膜容受性低引起的不孕等。此外，川牛膝还有引诸药下行直达胞宫的作用。

21.泽兰、鸡血藤

泽兰为唇形科植物地笋和毛叶地笋的地上部分。味苦、辛，性微温，归肝、脾经。功能活血化瘀，行水消肿，解毒。主治月经不调、痛经、经闭、癥瘕、产后瘀滞腹痛、跌打损伤、身面浮肿、腹水、痈肿疮毒等。《医林纂要·药性》云："补肝泻脾，和气血，利筋脉。主治妇人血分，调经去瘀。"明代李中梓《本草通玄》曰："泽兰，芳香悦脾，可以快气；疏利悦肝，可以行血；流行营卫，畅达肤窍，遂为女科上剂。"现代药理研究显示，泽兰可降低全血黏度，其水提取物可增加小鼠离体子宫平滑肌的收缩幅度和收缩频率，增强其肌张力。

鸡血藤又名血风藤、红藤、活血藤，为豆科植物密花豆的藤茎。味苦、微甘，性温，归肝、心、肾经，功能活血舒筋，养血调经。主治风湿痹痛，手足麻木，肢体瘫痪，月经不调，经行不畅，痛经，经闭，白细胞减少症。《本草纲目拾遗》云："大补气血，与老人妇女更为得益"，"统治百病，能生血，和血，补血，破血，又能通七孔，走五脏，宣筋络"。近代王一仁《饮片新参》曰："去瘀血，生新血，流利经脉。治暑痧，风血痹症。"现代药理研究表明，鸡血藤及其有效成分能扩张血管，增加器官血流量，降血压，降血脂，降低血液黏稠度，抑制免疫，抗肿瘤等。

泽兰和鸡血藤均味苦，性温，归肝经，具有很好的活血通经功效，除此之外，泽兰兼可利水、解毒，鸡血藤则长于活血补血，二者合用通利而不伤正，养血而不留瘀，故肖教授常用此二药治疗月经不调、闭经、痛经、癥瘕、盆腔炎性疾病等。月经过少、后期、闭经者与菟丝子、熟地黄、女贞子、巴戟天等温肾益精药物合用；痛经者常与延胡索、郁金、乌药、制没药等行气止痛药物合用；癥瘕者常与莪术、丹参、赤芍、皂角刺、路路通、牡蛎、鳖甲等化瘀消癥、软坚散结药物配伍；盆腔炎性疾病者多与红藤、忍冬藤、败酱草、马鞭草、虎杖等清热利湿、活血化瘀止痛药物合用。泽兰、鸡血藤临床应用广泛，用之屡获显效。

22.红藤、败酱草

红藤别名为血藤、大血藤，为木通科植物大血藤的藤茎。味苦，性平，归大肠、肝经，功能清热解毒，活血，祛风。主治肠痈腹痛，经闭痛经，风湿痹痛，跌扑肿痛。宋代苏颂《本草图经》言其可行血，治血块。现代药理研究表明，红藤具有抗菌和改善心肌梗死的作用。

败酱草又名败酱、鹿肠、鹿首、马草等，为败酱科植物黄花败酱和白花败酱的全草。味辛、苦，性微寒，归胃、大肠、肝经，具有清热解毒、散瘀排脓之功效。主治肠痈，肺痈，疮疖肿毒，痢疾，带下，产后瘀滞腹痛，目赤翳障。《本草纲目》记载："败酱，善排脓破血，故仲景治痈，及古方妇人科皆用之。"药理研究显示，败酱草具有抗病原微生物、镇静、止血等作用。

红藤和败酱草为治疗肠痈腹痛的要药，文献报道亦多用治急性阑尾炎。肖教授异病同治，将此二药用于治疗女性盆腔炎症，认为二药均清热活血，虽性偏寒，但在解毒的大队药物中，行血止痛功效最佳。腹痛明显者，常配以活血行气止痛药物，如蒲黄、五灵脂、延胡索、没药；有炎性包块者，配以活血化瘀消癥之品，如赤芍、牡丹皮、路路通、皂角刺等。败酱草苦寒伤胃，故宜餐后服用。

23.女贞子、旱莲草

女贞子、旱莲草二药合方即为明代医书《医便》中记载的二至丸。女贞子为木犀科植物女贞的果实，旱莲草为菊科植物鳢肠的全草。二者均味甘，性凉，归肝、肾经，均具有补肝肾、滋阴血、乌须发、清热凉血的功效，故医家在临床常将二者相须为用，以增强疗效。

关于女贞子的记载，清代汪昂《本草备要》曰："益肝肾，安五脏，强腰膝，明耳目，乌须发，补风虚，除百病"。现代药理研究表明，女贞子具有抗炎、促进免疫功能、抑制变态反应、降血脂、降血糖、保肝、促进白细胞生成等多种作用。

关于旱莲草，《本草纲目》云："乌须发，益肾阴"。现代药理研究显示，旱莲草具有增强非特异性免疫和细胞免疫功能、保肝、抑菌抗炎、止血、保护染色体损伤、镇痛、镇静等作用。

肖教授取二药既滋肝肾之阴又兼凉血止血功效，常用于治疗阴虚血热之月经过多、经期延长、崩漏、胎漏等出血性疾病，配合黄芩、生地黄、地榆炭、白茅根等清热凉血止血药物，更年期综合征也可用之，在精准辨证的基础上，疗效确切，滋阴清热止血效果显著。血证患者若兼有气虚，则合用党参、太子参、南沙参组成的小西洋参汤，以增益气摄血之功。应用滋阴药物时仍需注意，脾胃虚寒者慎服。

24. 肉苁蓉、锁阳

肉苁蓉为列当科植物肉苁蓉带鳞叶的肉质茎。味甘、咸，性温，归肾、大肠经。功能补肾阳，益精血，润肠通便。主治肾阳虚衰，精血亏损，阳痿，遗精，腰膝冷痛，耳鸣目花，带浊，尿频，月经愆期，崩漏，不孕不育，肠燥便秘。清代黄元御《玉楸药解》曰："肉苁蓉滋木清风，养血润燥，善滑大肠而下结粪。其性从容不迫，未至滋湿败脾，非诸润药可比。方书称其补精益髓，悦色延年，理男子绝阳不兴，女子绝阴不产，非溢美之词。"现代药理研究表明，肉苁蓉具有增强免疫力、抗衰老、抗应激和强壮作用，对肾上腺、性腺和甲状腺的内分泌功能均有增强作用，还有显著增强肠蠕动、改善肠肌运动功能的作用。

锁阳为锁阳科植物锁阳的肉质茎。味甘，性温，归肾、肝、大肠经，功能补肾壮阳，益精强筋，润肠通便。主治肾虚阳痿，遗精早泄，腰膝痿软，下肢无力，阳虚精亏便秘。清代黄宫绣《本草求真》云："锁阳，本与苁蓉同为一类，凡阴气虚损，精血衰败，大便燥结，治可用此以啖，并代苁蓉，煮粥弥佳，则知其性虽温，其体仍润，未可云为命门火衰必用之药也。故书有载大便不燥结者勿用，益知性属阴类，即有云可补阳，亦不过云其阴补而阳自兴之意，岂真性等附、桂而为燥热之药哉！"药理研究显示，其与肉苁蓉同样具有显著增强动物肠蠕动、缩短通便时间的作用，同时还有清除自由基、促进体液免疫功能、增强耐缺氧等作用。

肉苁蓉和锁阳均能阴阳俱补，润肠通便，故肖教授在临床常常合而用之，增强疗效，对于月经过少、月经后期、闭经、不孕、更年期综合征、卵巢早衰以及保胎等见肾虚精亏便秘者，则随方应用，既能温肾益精，调经促孕，又可润肠通便，有一箭双雕之功。

25. 白芍、炙甘草

白芍、炙甘草二者组合系《伤寒论》中的芍药甘草汤。白芍为芍药科植物芍药（栽培品）及毛果芍药的根。味苦、酸，性微寒，归肝、脾经，功能养血敛阴，平肝，柔肝止痛。主治月经不调，痛经，崩漏，带下，自汗盗汗，眩晕，头痛，虚热，胁肋、脘腹疼痛，泻痢腹痛，风湿痹痛，四肢挛痛。金代成无已《注解伤寒论》云："芍药白补而赤泻，白收而赤散"，"芍药之酸收，敛津液而益荣"，"正气虚弱，收而行之，芍药之酸以收正气"。《本草经疏》载："芍药味酸寒，专入脾经血分，能泻肝家火邪，故其所主收而补，制肝补脾，陡健脾经。脾主中焦，以其正补脾经，故能缓中土……女人以血为主，脾统血，故治女人一切病。胎前产后，无非血分所关，酸寒能凉血补血，故主胎产诸病。"现代药理研究表明，白芍及其有效成分具有改善心血管功能、抗抑郁、保肝、镇痛、抗炎、抗肿瘤、抗氧化、减轻胃肠平滑肌痉挛、抗溃疡、抗应激等作用。

甘草为豆科植物甘草、光果甘草或胀果甘草的根及根茎。味甘，性平，归脾、胃、心、肺经，功能益气补中，缓急止痛，润肺止咳，泻火解毒，调和药性。主治脾胃虚弱，食少倦怠，心悸气短，腹痛泻痢，四肢挛痛，咳嗽气喘，咽喉肿痛，痈疮肿毒，食药中毒等。明代张景岳《本草正》云："甘草，味至甘，得中和之性，有调补之功，故毒药得之解其毒，刚药得之和其性，表药得之助其外，下药得之缓其速。助参、芪成气虚之功，人所知也；助熟地疗阴虚之危，谁其晓焉？祛邪热，坚筋骨，健脾胃，长肌肉，随气药入气，随血药入血，无往不可，故称国老。惟中满者勿加，恐其作胀；速下者勿入，恐其缓功，不可不知也。"药理研究证实，甘草具有抗消化道溃疡、缓解胃肠平滑肌痉挛、抗过敏、增强免疫功能、抗炎、止咳化痰、抗肿瘤、抗氧化和抗衰老、解毒等多种作用。

白芍、炙甘草二药同用有养血柔肝、健脾益气，缓急止痛之功。肖教授临证时时不忘顾护女子阴血，例如辨治盆腔炎性疾病湿热证患者时，多以清热利湿、活血化瘀药物为主，辛散苦降药物居多，易损伤脾胃，攻伐阴血，肖教授于方中加入白芍、炙甘草，既补养气血，扶助正气，又缓急止痛，减轻盆腔疼痛症状。又如，在更年期综合征的治疗中，二者也是常用药物，更年期女性因年近七七，肝肾不足，脾气虚弱，出现烘热汗出、失眠多梦、心烦易怒、四肢拘挛疼痛的症状，白芍、炙甘草合用取其柔肝养血、敛阴止汗、缓急止痛等多重功效，可谓一箭多雕。此外，肖教授在治疗妊娠腹痛、产后腹痛、痛经等疾病时也常用之。

26. 紫石英、石楠叶

紫石英为卤素化合物氟化物类萤石族矿物萤石。味甘、辛，性温，归心、肝、肺、肾经，功能镇心定惊，温肺降逆，暖宫散寒。主治心悸，怔忡，惊痫，肺寒咳逆，宫寒不孕。早在汉代《神农本草经》就记载紫石英曰："主心腹咳逆邪气，补不足，女子风寒在子宫，绝孕十年无子。"现代药理研究表明，紫石英有兴奋中枢神经、促进卵巢分泌的作用，但因其含氟化钙，服用过多对牙齿、骨骼、神经系统、肾、心及甲状腺有损害作用，故临床应用需注意"只可暂用，不宜久服"（《本草经疏》）。

石楠叶为蔷薇科植物石楠的叶或带叶嫩枝。味辛、苦，性平，有小毒，归肝、肾、肺经，功能祛风湿，益肝肾，强筋骨。主治头风头痛，风湿痹痛，风疹瘙痒，肾虚腰痛，阳痿，遗精，脚膝痿弱。《药性切用》云："祛风坚肾，通利关节。"近代张若霞《草药新纂》言："作强壮药，补肾兴阳。"《现代实用中药》云："治阳痿，滑精，女子腰冷不孕，月经不调。"现代药理研究显示，石楠叶及其有效成分具有镇痛、保肝、降血压、抗炎、抗肿瘤等作用。

肖教授常在治疗多囊卵巢综合征时配用二药。多囊卵巢综合征病机以肾虚痰瘀、肾阳不足和肾虚血瘀为多见，肾虚为发病根本。二药皆入肾经，紫石英可暖宫散寒，石楠叶味苦而能坚肾，合用补肾助阳，促进卵泡发育。且二者味辛，辛能发散，故又有一定的通利作用，有助于卵泡发育到一定阶段后顺利排出，从而达到调经助孕目的。

27.牡蛎、鳖甲

二药均为动物甲壳类药物。牡蛎味咸、涩，性微寒，归肝、心、肾经。功能平肝潜阳，镇惊安神，软坚散结，收敛固涩。主治肝阳上亢、眩晕耳鸣、痰核、瘰疬、癥瘕积聚、滑脱诸证。《神农本草经》说："主伤寒寒热，温疟洒洒，惊恚怒气，除拘缓鼠瘘，女子带下赤白。久服强骨节，杀邪气，延年。"《本草经疏》云："牡蛎，味咸平，气微寒，无毒，入足少阴、厥阴、少阳经。其主伤寒寒热、温疟洒洒、惊恚怒气、留热在关节去来不定、烦满、气结心痛、心胁下痞热等证，皆肝胆二经为病。"现代药理研究显示，牡蛎具有收敛、制酸、止痛、镇静、局麻作用，还可以保护胃黏膜，预防胃溃疡。

鳖甲为鳖科动物中华鳖和山瑞鳖的背甲。味咸，性微寒，归肝、肾经。质坚潜降，善入阴血，功能滋阴清热，潜阳息风，软坚散结。主治阴虚发热，劳热骨蒸，热病伤阴，虚风内动，小儿惊痫，疟母，癥瘕，经闭，溃疡，水火烫伤。牡蛎、鳖甲平肝潜阳、软坚散结的功效相近。清代陈士铎《本草新编》谓："鳖甲善能攻坚，又不损气，阴阳上下有痞滞不除者，皆宜用之。"清代周岩《本草思辨录》云："鳖甲、牡蛎（均属介类），甲介属金，金主攻利，气味咸寒则入阴，此二物之所同，清热软坚之所以并擅。而其理各具，其用亦因而分：鳖介属而卵生色青，则入肝而气沉向里，蛎介属而化生色白，且南生东向，得春木之气，则入肝而气浮向外，向里则下连肾，向外则上连胆……《本经》于鳖甲主心腹癥瘕坚积，于牡蛎主惊恚怒气拘缓。"阐述了二者同中有异的功用。

肖教授在临床治疗更年期综合征和妇科癥瘕时常用到牡蛎、鳖甲二药。更年期女性的生理特点以肝肾阴虚为主，在素体禀赋及外界环境等因素影响下，易致阴虚内热或肝阳上亢证候，从而表现为潮热汗出、五心烦热、失眠、皮肤瘙痒等症状，这时，取生鳖甲滋阴清热、潜阳息风之功，取生牡蛎平肝潜阳、镇静安神之用，配至方中，疗效显著。若汗出明显，则投以煅牡蛎，取其收敛固涩功效。在妇科癥瘕证治中，肖教授也擅用二药，则是取其软坚散结功效，鳖甲选醋炙之品，牡蛎选生品。辨治子宫肌瘤时，常配伍鸡内金、浙贝母、鬼箭羽、夏枯草、丹参、莪术等药物；辨治卵巢囊肿时，常配伍当归、赤芍、泽兰、茯苓等药物。

28.虎杖、马鞭草

虎杖为蓼科植物虎杖的根茎及根。味苦、酸，性平，归肝、胆经，功能活血散瘀，祛风利湿，解毒消肿。主治血瘀经闭，痛经，产后恶露不下，癥瘕积聚，跌扑损伤，风湿痹痛，黄疸，泻痢，淋浊带下，疮疡肿毒，毒蛇咬伤，水火烫伤。《名医别录》曰："主通利月水，破留血癥结。"药理研究表明，虎杖具有增加心肌细胞血流量、降低血液黏稠度、降压、抑制血小板聚集、抗病原微生物、抗肿瘤等作用。

马鞭草是马鞭草科植物马鞭草的全草。味苦、辛，性微寒，归肝、脾、肾经，功能清热利湿，活血通经，解毒杀虫。主治感冒发热，咽喉肿痛，黄疸，痢疾，疟疾，水肿臌胀，小便淋痛，癥瘕痞块，痛经经闭，跌打损伤，痈疽疮毒，阴疮肿痒。清代吴仪洛《本草从新》曰："破血通经，杀虫消胀，治气血癥瘕，下部疮阴肿，发背痈疽，杨梅毒气，专以驱逐为长。"药理研究表明，马鞭草具有抗炎镇痛、镇咳、兴奋子宫、抑制幽门螺杆菌、促进哺乳动物乳汁分泌等作用。

肖教授应用二者，取其清热利水之功，多用于盆腔或输卵管积液属湿热下注证者。盆腔炎性疾病主因经期或产后正气不足，外邪趁虚而入，与气血相搏，瘀结于下焦、冲任，使胞脉、胞络阻塞不通，甚至热腐为脓，或瘀久成癥，而致腹痛、盆腔积液、包块、月经不调、带下异常等症状，以湿热证候最多见，正为虎杖、马鞭草所主治，临证配伍赤芍、丹参、莪术、红藤、败酱草等活血化瘀、清热解毒之品，若腹痛较重，则加蒲黄、五灵脂、延胡索、郁金等药物以行气活血止痛，收效显著。

29.补骨脂、骨碎补

补骨脂又名破故纸，为豆科植物补骨脂的成熟果实。味辛、苦，性温，归肾、脾经，功能温肾固精，暖脾止泻，纳气平喘。主治肾阳不足所致腰膝冷痛、阳痿早泄、遗精滑精、尿频遗尿，脾肾阳虚所致大便久泻，肾不纳气之虚寒喘嗽以及白癜风、斑秃。《本草汇言》曰："阳虚肾冷，精道不固而自流；或脾肾衰败，大便虚泻而久泄；或肝肾流湿，阴囊湿漏而浸淫；或风湿冷痹，腰膝不用而痿蹷等证，用补骨脂辛香而热，以盐酒浸炒香熟，以盐入肾经，酒行阳道，香则通气，熟则温补，故四神、补肾诸丸内，加此药以治脾肾虚寒者，用无不验。"现代药理实验研究显示，补骨脂及其有效成分具有扩张冠状动脉、增强免疫的作用，还有弱的雌激素样作用，可增加雌鼠阴道角化和子宫重量，此外还有抗肿瘤、抗病原微生物、抗衰老等作用。

骨碎补为槲蕨科植物槲蕨、秦岭槲蕨、光叶槲蕨及崖姜蕨的根茎。味苦，性温，归肝、肾经，功能补肾强腰，活血止痛，续筋接骨。主治肾虚腰痛，足膝痿弱，风湿痹痛，耳鸣耳聋，牙痛，久泄，遗尿，筋伤骨折，斑秃。《药性论》曰："主骨中毒气，风血疼痛，五劳六极，口手不收，上热下冷。"宋代苏颂《本草图经》云："亦入妇人血气药用。"《本草求真》曰："骨碎补，虽与补骨脂相似，然总不如补骨脂性专固肾通心，而无逐瘀破血之治也。"现代药理研究表明，骨碎补可促进骨对钙的吸收，提高血钙和血磷水平，促进骨的钙化和骨质形成，防治糖皮质激素引起的大鼠骨质疏松，减轻卡那霉素、链霉素对耳蜗的毒性，改善药物性耳聋，此外还具有降血脂、镇静、镇痛、增加小鼠耐缺氧能力、降低血小板聚集率的作用。

子宫内膜容受性低是造成IVF-ET失败的一个主要原因。肖教授总结多年临床经验，创建了治疗子宫内膜容受性低的经验方二补助育汤，临床和实验研究均显示具有显著疗效，其中"二补"即为补骨脂和骨碎补。肖教授认为，二药均味苦性温，入肾经而补肾阳。补骨脂酚具有雌激素样作用，有助于改善子宫内环境从而提高受孕率，骨碎补补肾的同时兼活血通脉，可改善子宫内膜微循环，促进胚胎着床。临床研究表明，二补助育汤可改善反复IVF-ET失败患者黄体中期子宫内膜HOXA-10 mRNA、LIF、整合素αVβ3的表达，增加患者子宫内膜血流，从子宫内膜厚度、分型、血供等方面改善子宫内膜容受性，利于胚胎着床，从而提高IVF成功率。实验研究同样证实，对于GnRHa+HMG+HCG超促排方案降低子宫内膜容受性的小鼠，运用二补助育汤进行干预，可通过调控小鼠子宫内膜SCFmRNA、HOXA-10 mRNA、LIF、ER、PR、整合素αVβ3的表达，从而改善子宫内膜容受性。

30.苏木、土鳖虫

苏木又名苏方、苏枋、苏方木，为豆科植物苏木的干燥心材。味甘、咸、辛，性微凉，归心、肝、脾经，功能活血通经，消肿止痛。主治血滞经闭，痛经，产后瘀阻腹痛，血晕昏闷，跌打瘀痛，痈肿疮毒。《药品化义》曰："苏木，功用有类红花，少用则能和血，多用则能破血。但红花性微温和，此则性微寒凉也。故凡病因表里风起，而致血滞不行，暨产后血晕，胀满以死，及血痛、血瘕、经闭气壅、痈肿、跌扑损伤等症，皆宜相症合他药调治。"现代药理研究显示，苏木有效成分具有一定抗癌、改善心血管功能、抗菌、镇静、催眠、抗惊厥等作用。

土鳖虫别名地鳖虫、土元，是鳖蠊科昆虫地鳖或冀地鳖的雌虫干燥体。味咸，性寒，有小毒，归肝经，功能破瘀血，续筋骨。主治筋骨折伤，瘀血经闭，癥瘕痞块。《神农本草经》曰："主心腹寒热洗洗，血积癥瘕，破坚，下血闭。"

肖教授认为，苏木和土鳖虫均具有较强的活血破血之力，"苏方木乃三阴经血分药"（《本草纲目》），土鳖虫味咸，性寒，归肝经，为虫类药，善行土中，行血通滞，二者合用则力量更强，多用于治疗血瘀经闭。另外，肖教授治疗排卵障碍型不孕症患者时十分重视"真机期"的把握，在患者超声监测卵泡发育到直径1.5～2.0cm时，便指导其隔日同房，同时处方中加入苏木、土鳖虫二药，以帮助卵泡破壁而出，从而达到受孕目的。但使用二者促排卵须注意只能从排卵前用到排卵后一周，以免活血化瘀药物影响胚胎着床和安胎。

31. 白芍、赤芍

白芍为芍药科植物芍药（栽培品）及毛果芍药的根，味苦、酸，性微寒，归肝、脾经，功能养血敛阴，平肝，柔肝止痛。赤芍为芍药科植物芍药、川赤药、草芍药及毛叶草芍药等的根，味酸、苦，性微寒，归肝、心、脾经，功能清热凉血止血，活血散瘀止痛。《神农本草经》云赤芍："主邪气腹痛，除血痹，破坚积，寒热疝瘕，止痛，利小便，益气。"《日华子本草》载赤芍："治风补劳，主女人一切病，并产前后诸疾，通月水，退热除烦，益气，天行热疾，瘟瘴惊狂，妇人血晕，及肠风泻血，痔瘘，发背，疮疥，头痛，明目，目赤，胬肉。"明代贺岳《本草要略》云其"泻肝家火"。

白芍和赤芍二者同出一物，《本草求真》云："赤芍与白芍主治略同，但白则有敛阴益营之力，赤则止有散邪行血之意；白则能于土中泻木，赤则能于血中活滞。故凡腹痛坚积，血瘕疝痹，经闭目赤，因于积热而成者，用此则能凉血逐瘀，与白芍主补无泻，大相远耳"。药理研究表明，赤芍及其有效成分具有增强心肺功能、抑制血小板聚集、降低全血黏度、抗凝血、抗肿瘤、调节机体免疫功能、镇静、抗惊厥、镇痛和保肝等作用。

"女子以肝为先天""女子以血为本""肝肾同源"，肖承悰教授十分重视女性肝血的养护和肝气的调理，她时常强调，现代女性因承担社会、家庭的双重责任，导致压力过大，生活不规律，最易出现肝经气血失调的情况。她认为，白芍、赤芍均归肝经，白芍养肝血，赤芍泻肝火，白芍扶正气，赤芍行瘀滞，二者补泻兼施，是调养机体气血的精良药对，故广泛应用于女性经、带、胎、产、杂病的治疗，药物施治的同时配合细致的心理疏导，常能宽解患者郁闷情绪，使气顺血调，疾病向愈，从而获得满意疗效。

32.肉苁蓉、鹿角霜

前文已述，肉苁蓉味甘、咸，性温，归肾、大肠经。功能补肾阳，益精血，润肠通便。《本草经疏》云："肾肝足，则精血日盛，精血盛则多子。妇人癥瘕，病在血分，血盛则行，行则癥瘕自消矣。"清代郭汝聪《本草三家合注》曰："妇人癥瘕，皆由血成，肉苁蓉温滑而咸，咸以软坚，滑以去着，温以散结，所以主之也。久服肝脾肾精气充足，所以轻身也。"现代药理研究表明，肉苁蓉具有增强免疫力、抗衰老、抗应激和强壮作用，对肾上腺、性腺和甲状腺的内分泌功能均有增强作用，还有显著增强肠蠕动、改善肠肌运动功能的作用。

鹿角霜为鹿科动物梅花鹿或马鹿等的角熬制鹿角胶后剩余的骨渣。味咸、涩，性温，归肾、肝、脾经，功能补肾助阳，收敛止血。主治肾阳不足之腰膝冷痛、阳痿遗精、尿频遗尿，脾胃虚寒之食少便溏、崩漏带下、创伤出血、疮疡久不愈合。宋代陈衍《本草折衷》曰："治亡血盗汗，遗沥失精，小便滑数，妇人宫脏冷，带下无子，秘精坚髓补虚。"清代张秉成《本草便读》云："鹿角胶、鹿角霜，性味功用与鹿茸相近，但少壮衰老不同，然总不外乎血肉有情之品，能温补督脉，添精益血。如精血不足，而可受腻补，则用胶，若仅阳虚而不受滋腻者，则用霜可也。"

肖教授经多年临证深悟医理，精研药性，认为部分妇科癥瘕病证系因肾虚所致，尤其年过五七之后，肾气渐虚，肾阳渐衰，肾精渐亏，气虚则血滞，阳衰则血寒，精亏则血少，故冲任、胞脉、胞宫失于温养，易出现气血瘀滞，从而积癥聚瘕，生出子宫肌瘤、卵巢囊肿等疾病。这时，宜选用温肾阳、益精血的药物，予补肾活血之法进行辨治。肉苁蓉、鹿角霜均味咸，性温，归肾经，具有补肾阳、益精血的功效，正如前文所述："妇人癥瘕，病在血分，血盛则行，行则癥瘕自消矣""咸以软坚""温以散结"，故肉苁蓉、鹿角霜二者通过补肾而行化瘀散结之功，配伍丹参、牡丹皮、莪术、鳖甲等活血化瘀、软坚散结药物，多收效显著，达到缩小包块、避免手术的目的。此外，二药以其温肾益精之效也多用在治疗月经不调、闭经、不孕等疾病中。

33.橘核、荔枝核

橘核为芸香科植物橘及其栽培变种的成熟种子。味苦，性平，归肝、肾、膀胱经，功能行气，散结，止痛。主治疝气，睾丸肿痛，乳痈乳核，腰痛，酒渣鼻。《本草备要》云："行肝气，消肿散毒。"《本草经疏》曰："橘核，其味苦温而下气，所以能入肾与膀胱，除因寒所生之病也，疝气方中多用之。"现代药理研究显示，橘核煎剂对发热兔有一定解热作用，对兔肠肌和子宫有兴奋作用，对结核杆菌有抑制作用。

荔枝核是无患子科植物荔枝的成熟种子。味甘、微苦，性温，归肝、肾、胃经，功能祛寒散滞，行气止痛。主治疝气腹痛，睾丸肿痛，胃脘痛，痛经及产后腹痛。《本草纲目》曰："行散滞气。治癫疝气痛，妇人血气刺痛。"《本草汇言》言其可疏肝郁。现代药理研究发现，荔枝核水提物有较好的降血糖作用，其作用强度与格列本脲无显著差异。

橘核和荔枝核在临床多应用于疝气腹痛、睾丸肿痛的治疗。肖教授根据"异病同治"的原则，将二者合而运用于妇科病，盖因二者均有很好的行气疏肝、散结止痛的功效。女子因经、孕、产、乳等生理活动数伤于血，常有肝血不足，肝失濡养，加之情志因素，故木气不舒，气机郁滞，造成经脉瘀阻不通，肝经所过之阴器或胞宫、乳房等部位的疼痛或结节。因此，子宫肌瘤、卵巢囊肿、乳腺增生或结节等病证成为育龄期女性常见病、多发病。肖教授临床常以橘核和荔枝核配合丹参和牡丹皮、鳖甲和牡蛎、鬼箭羽和夏枯草、鸡内金和浙贝母等对药来治疗子宫肌瘤、乳腺结节，诸药共奏行气活血、软坚散结之功，屡获显效。

34.党参、太子参、南沙参

党参为桔梗科多年生草本植物党参、素花党参或川党参的干燥根，又名西党参、台党参、狮头党。味甘，性平，归脾、肺经，功能益气，生津，养血。《本草正义》曰："力能补脾养胃，润肺生津，健运中气，本与人参不甚相远。其尤可贵者，则健脾而不燥，滋胃阴而不湿，润肺而不犯寒凉，养血而不偏滋腻，鼓舞清阳，振动中气而无刚燥之弊。"太子参为石竹科多年生草本植物孩儿参的块根，别名孩儿参、童参。味甘、微苦，性平，归脾、肺经，功能补气健脾生津，润而不燥，是补气药中的一味清补之品。南沙参味甘，性微寒，归肺、胃经，功能益气养阴，补中益肺。三药配合益气养阴，补而不燥。

此三药组合在一起为肖教授自创的小西洋参汤，其功能近于西洋参而比西洋参价廉。西洋参为五加科多年生草本植物西洋参的根，主产于美国、加拿大及法国，我国亦有栽培。味甘、微苦，性寒，归心、肺、肾经，功能补气养阴，清火生津。《医学衷中参西录·西洋参解》曰："能补助气分，兼能补益血分，为其性凉而补。凡欲用人参而不受人参之温补者，皆可以此代之。"小西洋参汤三参合用，药性上党参和太子参性平，南沙参微寒，药味上党参味甘，太子参味甘、微苦，南沙参味甘，与西洋参味甘、微苦，性寒的性味极其接近。肖教授在临床上应用小西洋参汤为主的复方治疗子宫肌瘤的经期异常出血证，取得良好效果，能健脾益气摄血，清热而不动血。此外，肖教授还用此三药治疗见有脾气虚证的多种妇科疾病，如崩漏、月经过多、经期延长、带下病、胎漏等。临床研究结果显示，小西洋参汤与西洋参相比，治疗脾虚证患者疗效无明显差异，动物实验表明，小西洋参汤可改善脾虚证大鼠D-木糖的吸收，促进脾虚证大鼠甲状腺T3、T4分泌，提高其细胞免疫力，故对脾虚证有与西洋参相似的治疗作用。

二、验案举隅

病案一 某女，34岁，2007年7月3日初诊。

【主诉】腰痛、带下色黄2年余，未避孕1年未孕。

【现病史】每于经前心烦、乳胀，刻下腰痛，足跟痛。平时月经规律，末次月经为2007年6月11日，带血5天。舌暗红，舌尖稍红，苔薄白，脉弦。2个月前行子宫输卵管造影提示双侧输卵管通而不畅。

【中医诊断】盆腔炎；经行前后诸证；不孕症。

【辨证】肾虚肝郁证。

【西医诊断】盆腔炎性疾病；经前期综合征；不孕症。

【治法】补肾疏肝，活血通络。

【处方】桑寄生15g，续断15g，淫羊藿15g，紫石英15g，夏枯草15g，郁金15g，路路通12g，皂角刺12g，虎杖15g，马鞭草15g，酒地龙15g，土鳖虫15g，丹参15g，牡丹皮15g，赤芍15g，白芍15g，枳实15g，川牛膝15g。

28剂，水煎服，每日2次。

2007年7月31日第2诊：患者诉腰痛消失，带下色白，7月10日行经，经前心烦、乳胀减轻，排卵期后至经前偶有两少腹刺痛。舌暗红，苔薄白，脉细弦。上方去枳实，加桂枝10g、延胡索15g。28剂，水煎服，每日2次。

2007年8月28日第3诊：患者诉腹痛次数减少，程度减轻，纳欠佳，偶乏力。舌略暗，苔薄白，脉细弦。调整处方，去地龙、土鳖虫、夏枯草以防久服伤胃，加生黄芪15g以益气扶正，佛手10g、鸡内金15g以疏肝行气，健胃消食。此后继续治疗2月余，经停而成功获孕。

按：盆腔炎是妇科常见病，肖教授观察此病多迁延难愈，病久伤肾，患者多有腰骶酸痛表现，病情易反复，严重影响女性生活质量，故往往有抑郁不舒的情志表现，临床见肾虚肝郁型较多，治疗上应予补肾疏肝，活血通络。方中桑寄生、续断固肾强腰，淫羊藿、紫石英温肾助阳，有助于黄体期机体阳气渐长，肾气、肾精充实方能成卵摄精受孕；夏枯草、郁金疏肝解郁，白芍养血柔肝，使肝气条达而血脉顺畅；路路通、皂角刺、酒地龙、土鳖虫同为活血通络之品，丹参、牡丹皮、赤芍活血化瘀，共同起到缓解盆腔炎性粘连、疏通地道的作用；虎杖、马鞭草清热利湿止带；枳实行气，川牛膝引血下行，使气行则血行。全方共奏补肾疏肝、活血通络之效。此方中用到了桑寄生和续断、路路通和皂角刺、虎杖和马鞭草、丹参和牡丹皮、赤芍和白芍、夏枯草和郁金等肖教授常用对药，并非简单的药物组合，而是因证辨治的灵活组方，确有奇效。

病案二 某女，32岁。2009年7月8日初诊。

【主诉】孕15周+，阴道少量褐色出血近2周。

【现病史】末次月经为2009年3月19日，孕15周+。近2周阴道少量褐色出血，无腹痛、腰酸，现胃脘胀满，干呕，寐欠佳，易醒，尿频，大便调。舌淡嫩，边有齿痕，苔薄黄，脉细滑数。2009年7月3日B超示：胎儿双顶径3.1cm，胎心率135次/分钟，胎盘后壁，提示中孕活胎。

【中医诊断】胎漏。

【辨证】气阴两虚，热扰胎元。

【西医诊断】先兆流产。

【治法】补气滋阴，清热固冲，益肾安胎。

【处方】党参15g，太子参15g，南沙参15g，黄芪15g，白术15g，黄芩15g，苎麻根15g，桑寄生15g，续断15g，菟丝子15g，炒杜仲15g，山茱萸15g，阿胶珠15g，莲房炭15g，白芍15g，苏梗12g，砂仁6g（后下）。

5剂，水煎服，每日2次。

按：方中党参、太子参、南沙参组成小西洋参汤，加黄芪、白术，益气健脾滋阴，脾气健则胎元固；黄芩、苎麻根清热安胎，凉血止血；桑寄生、续断、菟丝子、炒杜仲、山茱萸、白芍补益肝肾，养血填精；阿胶珠养血止血，又与桑寄生、续断、菟丝子共组成寿胎丸；莲房炭是止血安胎之要药，单用即有很好的疗效；苏梗和砂仁顺气安胎，使气机调顺则胎元安稳，又能宽胸止呕。全方共奏补气滋阴、清热固冲、益肾安胎之效。5剂服完，再无漏血，6个月后顺利分娩一女婴。

综上，肖承悰教授在多年的临床实践中，不断推敲、总结，在深谙药物基本属性的同时，也不断获取最新的药理知识，结合现代药理研究成果，开拓中药应用范畴，同时也避免使用可能引起严重不良反应的药物，做到安全、有效用药。

参考文献

［1］田代华.实用中药辞典（下卷）［M］.北京：人民卫生出版社，2002.

［2］李丽丽，田文仓，刘茵，等.砂仁中化学成分及其药理作用的研究进展［J］.现代生物医学进展，2018，18（22）：4390-4396.

［3］邢志博，王凤梅，王翠平，等.粉防己有效成分的药理活性研究进展［J］.中国实验方剂学杂志.2014，20（9）：241-246.

［4］杨慧，周爱梅，林敏浩，等.佛手生理活性成分的研究进展［J］.食品安全质量检测学报，2013，4（5）：1347-1351.

［5］王建平，张海燕，傅旭春.土茯苓的化学成分和药理作用研究进展［J］.海峡药学，2013，25（1）：42-44.

［6］白玫，胡生福，刘婧，等.中药续断的研究进展［J］.中外医疗，2014（22）：197-198.

［7］田代华.实用中药辞典（上卷）［M］.北京：人民卫生出版社，2002.

［8］雷载权.中药学［M］.上海：上海科学技术出版社，1995：310.

［9］孙瑞茜，彭静，郭健，等.鬼箭羽的现代药理作用研究成果［J］.环球中医药，2015，8（2）：245-249.

［10］邓子煜，徐先祥，张小鸿，等.夏枯草药理学研究进展［J］.安徽医学，2012，33（7）：937-939.

［11］赵思远，吴楠，孙佳明，等.近10年牡蛎化学成分及药理研究［J］.吉林中医药，2014，34（8）：821-824.

［12］广州市卫生局药品检验所，中国科学院华南植物研究所.广东中药［M］.广州：广东人民出版社，1963.

［13］赵秀玲，范道春.桑椹的生理活性成分、提取检测及药理作用研究进展［J］.药物分析杂志，2017，37（3）：378-385.

［14］周静，许一凡.柏子仁化学成分与药理活性研究进展［J］.化学研究，2019，30（4）：429-433.

［15］马莹慧，王艺璇，刘雪，等.丹参药理活性研究进展［J］.吉林医药学院学报，2019，40（6）：440-442.

［16］江媚，刘雁峰，贾超敏，等.二补助育汤对反复IVF-ET失败患者子宫内膜容受性影响的临床观察［J］.中华中医药杂志，2016，31（11）：4875-4878.

［17］申萌萌，刘雁峰，梁嘉玲，等.二补助育汤对反复体外受精-胚胎移植失败患者子宫内膜超声学指标的影响［J］.北京中医药大学学报，2019，42（2）：167-170.

［18］石玥，刘雁峰，穆国华，等.二补助育改良方对反复体外受精-胚胎移植失败患者子宫内膜容受性的影响［J］.世界中医药，2019，14（9）：2514-2518.

［19］江媚，刘雁峰，王铁枫，等.二补助育汤对胚泡着床障碍小鼠子宫内膜容受性的影响［J］.世界中医药，2016，11（11）：2367-2369，2374.

［20］林立佳.小西洋参汤治疗脾气虚证的实验研究［J］.中国中医基础医学杂志，2004，10（12）：22-23.

|第四章|
医论医话精选

黄芪在妇科病中的应用

黄芪之称始于《本草纲目》，最早载于《神农本草经》，称黄耆或戴糁，列为上品："黄耆，一名戴糁，味甘，微温，生山谷。治痈疽久败疮，排脓止痛，大风癞疾，五痔，鼠瘘，补虚，小儿百病"。至明代《本草纲目》，李时珍释芪曰："耆，长也。黄耆色黄，为补养之长，故释名为芪"。至《神农本草经》以下，对黄芪的论述颇多，如金元医家张元素将黄芪的作用概括为五：补诸虚不足、益元气、壮脾胃、去肌热、排脓止痛等。当代中药研究又将黄芪的功用归为补气升阳、益卫固表、托毒生肌、利水退肿。

《中华人民共和国药典（2010版）》关于黄芪功能主治的记述为："补气升阳，固表止汗，利水消肿，生津养血，行滞通痹，托毒排脓，敛疮生肌，用于气虚乏力，食少便溏，中气下陷，久泻脱肛，便血崩漏，表虚自汗，气虚水肿，内热消渴，血虚萎黄，半身不遂，痹痛麻木，痈疽难溃，久溃不敛。"记述黄芪用治"小儿百病"。

黄芪是一味气分补药，因其色黄又为补药之长，故名黄芪。黄芪的功用，古今医家叙述甚多，有谓黄芪是阳中之阳，可升可降，无汗能发，有汗能止，便难能畅，便泄能止，尿涩可利，尿多可止，气陷能升，气喘能平，肿疡能消，溃疡能愈。黄芪确是一味力大功宏、使用面广的补药，不论内科、外科、妇科和儿科，都有不少需要使用黄芪治疗的病证。

气血乃维持人体生命活动的物质和动力，借经络运行周身，以供应机体的需要和维持正常的生理活动。妇女以血为本，血之生、之行、之摄，皆赖于气。如妇女气血充沛，相互协调，则五脏安和，经脉通畅，冲任充盛，经、孕、产、乳功能正常；若气血虚衰或气血郁滞，则脏腑功能失调，或太冲脉衰少，任脉空虚，则经、带、胎、产及妇科杂症蜂拥而至。

因此，补益气血或补气行血、摄血乃治疗妇产科疾病的重要治法，而补气药之选用，则首推黄芪。关于黄芪，《日华子本草》曰："主治……肠风，血崩，带下，赤白痢。产前后一切病，月候不匀"，《别录》云："主妇人子脏风邪气，逐五脏间恶血"，《本草纲目》认为"可治一切气衰血虚之症"。本部分内容按妇科经、带、胎、产、杂病论述含有黄芪的常用方剂，方剂均选自中医经典著作，临床常用且有效。

（一）月经病（经）

1. 三才大补丸

【方源】明代陈文昭《陈素庵妇科补解》。

【组成】黄芪，人参，白术，杜仲，熟地黄，白芍，当归，川芎，香附，熟艾，补骨脂，阿胶，山药。

【功用】补益气血，濡养胞宫。

【主治】痛经，气血两虚、冲任不足、胞宫不荣之行经后腹痛者。

【原文】妇人经欲来而腹痛者，气滞也，法当行气和血，宜调气饮……妇人经正来而腹痛者，血滞也，法当行血和气，宜服大玄胡索散……妇人经行后腹痛者，是气血两虚也，法当大补气血，以固脾胃为主，或余血未尽，加行滞药一、二味，可服三才大补丸。

2. 举元煎

【方源】明代张景岳《景岳全书》。

【组成】人参，炙黄芪，炙甘草，升麻，白术。

【功用】益气升提，固冲调经。

【主治】经期延长、月经过多属气虚冲任不固，经血失于制约者。

【原文】崩漏不止，经乱之甚者也……若脾气虚陷，不能收摄而脱血者，寿脾煎，归脾汤，四君子加芎、归，再甚者，举元煎。

3. 固本止崩汤

【方源】清代傅山《傅青主女科》。

【组成】黄芪（生用），大熟地，白术，当归，黑姜，人参。

【功用】益气摄血，固经止崩。

【主治】崩漏、月经过多、经期延长属脾气虚弱，血失统摄者。

【原文】妇人有一时血崩，两目黑暗，昏晕在地，不省人事者，人莫不谓火盛动血也。然此火非实火,乃虚火耳。世人一见血崩,往往用止涩之品,虽亦能取效一时,但不用补阴之药,则虚火易于冲击,恐随止随发,以致经年累月不能痊愈者有之。是止崩之药,不可独用,必须于补阴之中行止崩之法。方用固本止崩汤。大熟地(一两,九蒸),白术(一两,土炒焦),黄芪(三钱,生用),当归(五钱,酒洗),黑姜(二钱),人参(三钱)。

4.安冲汤

【方源】清末至民国张锡纯(1860—1933年)《医学衷中参西录》。

【组成】黄芪,白术,生牡蛎,生龙骨,生地黄,白芍,海螵蛸,茜草根,续断。

【功用】补气升提,固冲止血。

【主治】月经过多、经期延长、漏下属气虚冲任不固,经血失于制约者。

【原文】治妇女经水行时多而且久,过期不止或不时漏下。白术(六钱,炒),生黄芪(六钱),生龙骨(六钱,捣细),生牡蛎(六钱,捣细),大生地(六钱),生杭芍(三钱),海螵蛸(四钱,捣细),茜草(三钱),川续断(四钱)。

5.固冲汤

【方源】清末至民国张锡纯(1860—1933年)《医学衷中参西录》。

【组成】黄芪,白术,煅牡蛎,山茱萸,白芍,海螵蛸,茜草根,棕炭,五倍子。

【功用】健脾益气,固冲摄血。

【主治】崩漏(子宫异常出血)属脾虚气陷,统摄失职,冲任不固者。

【原文】治妇女血崩。白术(一两,炒),生黄芪(六钱),龙骨(八钱,煅捣细),牡蛎(八钱,煅捣细),萸肉(八钱,去净核),生杭芍(四钱),海螵蛸(四钱,捣细),茜草(三钱),棕边炭(二钱),五倍子(五分,轧细药汁送服)。

6.归脾汤

【方源】宋代陈自明《校注妇人良方》。

【组成】黄芪,人参,白术,茯苓,龙眼肉,炒枣仁,当归,制远志,木香,甘草,生姜,大枣。

【功用】养心健脾,固冲调经。

【主治】月经先期、月经先后不定期、经间期出血属心脾两虚,冲任失调者。

【原文】《室女月水不通方论第八》论曰:夫冲任之脉,起于胞内,为经脉之海。手太阳小肠、手少阴心二经为表里。女子二七而天癸至,肾气全盛,冲任疏通,经血既盈,应时而下,否则不通也。愚按:前症若禀阴血不足,用四物、参、苓;恐伤肝血,用加味逍遥散;郁结伤脾,用加味归脾汤;肝火怫郁,用加味小柴胡汤；胃经积热，用加味清胃散，余当参考前论。

7.滋血汤

【方源】明代王肯堂《证治准绳》。

【组成】黄芪，人参，山药，茯苓，熟地黄，川芎，当归、白芍。

【功用】健脾益气，补血调经。

【主治】月经过少、月经后期、闭经属气血虚弱，血海不足者。

【原文】治妇人心肺虚损，血脉虚弱，月水过期。（此八珍汤之变，如脾肺元气不足者，尤宜）。人参，山药，黄芪（各一钱），白茯苓（去皮），川芎，当归，白芍药，熟地黄（各一钱半）。上作一服，水二盏，煎至一盏，食前服。

8.黄芪建中汤

【方源】汉代张仲景《金匮要略》。

【组成】黄芪，白芍，桂枝，生姜，大枣，炙甘草，饴糖。

【功用】补气养血，和中止痛。

【主治】痛经属气血虚弱，胞宫胞脉失养，不荣则痛者。

【原文】虚劳里急诸不足，黄芪建中汤主之。里急者，里虚脉急，腹中当引痛也。诸不足者，阴阳诸脉，并俱不足，而眩、悸、喘、渴、失精、亡血等证，相因而至也。急者缓之，必以甘，不足者补之，必以温，而充虚塞空，则黄芪尤有专长也。黄芪建中汤方，即小建中汤内加黄芪一两半。

9.当归饮子

【方源】明代王肯堂《证治准绳》。

【组成】黄芪，当归，川芎，生地黄，白芍，何首乌（制），白蒺藜，防风，荆芥，甘草。

【功用】养血固表，祛风止痒。

【主治】经行风疹块（类似荨麻疹）属营阴不足，血虚生风，肌肤失荣者。

【原文】当归饮子，治烦热，皮肤索泽，食后煎服，宜以此下地黄丸。

10.黄芪桂枝五物汤

【方源】汉代张仲景《金匮要略》。

【组成】黄芪，桂枝，白芍，生姜，大枣。

【功用】补气养血，通痹止痛。

【主治】经行身痛属气血虚弱，肢体失于濡养，不荣则痛者。

【原文】血痹阴阳俱微，寸口关上微，尺中小紧。外证身体不仁，如风痹状，黄芪桂枝五物汤主之。

11.圣愈汤

【方源】清代吴谦《医宗金鉴》。

【组成】黄芪，人参，熟地黄，当归，白芍，川芎。

【功用】益气养血，调经止痛。

【主治】痛经、月经量少属气血不足，冲任失养者。

【原文】治一切失血过多，阴亏气损，烦热作渴，睡卧不宁等证。四物汤加人参、黄耆（一方去芍药），水煎服。

12.六神汤

【方源】清代吴谦《医宗金鉴》。

【组成】黄芪，地骨皮，熟地黄，当归，白芍，川芎。

【功用】补益气血，滋阴清热。

【主治】经行发热、经行出血量多属气血双虚，阴亏内热者。

【原文】经来身热有表发，内热地骨加胡连，经后六神加耆骨，逍遥理脾而清肝。

（二）带下病（带）

1.内补丸

【方源】清代吴本立《女科切要》。

【组成】鹿茸，菟丝子，黄芪，白蒺藜，紫菀茸，肉桂，桑螵蛸，肉苁蓉，制附子。

【功用】温肾培元，固涩止带。

【主治】带下病，量多质稀，腰酸畏寒属肾阳虚，命火衰，任带二脉不固者。

【原文】白淫责于阳虚，当益火之源，鹿茸、肉苁蓉、人参之类，治宜内补丸。要在临症斟酌有火无火而用之，庶无误矣。

2.清心莲子饮

【方源】清代吴本立《女科切要》。

【组成】黄芪，石莲子，人参，赤苓，麦冬，地骨皮，黄芩，车前子，生甘草。

【功用】清心养神，健脾利湿。

【主治】带下赤白，经年不愈，形神衰疲，心神不安，五心烦热。

【原文】《内经》曰：中气不足，小便为之色变，如上盛下虚，心火上炎，口苦燥渴，五心烦热，小便赤涩，或下白浊，宜清心莲子饮。

（三）妊娠病（胎）

1.举元煎

【方源】明代张景岳《景岳全书》。

【组成】黄芪，人参，白术，炙甘草，升麻。

【功用】补气升提，安固胎元。

【主治】胎动不安（先兆流产）属气虚不固，胎失所载者。

【原文】若脾肺气虚下陷，不能摄血而下者，宜归脾汤、人参养荣汤、补中益气汤、举元煎之类主之。

2.加味圣愈汤

【方源】清代吴谦《医宗金鉴》。

【组成】黄芪，人参，熟地黄，当归，白芍，川芎，杜仲，续断，砂仁。

【功用】益气养血，固肾安胎。

【主治】胎动不安，外伤（跌扑闪挫，劳力过度所伤）属气失所载，胎元失固者。

【原文】胎伤腹痛血未下，圣愈汤加杜仲、续断、砂仁。

3.泰山磐石散

【方源】明代张景岳《景岳全书》。

【组成】黄芪，人参，炒白术，白芍，续断，熟地黄，黄芩，炙甘草，砂仁，糯米。

【功用】补气养血，安固胎元。

【主治】滑胎（复发性流产）属气血两虚，冲任不足，不能养胎载胎而屡孕屡堕者。

【原文】凡胎孕不固，无非气血损伤之病。盖气虚则提摄不固，血虚则灌溉不周，所以多致小产。故善保胎者，必当专顾血虚，宜以胎元饮为主加减用之，其次则芍药芎归汤，再次则泰山磐石散，或《千金》保孕丸，皆有夺造化之功，所当酌用者也。

4.人参黄芪汤

【方源】明代王肯堂《证治准绳》。

【组成】黄芪，人参，当归身，炒白术，白芍，艾叶，阿胶。

【功用】益气补血，固脱止血。

【主治】胎堕不全，出血过多，甚则昏晕，气随血脱者（不全流产）。

【原文】小产重于大产，盖大产如粟熟自脱，小产如生采破其皮壳，断其根蒂也。但人轻忽致死者多。治法宜补形气，生新血，去瘀血。若未足月，痛而欲产，芎归补中汤倍加知母止之，若产而血不止，人参黄耆汤补之。若产而心腹痛，当归川芎汤主之。

5.长胎白术散

【方源】清代叶天士《叶氏女科证治》。

【组成】黄芪，炙白术，川芎，川椒，干地黄，炒阿胶，当归，牡蛎，茯苓。

【功用】益气补血，暖宫育胎。

【主治】胎萎不长（胎儿生长受限，属高危妊娠），气血不足，胞宫失于温煦，腹形明显小于妊娠月份者。

【原文】温阳散寒，养血育胎。主治血寒宫冷证，症见胎儿存活，但妊娠腹形和宫体明显小于妊娠月龄，形寒怕冷，腰腹冷痛，四肢不温，舌淡苔白，脉沉迟滞。

6.当归地黄饮子

【方源】明代王肯堂《证治准绳》。

【组成】黄芪，当归身，白芍，川芎，生地黄，防风，荆芥，甘草，白蒺藜，制首乌（用时去川芎）。

【功用】养血祛风，滋养肝肾。

【主治】妊娠身痒（妊娠期肝内胆汁淤积症）属孕期血虚肌肤失润，化燥生风者。

【原文】若妇人以胎气经水损阴为甚，故尤多腰痛脚酸之病，宜当归地黄饮主之。

（四）产后病（产）

1.黄芪当归散

【方源】清代吴谦《医宗金鉴》。

【组成】黄芪，人参，白术（土炒），当归，白芍，甘草。

【功用】益气养血固摄。

【主治】产后小便频数、失禁属气虚三焦决渎无权，膀胱失约者。

【原文】产后气虚下陷，多令小便频数而色白，肾虚不固，小便自遗。因产时稳婆不慎，伤其胞脬，多致小便淋沥。气虚频数者，宜补中益气汤升举之。伤胞淋沥者，宜黄耆当归散补之，其方即黄耆，当归，人参，白术，白芍，甘草也，引用猪草胞同煮服。

2.补气通脬饮

【方源】清代沈尧封《沈氏女科》。

【组成】黄芪，麦冬，通草。

【功用】益气生津利尿。

【主治】产后小便不通，脾肺气虚，膀胱气化无力者。

【原文】黄芪补气之中，已寓上升之性，用以为君五钱；麦冬既清上源，用以为臣一钱五分；白通草达下，用以为佐八分。

3.完胞饮

【方源】清代傅山《傅青主女科》。

【组成】黄芪，人参，白术，茯苓，当归，川芎，桃仁，红花，益母草，白及，猪脬，羊脬。

【功用】补气补血，生肌补脬。

【主治】产后小便失禁，或阴道漏红，尿中带血，难产或手术助产，膀胱受伤，不能贮存尿液者。

【原文】《产后手伤胞胎淋漓不止（七十二）》：妇人有生产之时，被稳婆手入产门，损伤胞胎，因而淋漓不止，欲少忍须臾而不能，人谓胞破不能再补也。孰知不然。夫破伤皮肤，尚可完补，岂破在腹内者，独不可治疗？或谓破在外可用药外治，以生皮肤；破在内，虽有灵膏，无可救补，然破之在内者，外治虽无可施力，安必内治不可奏功乎！试思疮伤之毒，大有缺陷，尚可服药以生肌肉，此不过收生不谨，小有所损，并无恶毒，何难补其缺陷也。

4.通乳丹

【方源】清代傅山《傅青主女科》。

【组成】生黄芪，人参，当归，麦冬，桔梗，七孔猪蹄。

【功用】补气养血通乳。

【主治】缺乳属气血虚弱，乳汁化源不足所致者。

【原文】《产后气血两虚乳汁不下（七十六）》：妇人产后绝无点滴之乳，人以为乳管之闭也，谁知是气与血之两涸乎！夫乳乃气血之所化而成也，无血固不能生乳汁，无气亦不能生乳汁，然二者之中，血之化乳，又不若气之所化为尤速。新产之妇，血已大亏，血本自顾不暇，又何能以化乳？乳全赖气之力，以行血而化之也。今产后数日，而乳不下点滴之汁，其血少气衰可知。气旺则乳汁旺，气衰则乳汁衰，气涸则乳汁亦涸，必然之势也。世人不知大补气血之妙，而一味通乳，岂知无气则乳无以化，无血则乳无以生。治法当补气以生血，而乳汁自下，不必利窍以通乳也。方名通乳丹。

5.补中益气汤

【方源】金代李东垣《脾胃论》。

【组成】黄芪，人参，甘草，当归，陈皮，升麻，柴胡，白术。

【功用】益气固摄。

【主治】产后恶露不绝、产后乳汁自出（漏乳）属气虚不摄、冲任不固者。产后发热，低热不退，因失血过多，阴虚阳浮者。

【原文】如秋冬天气寒凉而腹痛者，加半夏，或益智，或草豆蔻之类；如发热，或扪之而肌表热者，此表证也，只服补中益气汤一二服，亦能得微汗则凉矣。

6.甘理散

【方源】明代陈文昭《陈素庵妇科补解》。

【组成】黄芪，葛根，当归，赤芍，甘草，川芎，生地黄，白芷，白术，厚朴，陈皮，人参，前胡，枣。

【功用】养血滋阴，益气健胃。

【主治】产后阴蚀（阴疮），产后失血过多属阴虚生热，阴中生蚀者。

【原文】《全书》产后阴蚀者，阴中生疮也。由产后去血太多，心血少，心神郁，胃气虚弱，以致气血留滞，名曰䘌疮。内有细虫，啮则痛，动则痒，少阴脉必数而滑，数为血热，滑则生虫。经曰：凡痛、痒、疮、痒，皆属心火，治宜凉心血，补心血，和胃气，则疳疮自愈。宜甘理散。

7.黄芪桂枝五物汤

【方源】汉代张仲景《金匮要略》。

【组成】黄芪，桂枝，白芍，生姜，大枣。

【功用】补气养血，通痹止痛。

【主治】产后身痛（关节痛），因产失血过多，血虚经脉失养，致遍身疼痛者。

【原文】血痹阴阳俱微，寸口关上微，尺中小紧。外证身体不仁，如风痹状，黄芪桂枝五物汤主之。

8.养心汤

【方源】清代傅山《傅青主女科》。

【组成】炙黄芪，茯神，川芎，当归，麦冬，远志，柏子仁，人参，炙甘草，五味子。

【功用】养心安神，滋阴补血。

【主治】产后怔忡，惊悸，产时惊恐劳倦、出血过多导致心血不定，心神不安者。

【原文】养心汤：治产后心血不定，心神不安。

9.黄芪汤

【方源】明代武之望《济阴纲目》。

【组成】黄芪，白术，防风，熟地黄，煅牡蛎，茯苓，麦冬，甘草，大枣。

【功用】补气固表止汗。

【主治】产后自汗不能自止，气随血耗，气虚卫阳不固者。

【原文】黄芪汤：治产后虚汗不止。

10.清暑益气汤

【方源】金代李东垣《脾胃论》。

【组成】黄芪，人参，苍术，升麻，炒神曲，橘皮，白术，泽泻，麦冬，当归身，炙甘草，青皮，黄柏（酒洗），葛根，五味子。

【功用】清暑益气，健脾燥湿。

【主治】产后中暑属元气本虚，伤于暑湿者。

【原文】《内经》曰：阳气者，卫外而为固也，炅则气泄。今暑邪干卫，故身热自汗，以黄芪甘温补之为君；人参、橘皮、当归、甘草，甘微温，补中益气为臣；苍术、白术、泽泻，渗利而除湿。升麻、葛根，甘苦平，善解肌热，又以风胜湿也。湿胜则食不消而作痞满，故炒神曲甘辛，青皮辛温，消食快气，肾恶燥，急食辛以润之，故以黄柏苦辛寒，借甘味泻热补水虚者滋其化源；以人参、五味子、麦门冬，酸甘微寒，救天暑之伤于庚金为佐。名曰清暑益气汤。

11.麻仁润肠汤

【方源】清代陈文昭《陈素庵妇科补解》。

【组成】麻仁，黄芪，人参，生地黄，当归尾，赤芍，川芎，苏子，枳壳，杏仁，陈皮，黄芩，桔梗，葱白，甘草。

【功用】养血益气，滋阴润燥。

【主治】产后大便难。

【原文】产后大便闭结者，由产后出血过多，津液干涸，肠胃燥结，是以大便闭结。或七八日或十数日，或二十余日，不可轻用克伐寒凉，如大黄、芒硝、枳壳、槟榔之属。宜滋养心血，调和胃气，气旺则血自充，血足则肠胃津液自生，宜麻仁润肠汤。

（五）妇科杂病（杂）

1.托里消毒散

【方源】明代陈实功《外科正宗》。

【组成】黄芪，人参，当归，川芎，白芍，白术，甘草，茯苓，金银花，白芷，皂角刺，桔梗。

【功用】益气养血，托毒外出。

【主治】妇人阴疮（阴蚀），日久坚硬属气血两虚，中气不足，寒湿内滞者。

【原文】内热甚者，量加消毒清剂，便秘燥者，必须通利相宜，使脏腑得宣通，俾气血自流利。肿痒时内热口干，脉实烦躁，便秘喜冷者，此为邪毒在里，急与寒凉攻剂，宜内疏黄连汤、四顺清凉饮、内消沃雪汤俱可选用。又兼有表证者，防风通圣散去麻黄，或双解散加桔梗、天花粉。又或小便不利者，兼入天水散、五苓散俱可合用，务使二便通利以杜其源。又有元气素虚者，恐不胜前药，以托里消毒散加蜜炒大黄，或兼猪胆套法亦得，通利为度。

2. 理冲汤

【方源】清末至民国张锡纯（1860—1933年）《医学衷中参西录》。

【组成】生黄芪，党参，白术，山药，天花粉，知母，三棱，莪术，鸡内金。

【功用】益气健脾，化瘀散结。

【主治】妇人癥瘕属日久瘀血留滞冲脉者。

【原文】治妇女经闭不行或产后恶露不尽，结为癥瘕，以致阴虚作热，阳虚作冷，食少劳嗽，虚证杳来。服此汤十余剂后，虚证自退，三十剂后，瘀血可尽消。亦治室女月闭血枯，并治男子劳瘵，一切脏腑癥瘕、积聚、气郁、脾弱、满闷、痞胀、不能饮食。

3. 艾附暖宫丸

【方源】宋代杨士瀛《仁斋直指方》。

【组成】黄芪，艾叶，香附，生地黄，当归，川芎，白芍，吴茱萸，续断，肉桂。

【功用】暖宫温经，养血活血。

【主治】不孕症属子宫虚冷，气血不足者。

【原文】艾附暖宫丸：治妇人经水不调，小腹时痛，赤白带下，子宫虚冷。

4. 升肝舒郁汤

【方源】清末至民国张锡纯（1860—1933年）《医学衷中参西录》。

【组成】生黄芪，柴胡，当归，知母，生明乳香，生明没药，川芎。

【功用】益气升提，疏肝活血。

【主治】妇女阴挺（子宫脱垂、阴道膨出）属中气不足，肝气不舒，冲任失于固摄者。

【原文】治妇女阴挺，亦治肝气虚弱，郁结不舒。

黄芪，甘温，升发，功善补益，被李时珍誉为"补药之长"。该药能通益上中下三焦，表里脏腑诸气，补益之中，蕴通行之力，也就是说黄芪善于补益整体，改善人体正气，同时又补而不滞。现代研究发现，黄芪的补气作用与其增强免疫功能有关。黄芪增强免疫功能的作用通过对细胞免疫、体液免疫、补体系统等多方面的调节得以体现，如黄芪多糖能上调IL-2mRNA和IL-2RmRNA基因转录表达，恢复IL-2和IL-2R水平，达到调节淋巴细胞的作用，还能促进B细胞的增殖分化，促进免疫球蛋白IgG的产生。

《名医别录》认为黄芪能逐五脏间恶血。《日华子本草》称黄芪可以"助气壮筋骨，长肉，补血，破癥瘕"。黄芪可补气养血，起祛瘀散结之效。其作用主要表现在对血液系统及血液流变学的影响。现代研究表明，黄芪可促进造血功能、双向调节血压、降低全血黏度等。

此外，黄芪还具有抗肿瘤、抗衰老、抗疲劳、抗氧化损伤等作用。实验证明，黄芪能增加机体免疫功能而发挥抑瘤作用，其抑制肿瘤细胞增殖，促进肿瘤细胞凋亡，抑制肿瘤血管生成，逆转化疗耐药性，增加化疗效果，减轻化疗毒副反应，提高机体生存质量，具有良好的抗肿瘤作用。以黄芪为主药在临床中用于女性生殖系统良性肿瘤以及恶性肿瘤的辅助治疗。

肖承悰教授治疗妇科病经常用生黄芪，因为它能益气行水，益气化瘀，益气生血，益气止血，益气固表，益气升举，益气托毒，益气生肌，益气退热。总之，黄芪在妇科病中应用广泛，药用价值很高。

浅谈阿胶在妇科临床中的应用

一、概论

阿胶是一种地道药材，因产自东阿（山东省聊城市东阿县）而得名，其已经有2500多年的历史了，最早记载于《神农本草经》。李时珍《本草纲目》记载："阿胶，《本经》上品，弘景曰'出东阿，故名阿胶'。"历代本草类著作皆将阿胶列为上品、贡品、圣药，阿胶与人参、鹿茸并称为滋补三大宝。

阿胶味甘性平，质润，归肺、肝、肾经，为血肉有情之品，具有补血止血、滋阴润燥、调经安胎等作用。阿胶具有良好的补血作用，应用于血虚证，如女性血虚之月经失调、痛经及胎前产后诸疾等。药理研究发现，阿胶具有广泛的增强免疫功能作用，这与它良好的补益效果是分不开的，故临床应用广泛，是妇科中医师最常应用的药物之一。

因阿胶补血补液，血能养筋，液能润滑关节，充实骨髓、脊髓、脑髓，故能强健筋骨，流利关节，抗御风湿的伤害，所以《药性论》说，服用阿胶可以"坚筋骨"。李时珍《本草纲目》说阿胶可"治男女一切风痛，骨节疼痛"。《本草纲目拾遗》补充说阿胶能治"内伤腰痛，强力伸筋。添精固肾"。因此，中年以后服用阿胶，有助于强筋健骨，避免骨质疏松，使关节灵活，令人身轻体健。

阿胶性质黏腻，入煎剂需要烊化，服用较为麻烦，且常常不能完全烊化，影响药物的充分利用。此外，阿胶有特殊的异味，部分患者反映难以下咽。经过蛤粉、蒲黄或其他辅料炒制而成的阿胶珠质地酥脆，便于粉碎入药，煎煮时易于提高疗效，并能去除腥气，降低滞腻之性，使之补而不腻，便于消化吸收，增强滋养而不碍胃的效果。此外，根据炒制辅料的不同，可以赋予加工后的阿胶新的功效。比如经蛤粉炒的阿胶珠除具有补血、止血、滋阴、润燥的作用外，还兼有清热化痰、养阴润肺之效。

二、古籍阿胶临床应用功效总结

阿胶，历来是古代医家的临床要药，经过千百年的临床实践，阿胶的应用范围不断扩大。明代李时珍的《本草纲目》对阿胶在妇科的临床应用功效进行了这样的总结："疗女人血痛血枯，经水不调，无子，崩中带下，胎前产后诸疾……和血滋阴，除风润燥，化痰清肺……圣药也。"

这一总结堪称古代中医理论对阿胶在妇科的临床应用最全面的认识。

"女子以血为本"，女子胎前产后、日常生理都与血密切相关。因此，在这一过程中所产生的诸多疾病，如月经不调、血崩、崩漏、带下、妊娠腹痛、胎动、妊娠呕逆、产后腹痛、胎漏、损胎、难产、产后便秘等无一不是由气血失和所致。阿胶滋阴润燥，善调气血，气血和畅则诸证息平。

三、阿胶在妇科临床中的应用

女性的生理特点，经、带、胎、产、乳，屡屡伤血，若缺乏防病意识，产生各种疾病显然是不可避免的。

由于阿胶具有补血养血、美容养颜、延年益寿、强筋健骨、增强免疫力等五大功效，其在妇科临床中广为应用，更被尊为"妇科圣药"。

阿胶治疗常见妇科病方剂如下。

（一）月经病

1.固冲汤

【主治病证】妇女血崩。

【方剂组成】白术（一两，炒），生黄芪（六钱），龙骨（八钱，煅捣细），牡蛎（八钱，煅捣细），萸肉（八钱，去净核），生杭芍（四钱），海螵蛸（四钱，捣细），茜草（三钱），棕边炭（二钱），五倍子（五分，轧细药汁送服）。

脉象热者加大生地一两；凉者加乌附子二钱；大怒之后，因肝气冲激血崩者，加柴胡二钱。若服两剂不愈，去棕边炭，加真阿胶五钱，另炖同服。服药觉热者宜酌加生地黄。

【功能】健脾益气，固冲止血。

【方剂来源】张锡纯《医学衷中参西录》。

2.温经汤

【主治病证】妇人年五十所，病下利数十日不止，暮即发热，少腹里急，腹满，手掌烦热，唇口干燥，此病属带下。何以故？曾经半产，瘀血在少腹不去。何以知之？其证唇口干燥，故知之。当以温经汤主之。亦主妇人少腹寒，久不受胎；兼取崩中去血，或月水来过多，及至期不来。

【方剂组成】人参、当归、川芎、芍药、牡丹皮、阿胶各二两，麦冬（一升去心），吴茱萸、桂枝各二两，半夏（半升），甘草、生姜各二两。

【制法用法】上十二味，以水一斗，煮取三升，分温三服。

【功能】温经散寒，祛瘀养血。

是妇科常用的方剂，可治漏下、月经不调、痛经、宫寒不孕。此处所言带下泛指妇科病，因妇科病的发生均在带脉以下。

【方剂来源】东汉张仲景《金匮要略》。

3.正经养血汤

【主治病证】妇女经水不行，时作胀痛。

【方剂组成】白芍（酒炒）、当归（酒洗）、茯苓、白术（土炒）、阿胶（蛤粉炒）各二钱，炙草、川椒（炒）、五味子各一钱，姜半夏、人参各七分，柴胡八分，姜三片。

如五心烦热，日晡潮热，加胡连五分。不思饮食，加神曲、麦芽（炒）各五分。头痛加川芎七分。

【制法用法】水煎，稍热，食前服。

【功能】养血疏肝，健脾益气。

【方剂来源】清代静光轮应禅师考定《女科秘要》。

4.百子附归丸

【主治病证】女服此药，调经养血，安胎顺气。不问胎前产后、经事参差、有余不足诸证，悉皆治之，殊益胎嗣。此太仆吏鲍璧，台州人，其妻年三十不生育，忽经事不至者十月，腹鼓大无病，皆谓妊娠，一日忽产恶物盈桶，视之皆败痰积血。后复此丸，不期年生一子。张云，彼尝以此二方与人，服无不应者。

【方剂组成】真阿胶（蛤粉炒成珠），蕲艾叶（去筋梗醋蒸干），当归（择肥酒洗去芦），川芎（去芦），熟地黄（去脑取沉水者要怀庆佳者），香附（赤心者去毛），白芍药（肥长者）。以上各二两，杵成米，水醋各淹一宿，晒焙干十二两。

【制法用法】上为细末，用大陈石榴一枚，连皮捣碎，东流水三升，熬去滓，面糊为丸，梧子大，每服百丸，空心陈醋点汤下。安胎时云川芎，当归用当归身。

【功能】养血调经安胎。

【方剂来源】明代代俞桥《广嗣要语》。

5.十灰散

【主治病证】血崩。

【方剂组成】阿胶、侧柏叶各二钱，棕艾、绵绢各一钱，胎发三分，苎根一钱，百草霜三分，白茅花根一钱。俱烧灰存性，为末，白汤调下。（吴按：若无胎发，可用无油头发。）

【制法用法】宜研极细末，连灰服下。

【方剂来源】清代静光轮应禅师考定《女科秘要》。

6.二陈摄本散

【主治病证】血崩不止。

【方剂组成】陈棕榈（烧灰存性）、陈阿胶等份。

【制法用法】为末，每服三钱，酒下即止。

【方剂来源】清代云川道人《绛囊撮要》。

（二）带下病

1.当归煎

【主治病证】赤带不止，腹内疼痛，四肢烦疼，不欲饮食，日渐羸瘦。

【方剂组成】当归（去芦，酒浸）、赤芍药、牡蛎（火煅，取粉），熟地黄（酒蒸，焙）、阿胶（锉，蚌粉炒）、白芍药、续断（酒浸）各一两，地榆半两。

【制法用法】上为末，醋糊丸，梧桐子大。每服五十丸，空心，米饮送下。

【功能】养血凉血止带。

【方剂来源】元代危亦林《世医得效方》。

2.牡蛎散

【主治病证】带下，兼经水过多，或暴下片血，不限年月远近。

【方剂组成】牡蛎、龙骨、石脂、肉苁蓉（酒浸，切焙）、石斛（去根）、乌贼（去甲）、黄芪（锉）各一两半，牛角䚡灰、阿胶（炒燥）、熟地黄（焙）、芍药（炒）各二两，干姜（炮）、当归（切焙）、人参、白术、桑耳（炙）各一两一分，桂（去粗皮）、川芎、附子（炮，去皮脐）、艾叶（炒）各一两。

【制法用法】上为细末，每服三钱，平旦米饮调服，日再。

【方剂来源】明代董宿《奇效良方》。

(三) 妊娠病

1.寿胎丸

【主治病证】妊娠期阴道少量流血，色淡暗，腰酸，小腹下坠隐痛，头晕耳鸣，小便频数清长，或曾屡次堕胎，舌淡苔白，脉沉滑尺弱。

【方剂组成】菟丝子，桑寄生，续断，阿胶。

【功能】补肾益气，调冲安胎。

【方剂来源】张锡纯《医学衷中参西录》。

2.胶艾汤

【主治病证】妇人有漏下者，有半产后，因续下血都不绝者，有妊娠下血者，假令妊娠腹中痛，为胞阻。

【方剂组成】阿胶二两，艾叶三两，当归三两，芎䓖二两，芍药四两，干地黄三两，甘草二两。

【制法用法】上七味，以水五升，清酒三升合煮，取三升。去滓，内胶令消尽，温服一升，日三服。不瘥，更作服。安胎时去川芎，当归改用归身。

【功能】养血止血，调经安胎。

【方剂来源】东汉张仲景《金匮要略》。

3.阿胶散

【主治病证】妊娠不问月数深浅，或因顿扑，或因毒药，胎动不安，腰痛腹满。或有所下，或胎上抢心、短气力。

【方剂组成】熟地黄二两，白芍药、艾叶、当归、甘草、阿胶、黄芪各一两。

【制法用法】上㕮咀，每服半两。水一大盏，姜三片，枣一个，煎至七分，去滓温服，无时。

【功能】补血益气安胎。

【方剂来源】南宋陈自明《妇人大全良方》。

4.黄连阿胶散

【主治病证】妊娠腹痛，下痢脓血不止。

【方剂组成】黄连八分，厚朴（制）、阿胶（炙）、当归各六分，艾叶、黄柏各四分，干姜五分。

【制法用法】上为细末，空心，米饮调下方寸匕，日三服。

【功能】清热燥湿，养血止血。

【方剂来源】南宋陈自明《妇人大全良方》。

5.保生汤

【主治病证】妊娠心腹痛。

【方剂组成】紫菀（去苗土）、柴胡（去苗）、龙骨、赤石脂各一两半，艾叶（炒）、白术各三分，黄连（去须）、厚朴（去粗皮，生姜汁炙）、阿胶（炙，令燥）、枳壳（去瓤，麸炒）各一两，地榆一两一分，肉豆蔻（去壳）一枚，益智（去皮）、干姜（炮）、旋覆花（炒）、黄芩（去黑心）各半两。

【制法用法】上粗捣筛，每服五钱，水一盏半，煎至八分去滓，温服。

【功能】驱散寒湿，安胎和气。

【方剂来源】明代朱梓《普济方》。

6.安胎饮

【主治病证】妊娠三月、四月至九个月恶阻病者，心中愦闷，头重目眩，四肢沉重，懈怠不欲执作，恶闻食气，欲啖咸酸，多睡少起，呕逆不食；或胎动不安，非时转动，腰腹疼痛，或时下血，及妊娠一切疾病。

【方剂组成】地榆、甘草（微炙，赤）、茯苓（去皮）、熟干地黄（洗，酒洒，蒸，焙）、当归（去芦，洗，酒浸）、川芎、白术、半夏（汤洗七次）、阿胶（捣碎，麸炒）、黄芪（去苗）、白芍药各等份。

【制法用法】上为粗散，每服三钱，水一盏半，煎至八分，去渣温服，不拘时。安胎时去川芎，当归改用归身。

【功能】补血益气，和胃安胎。

【方剂来源】宋代太平惠民和剂局所《太平惠民和剂局方》。

7.阿胶汤

【主治病证】妊娠胎动不安，腰腹疼痛。

【方剂组成】阿胶（炒，令燥）半两，当归（锉碎）半两，桑寄生（锉碎）半两。

【制法用法】上三味，粗捣筛，每服三钱匕，以水一盏，煎至六分，去滓空心热服。安胎时当归改用归身。

【功能】养血益肾安胎。

【方剂来源】宋代太医院《圣济总录》。

8.阿胶粥

【主治病证】妊娠胎动不安。

【方剂组成】阿胶（捣碎，炒，令黄燥，捣为末）一两，糯米半升。

【制法用法】上二味，先取糯米煮作粥，临熟即下胶搅匀，温食之。

【功能】养血健脾安胎。

【方剂来源】宋代太医院《圣济总录》。

9.鸡子羹

【主治病证】妊娠胎不安。

【方剂组成】鸡子一枚，阿胶（炒，令燥）一两。

【制法用法】上二味，以清酒一升，微火煎胶令消后，入鸡子一枚、盐一钱和之，分作三服，相次服。

【功能】滋阴养血安胎。

【方剂来源】宋代太医院《圣济总录》。

10.如圣汤

【主治病证】胎动腹痛，或为胎漏。

【方剂组成】鲤鱼皮、当归（酒浸）、白芍药、熟地黄（酒蒸）、川芎、川续断（酒浸）、阿胶（蛤粉炒成珠）、甘草（炙）各等份。

【制法用法】上㕮咀，每服四钱，加苎根少许、生姜五片，水煎温服。安胎时去川芎，当归改用归身。

【功能】养血安胎。

【方剂来源】明代武之望《济阴纲目》。

11.人参饮

【主治病证】妊娠心痛，腹胁胀满，不思饮食，呕逆不止。

【方剂组成】人参、桑寄生、阿胶（炒燥）、陈橘皮（去白焙）、白茯苓（去黑皮）各一两，白术、甘草（炙，锉）、厚朴（去粗皮，生姜汁炙，锉）各三分。

【制法用法】上八味，粗捣筛，每服四钱匕，水一盏半，煎至七分，去滓温服，不拘时候。

【功能】益气补肾，安胎和胃。

【方剂来源】宋代太医院《圣济总录》。

12.四圣散

【主治病证】脾虚血热气滞者，治漏胎下血。

【方剂组成】条芩、白术、砂仁、阿胶各等份。

【制法用法】上为细末，每服二钱，艾汤调下。

【功能】清热固冲，安胎止血。

【方剂来源】明代张景岳《景岳全书·妇人规》。

13.阿胶赤小豆汤

【主治病证】难产累日，气力乏尽，不得生。

【方剂组成】阿胶二两，赤小豆二升。

【制法用法】上，以水九升，煮豆令熟。去滓，内胶令烊。每服五合，不觉，更服。不过三服即出。

【功能】滋阴益气利湿。

【方剂来源】清代潘楫《医灯续焰》。

14.催生汤

【主治病证】产妇阵疏难产，经三两日不生，或胎死腹中，或产母气乏委顿，产道干涩。才觉阵痛破水，便可投之。

【方剂组成】苍术（米泔浸洗）二两，枯梗一两，陈皮六钱，白芷、桂心、甘草（炙）各三钱，当归、川乌头（炮，去皮尖）、干姜（炮）、厚朴（制）、芍药、半夏（汤洗七次）、茯苓、附子（炮，去皮脐）、南星（炮）各二钱，川芎一钱半，枳壳（麸炒）四钱，南木香一钱，杏仁（炒，去皮尖）、阿胶（麸炒）各二钱半。

【制法用法】上为末，每服一大钱，温酒下；觉热闷，用新汲水调白蜜服。

【功能】温肾祛湿。

【方剂来源】宋代陈言《三因极一病证方论》。

（四）产后病

1.当归建中汤

【主治病证】产后虚羸不足，腹中疼痛不止，吸吸少气，或若小腹拘急挛痛引腰背，不能饮食，产后一月，日得服四五剂为善，令人强壮内补方。

【方剂组成】当归四两，桂心三两，甘草（炙）二两，芍药六两，生姜三两，大枣（擘）十二枚。

若其人去血过多，崩伤内衄不止，加地黄六两，阿胶二两，合八种，作汤成，去滓，纳阿胶，若无当归，以川芎代之。

【制法用法】上六味，㕮咀，以水一斗，煮取三升，分为三服，一日令尽。若大虚，纳饴糖六两作汤成，纳之于火上暖，令饴糖消；若无生姜，则以干姜三两代之。

【功能】温补气血，缓急止痛。

【方剂来源】唐代孙思邈《千金翼方》。

2.阿胶枳壳丸

【主治病证】产后虚羸，大便秘涩。

【方剂组成】阿胶（碎炒）、枳壳（浸，去瓤，麸炒）各二两，滑石（研飞为衣）半两。

【制法用法】上为末，炼蜜丸，如梧桐子大。每服二十丸，温水下，半日来未通再服。

【功能】养血润燥，行气通便。

【方剂来源】宋代太平惠民和剂局所《太平惠民和剂局方》。

（五）不孕症

1.白芷暖宫丸

【主治病证】子宫虚弱，风寒客滞，因而断绪不成孕育。及数尝堕胎，或带下赤白，漏下五色，头目虚晕，吸吸少气，胸腹苦满，心下烦悸，脐腹刺痛，连引腰背，下血过多，两胁牵急，呕吐不食，面色青黄，肌肤瘦瘁，寝常自汗。

【方剂组成】禹余粮（制）一两，白姜（炮）、芍药、白芷、川椒（制）、阿胶（粉炒）、艾叶（制）、川芎各三分。

【制法用法】上为末，炼蜜丸如梧桐子大。每服四十丸，米饮下。或温酒、醋汤亦得。常服温补胞室，和养血气，光泽颜色，消散风冷，退除百病，自成孕育，性平不热。

【功能】暖血海，实冲任。

【方剂来源】南宋陈自明《妇人大全良方》。

2.加味养荣丸

【主治病证】此药能助妇人速孕，且无小产之患。

【方剂组成】熟地、当归（酒洗）、白术各三两，白芍药、川芎、黄芩（炒）各两半，人参、茯苓、香附子、陈皮（去白）、麦冬、知母各一两，阿胶（蒸化和）七钱，炙甘草五钱，黑豆（炒，去壳）四十九粒。

【制法用法】上为末，炼蜜丸如桐子大。每服八十丸，食前温酒或盐汤下。忌食诸血。

【功能】补血益气，滋阴行气。

【方剂来源】明代孙志宏《简明医彀》。

3.助阴孕子丸

【主治病证】女人欲子，当抑气以滋荣，和平而去妒。况女人性偏，古人多用热药，生子多夭。近时气运多热，惟清温生血理脾之剂，服之生子，无病多寿。

【方剂组成】山茱萸（酒浸，去核取肉）二两五钱，当归（酒洗）一两，熟地（酒蒸）二两，蛇床子（炒去壳，取净肉）二两五钱，川芎（酒洗）一两，白芍（酒炒）一两，子实、黄芩（酒炒）二两五钱，丹参（酒洗）一两，白术（炒）一两五钱，真阿胶（蛤粉炒成珠）五钱，小茴（炒）一两，陈皮（炒）一两，缩砂仁（去壳炒）五钱，香附米（童便浸，炒干微黑）四两，桑寄生（真者）五钱，玄胡索（炒）七钱。

如素有热，加软柴胡、地骨皮、芩、连（酒炒）各七钱；白带，加苍术（米泔浸，去皮，盐水炒）一两五钱，柴胡（酒炒）五钱。肥盛妇人，乃脂满子宫，加半夏、南星（姜汁、矾水煮）各一两。

【制法用法】上为末，酒煮山药粉糊为丸。每日空心酒下一百丸，或清米汤下。

【功能】补益肝肾，理脾行气。

【方剂来源】明代龚信《古今医鉴》。

四、古代医案摘录

《临证指南医案·卷九·调经》

朱（女）冲年天癸未至，春阳升动，寒热衄血。平昔尿后腰痛，耳目甚聪明。先天质薄，阴本难充易亏。最多倒经之虑。（倒经）

雄乌骨鸡　生地　生白芍　茯神　天冬　知母　牛膝　茺蔚子　女贞子　阿胶

诸药除阿胶用水煎汁二次。其乌鸡去毛及翅足，另以童便一碗，青蒿汁四碗，醇酒二碗，米醋一碗，同煮。再加入前药汁收膏。入阿胶收，炖暖服五钱。

《临证指南医案·卷九·淋带》

陈（二七）色苍脉数，是阴不足。心中泛泛，即头晕腹痛。经水仍来。兼有带下。肝阳内扰，风木乘土。法当酸以和阳，咸苦坚阴。（风阳乘土）

生白芍　细生地　清阿胶　牡蛎　樗根皮　黄柏

又　乌骨鸡　生地　阿胶　牡蛎　天冬　白芍　白薇　杜仲　续断　湖莲

《临证指南医案·卷九·崩漏》

张　外冷内热，食过如饥。唇燥裂。渴饮下漏。漏多则阴虚阳亢。便溏不实。不可寒润。（阴虚阳亢）

生地炭　阿胶　炒白芍　湖莲　樗根皮　茯神　蕲艾炭

又　消渴心悸。

阿胶　生鸡子黄　生地　天冬　生白芍　茯神

《临证指南医案·卷九·胎前》

潘　血液护胎，尚且不固。心中如饥空洞，食不能纳。况又战栗呕逆。凡内外摇动，都是动胎。从来有胎而病外感，麻、桂、硝、黄等剂，必加四物。是治病保胎第一要法。（热邪伤阴）

小生地　白芍　阿胶　知母　黄芩　青蒿梗

《临证指南医案·卷九·产后》

虞（三二）　背寒心热，天明汗出乃凉。产后两三月若此。此属下焦真阴已亏，渐扰阳位，二气交乘。并非客症。头晕，耳鸣，心悸。寒热后必泻。内风震动，当与静药。（阴虚风阳动，六月二十日）

人参　炙草　白芍　麦冬　炒生地　炒乌梅

又　前法酸甘，益阴和阳，诸病皆减。然此恙，是产后下焦百脉空乏，谓之蓐损。填隙固髓为正治。缘谷食未加，沉腻恐妨胃口。加餐可用丸药。（七月初三）

人参　炙草　阿胶　生地　麦冬

又　照前方加桂枝木、茯苓、南枣。（八月初七）

又　产后都属下焦先损，百脉空隙。时序夏秋，天暖发泄加病。此扶阳益阴得效。今诸症向愈，寝食已安，独经水未至。其冲任奇脉不振，须脏阴充旺，脉中得以游溢耳。（九月初一）

熟地（水制）　人参　阿胶　萸肉　远志炭　山药　茯神　建莲　乌骨鸡膏丸

《续名医类案·卷二十四·胎动》

孙文垣治张溪亭子室，娠已七月，梦见亡过祖母挥拳在背打一下，即觉胎动不安，血已下，大小便皆急，腰与小腹胀痛者五日。诊之，两寸俱短弱，此上焦元气大虚，当骤补之。人参、阿胶、黄芪、白术各二钱，当归、白芍、条芩、杜仲各一钱，砂仁、香附各五分，苎根嫩皮三钱，葱白六钱，一剂而血止，再剂诸症悉除。四剂后减去葱白、苎根，调理旬日，足月产一女。

以上各方均有阿胶，或为主药，或为辅药，其组方均体现了重视女性生理、病理的特点，体现了治病求本及标本兼治的原则，说明阿胶在妇科病的治疗中应用广泛，确为妇科圣药。当然，在医生应用时，要辨别真伪，要有品牌意识。阿胶是一种地道药材，因产自东阿而得名。东阿阿胶历来名冠天下，传承不衰，被誉为"国药瑰宝"，正如李时珍《本草纲目》说："阿胶以乌驴皮得阿井水煎成乃佳尔"。独特的水质、两千多年的历史文化、全国唯一阿胶炼胶技艺传承人的精湛技艺、绝无仅有的驴皮资源，共同构成了东阿阿胶不可复制的独特价值。

漫谈月经

月经是女性生理的重要表现，是子宫内膜在下丘脑-垂体-卵巢内分泌反馈作用系统的周期活动支配下，所发生的周期性剥脱出血。一般每月一次，故称月经。

中医学认为，月经是脏腑经络气血作用于胞宫、胞脉的正常生理现象，正如李时珍所说："女子，阴类也，以血为主，其血上应太阴，下应海潮，月有盈亏，潮有朝夕，月事一行，与之相符，故谓之月水、月信、月经，经者常也"。

月经产生的机制

月经的产生，西医学认为受制卵巢周期及月经周期的调节，对此机制至今尚未清楚，但多数倾向于下丘脑-垂体-卵巢内分泌途径的反馈作用系统理论。就是在丘脑下部产生一种促性腺激素释放因子，通过垂体门脉系统进入垂体前叶，使其产生促性腺激素——卵泡刺激素（FSH）及黄体生成素（LH）。FSH促使卵泡发育成熟，并分泌雌激素，使子宫内膜呈增殖期变化。LH促使成熟的卵子排出。二者共同作用，在达到一定比例时发生排卵。破裂卵泡转变为黄体，黄体分泌孕激素，使子宫内膜由增殖期转变为分泌期。排卵后，雌激素暂时降低，继而黄体又分泌大量雌激素及孕激素对丘脑产生抑制作用，使FSH及LH分泌减少，故黄体逐渐萎缩，雌、孕激素分泌量减少，子宫内膜失去支持而坏死，脱落出血，形成月经。同时，由于卵巢激素浓度下降，对下丘脑-垂体的抑制作用消失，垂体又重新分泌FSH及LH，新的月经周期又开始。

卵巢是垂体的靶器官，接受垂体促性腺激素的调节，但反过来对丘脑-垂体也有影响，这种影响称为反馈作用。也正是由于这种反馈作用的存在，才维持了月经的周期变化。外界环境、精神因素等会对月经周期有影响，说明大脑皮层影响内分泌活动。

中医学对于月经早有认识，在《内经》一书中有明确的记载，《素问·上古天真论篇》云："女子七岁，肾气盛，齿更发长；二七而天癸至，任脉通，太冲脉盛，月事以时下……七七任脉虚，太冲脉衰少，天癸竭，地道不通，故形坏而无子也"。明确地指出了先有肾气，后有天癸，天癸作用于冲任，冲盛任通则月经按时而来。这说明了月经与肾气、天癸、冲任有着极为密切的关系。而冲任二脉又必须与督、带二脉互相合作才能发挥正常的生理功能。因此，要研究月经产生的机制，首先要了解天癸及冲任督带。另外，血是月经的主要成分，而血是由脏腑所化生，由气所推动，经过经脉的输注才能到达胞宫，所以要研究月经产生的机制，还必须了解月经与脏腑、经络、气血的关系，现在我们就从这几方面加以阐述。

（一）天癸

1.什么叫天癸？

就妇女而言，天癸是促进女性生长发育的一种物质，它来源于先天肾气，依靠后天脾气的支援逐渐发育成熟（天癸至）、旺盛，随后又逐渐衰退（天癸竭）。

2.为什么叫天癸？

马莳（马元台）说："天癸者，阴精也，盖肾属水，癸亦属水，由先天之气蓄极而生，故谓阴精为天癸也。"陈自明说："天谓天真之气，癸谓壬癸之水，故云天癸也。"因为肾为先天之本，属水，癸为天干之一，也属水，所以称作天癸。

3.天癸的作用是什么？

根据《素问·上古天真论篇》经文所述，月经产生的环路是肾气盛–天癸至–任通冲盛–月事以时下。在这个环路中，天癸是很重要的一环，结合西医学来看，天癸在月经环路中的作用类似垂体前叶产生的促性腺激素。

天癸的到来，显示了肾精的充盛，意味着生殖系统发育成熟，表现为初潮的到来及月经周期的建立，并有了生育能力。女性一生自二七至七七的一系列变化，正是体现了天癸的作用。西医学认为女性一生各个阶段的生理特征，与女性性腺–卵巢的活动有着密切的关系，所以我们认为天癸不仅有类似促性腺激素的作用，同时也代表了卵巢的一部分功能，所以说天癸是月经产生的重要因素。

（二）冲、任、督、带

冲、任、督、带四脉属于奇经八脉的一部分。所谓奇经就是不同于正经的经脉，《难经》说："异于常者，谓之奇"。奇经的特点是与五脏六腑没有直接联系，但与奇恒之腑有连属。如冲、任、督三脉皆起于胞中。奇经八脉是调节气血的特殊通路，它的作用是补充了十二络脉的不足，而起到调节十二络脉气血的作用。正如李时珍在《奇经八脉考》中所说："其流溢之气，入于奇经，转相灌溉，内温脏腑，外濡腠理。"冲任督带四脉对女性的生理功能起着重要作用，所以要研究女性的生理特点，尤其是要探讨月经产生的机制，必须要了解冲任督带。下面就分别进行介绍。

1.冲脉

（1）含义："冲"为要冲之意。冲脉是全身气血运行的要冲，故《灵枢·海论》称它为"十二经之海"和"血海"。

（2）循行部位：起于胞中，并在此分为三支。

①一支沿腹腔后壁，上行于脊柱内。

②一支沿腹腔前壁，挟脐两旁上行，散布于胸中，再向上行，与任脉会于咽喉，而络于口唇。

③一支下出会阴，分别沿股内侧下行到大趾间。冲脉在循行的过程中与足阳

明经会于气街，与足少阴肾经相并行。

（3）作用

①冲为血海：《灵枢·逆顺肥瘦》曰："夫冲脉者，五脏六腑之海也……其上者，出于颃颡，渗诸阳，灌诸经……其下者，并于少阴之经，渗三阴……渗诸络而温肌肉。"这说明冲脉通过上下循行与三阴、三阳经取得联属，而有容纳、调节五脏六腑十二经脉之气血的作用，又因它在循行过程中与肾经并行，与胃经相会，因此它与人身先天之元气和后天水谷之精气有密切关系，故冲脉本身兼有人体先后天之气，"冲脉为十二经之海""血海"及"冲脉隶属于阳明"之说就是由此而来。

②冲主月经：因为冲为血海，冲脉之血是化生月经的源泉，也就是《内经》所说"太冲脉盛，月事以时下"，说明了冲脉为月事之本。妇女血海满盈即太冲脉盛，则月事以时下，血海衰少即太冲脉衰少，则月经断绝，所以说冲主月经。如张景岳所云："脏腑之血皆归于冲脉，而冲为五脏六腑之血海，故经言太冲脉盛则月事以时下，此可见冲脉为月经之本也。"

③冲与生育有关：王叔和云："冲脉为病，女子绝育。"这说明了冲脉与女性的生育功能有关。

2.任脉

（1）含义："任"即担任及妊养之意，足三阴经脉会于任脉，主一身之阴，故称"阴脉之海"。

（2）循行部位：起于胞中，下出会阴，经阴阜，沿腹部正中线上行，通过胸部、颈部，到达下唇内，环绕口唇，上至龈交，分行至两目下。在循行过程中，任脉与肝、脾、肾三经会于曲骨、中极、关元穴。

（3）作用

①输注阴液：有输注阴液的作用，从而妊养全身脏腑、经络、四肢百骸。

②任主胞胎：王冰说："任主胞胎。"因为它为阴脉之海，又起于胞中，故有妊养胞宫和胎孕的作用，即滑寿所说："任之为言妊也，行腹部中，为妇人生养之本"。

③任脉通是产生月经的重要条件：《素问·上古天真论篇》说："任脉通，太冲脉盛，月事以时下。"说明任脉阴液通盛与冲脉互相作用于胞宫，为产生月经的重要条件，直接的因素，即王冰所说："冲脉任脉，皆奇经脉也"，"肾气全盛，冲任流通，经血渐盈，应时而下……冲为血海，任主胞胎，二者相资，故能有子"。

④任脉与经带胎产有关：《素问·骨空论篇》说："任脉为病……女子带下瘕

聚。"这里所指的带下有两种含义，一种是广义的带下，即泛指一切妇科病，说明任脉与经带胎产均有密切关系。这是对任脉功能的全面理解：任脉通盛，月事时下；任脉输注阴液功能正常，则带下如常；任主胞胎功能正常则胎孕正常。一种是狭义的带下，即指任脉司阴液，与带下、积聚有关。

3.督脉

（1）含义："督"为总督之义，包含着总督和统率的意思。因手足三阳经皆会于督脉之大椎穴，能总督一身之阳经，故称它为"阳脉之海"。

（2）循行部位：起于胞中，下处于会阴，后行于腰背正中，经颈部进入脑内，上巅，循额鼻部，终止上唇系带处，并有支脉络肾贯心。

（3）作用

①总司人体阳经，维持月经正常：督脉主一身之阳，任脉主一身之阴，二脉相合于龈交穴，循行往复，维持着体内阴阳脉气的相对平衡，从而保持月经的正常来潮，也就是参与月经周期的调节。

②维系元气：督脉贯脊络肾，肾为先天之本，元气之根，所以督脉又能维系人身之元气，从而能使天癸发育成熟。正如唐宗海说："督脉起于肾中，下至胞室，肾中天一所生之癸水入于胞中，全在督脉导之使下也。"

③督脉与生育有关：《素问·骨空论篇》说："督脉为病……其女子不孕。"说明督脉与生殖功能有关。

4.带脉

（1）含义："带"即束带之义，带脉环腰一周，状如束带，故称带脉。

（2）循行部位：起于季胁之端，横行环绕腰腹部一周，止于季胁。

（3）作用

①约束诸脉：使经脉气血的循环保持常度，故有"诸脉属于带"的说法。

②联络、约束冲任督三脉及胞宫胞脉：带脉将冲、任、督三脉更加密切地联系为一个体系，冲任督三脉通过带脉的纽带作用与十二经、五脏六腑取得联系，并能约束胞宫胞脉，加强胞宫胞脉的功能，从而维持了女性生殖系统的正常生理功能。

③带脉主带下病：《奇经八脉考》云："带之为病，腹满，腰溶溶如坐水中。"腰溶溶：即腰寒。腹满腰痛为脾肾阳虚所致带下病的一种表现。更明确地说明了带脉与带下病有着密切的关系，故《傅青主女科》说："夫带下俱是湿症，而以带名者，因带脉不能约束而有此病，故以名之"。

【小结】通过上述可以看出，任脉循胸腹正中，为阴经的总司，冲脉行于任脉的两侧，与任脉会于咽喉。督脉行于背部的正中，和冲任二脉同起于胞中，自下而上行，为阳脉的总督，与任脉会于龈交穴。带脉环腰绕行一周，起到约束冲任督三脉的作用，所以说冲任督三脉同起而异行，一源而三歧，皆络于带脉。四者之间在生理上密切联系，在病理上互相影响，参与了妇女月经产生与调节，对生殖功能起着重要作用，是女性生理功能有机联络的经络系统，是女性生理功能的理论体系之一。

在这个经络系统当中，冲为血海，任主胞胎，是直接作用于胞宫的因素，是月经排出前的最后关键。从本文开始所述西医学对月经的认识，可以看出卵巢所分泌的雌、孕激素是直接作用于子宫内膜使之剥脱出血的最后因素。中西医结合而看，冲任对胞宫、对月经的这种生理功能与卵巢所分泌的雌、孕激素又是何其相似！而督任在这个经络系统中，又是维系人体阴阳脉气平衡，从而参与调节月经周期的重要因素，月经之所以产生，月而复始保持其周期性，主要靠此冲任督带经络系统输送气血，联络脏腑，沟通内外上下，这种经络的调节作用保证了月经的周期性，与前面所说的西医学的反馈机制相类似，但是要明确冲任二脉与月经的关系是最为密切的，正如徐灵胎所说："冲任脉皆起于胞中，上循背里，为经络之海，此皆血之所生，而胎之所由系，明于冲任之故，则本原洞悉，而后其所生之病，千条万绪，可以知其所从起"。

（三）月经与气血的关系

月经的主要成分是血，而血为脏腑所化生，通过气的推动，经过经脉的输注才能到达胞宫，系《赤水玄珠》所说："夫血者，水谷之精气也，和调于五脏，洒陈于六腑，男子化而为精，女子上为乳汁，下为月水"。

我们明确了月经的主要成分是血，而血的生成、运行和统摄有赖于气的生化与调节。气盛则化生血的功能强，气虚则化生血的功能弱，即"气能生血"。血的正常运行必须依靠气的推动（心气的推动）、敷布（肺气的敷布）、疏泄（肝气的疏泄），即"气行则血行"。血之所以能正常地循行于经脉之中，而不致溢于脉外，全靠气的统摄，即"气能摄血"。而气又必须依靠血的滋养，故有"气为血帅，血为气母"之说，唐容川说："运血者即是气，守气者即是血……气为血之帅，血随之而运行，血为气之守，气得之而静谧，气结则血凝，气虚则血脱，气迫则血走"。

由上所述可以得知，气血互相资生，互相为用，它们是产生月经的最根本的物质基础，必须气血调和，血海充满，冲任通利，下行胞脉、胞宫才能化为月经。

（四）月经与脏腑的关系

上面已述气血是产生月经的最根本的物质基础，而气血又来源于脏腑，在脏腑中，心生血，肝藏血，脾统血，肾藏精、精化血，肺主气、气帅血，脾与胃又为气血生化之源，是以五脏安和，气血通畅，则血海满盈，由满而溢，经期如常。可见，脏腑在产生月经的机制上有重要作用，其中尤以肾、肝、心、脾最为重要，现就从这四方面进行论述。

（1）肾：肾主藏精，肾精所化之气称为肾气，肾精是构成人体的基本物质，即《素问·金匮真言论篇》所说："夫精者，身之本也"。肾气的盛衰主宰着人体的生长发育及生殖功能的变化。女性从幼年开始，肾气逐渐充盛，发育到青春期，肾气旺盛，由此而天癸至，任通冲盛，月经来潮，具有生育能力。在性功能的成熟过程中，天癸的旺盛固然是一个重要环节，但其旺盛与衰退又是以肾气的盛衰为先决条件的。《难经》第三十六难指出肾的功能是"男子以藏精，女子以系胞"。《内经》又指出胞脉者系于肾，说明了肾与胞脉、胞宫、月经、孕育有着密切的联系，所以说肾气是月经生理的源泉，是人体生长和生殖的根本，故有"肾为先天"之称。

肾气包含着肾阴与肾阳两个方面，肾阴又称为"元阴""真阴"，是人体阴液的根本，对脏腑起着濡润、滋养的作用。肾阳又称"元阳""真阳"，为人体阳气的根本，对各脏腑组织起着温煦、生化的作用。前面所说的"任"主一身之阴，"督"主一身之阳，任督二脉相互协调，维持着人体阴阳脉气及月经的正常，其根本是肾阴肾阳的作用，所以说肾又为任脉、督脉之本。

【小结】①肾为月经生理的源泉，是人体生长和生殖的根本。②肾为任督之本。

（2）肝：肝为藏血之脏，司血海而主疏泄，具有储藏血液和调节血量的作用。即王冰所说："肝藏血，心行之，人动则血运行于诸经，人静则血归于肝脏。何也？肝主血海故也。"全身各部化生的血，除营养周身时，皆藏于肝。其有余部分下注冲脉（血海）则为月经，说明肝为产生月经的来源之一。

肝的藏血作用又取决于肝的疏泄作用，也就是前面所说的，血的运行还需要肝气的疏泄，故月经正常与否与肝的疏泄作用有很重要的关系。肝喜条达而恶抑郁，若肝气畅达，心脉流通，血海宁静，则经候如常。反之，肝气疏泄失常，则影响肝的藏血功能，导致月经异常。因妇人以血为本，经水为血所化，肝与月经关系又如此密切，故有"肝为女子先天"之说。

基于肝主藏血、肝主疏泄的作用，这种作用正常与否，直接影响着血海的蓄溢是否正常，所以王冰说肝主血海，然冲脉又为血海，冲脉的满盈及功能是否正常决定于肝，故"肝为冲脉之本"或者说"冲脉附于肝"。

【小结】①肝司血海，为产生月经的来源之一。②肝主疏泄参与月经的调节，肝为女子之先天。③肝为冲脉之本。

（3）脾：脾为后天之本，主运化水谷，输送精微，上注心肺乃化为血，脾为生血之源，月经生化的根本。《灵枢·决气》云："中焦受气取汁，变化而赤，是谓血。"说明了血是由中焦脾胃所化，但脾的功能又离不开胃，胃为水谷之海，主受纳、腐熟，与脾同为气血生化之源。冲脉所以称为"血海"，实由脾胃的生化作用来供给，冲脉又与足阳明经会于气街，这就是前面所述"冲脉隶于阳明"的道理。所以，脾胃功能正常，血源充足，冲脉也盛，血海常满，月经正常来潮，正如《女科经纶》引程若水云："妇人经水与乳，俱由脾胃所生"。

脾又有统摄、控制血液的功能，即脾统血，使血行于脉中，经量不致过多，经期持续不致过长，从而维持月经的正常。若脾气健旺则血循常道，反之脾气虚弱则统摄无依，血溢脉外，造成了月经的异常。

脾还主中气，其气主升，带脉之所以能发挥它的约束作用，全靠脾气的升举。若脾气不升，甚或下陷，带脉就失去了约束作用而引起妇科疾患，所以说"脾为带脉之本"。

【小结】①脾为生血之源，乃月经生化的根本，并进一步明确"冲脉隶于阳明"的道理。②脾统血之功能是维持月经正常的主要因素。③脾为带脉之本。

（4）心：心主血脉，血的来源生化于脾，总属于心，也就是说心有推动血液在经脉内运行的作用，故《素问·痿论篇》说："心主身之血脉"。而心的这种功能全赖心气的作用。若心血旺盛，心气下通，肾精施化，血脉流畅，入于胞脉，络于胞宫，则月经正常，即《女科经纶》引程若水云："食气入胃，其清纯津液之气，归于心，入于脉，变赤而为血，血有余则注于冲任而为经水"。说明心肾相交，心气心血作用于胞宫则月经正常。

心还有主神明的作用，神代表了人的精神思维活动，包括了脑的某些功能，并有调节身体其他组织功能的作用。而"胞脉者属心而络胞中"，说明心与胞宫有直接的联系，故心血、心气、心神均可影响胞宫胞脉的功能，对月经同样有调节作用。若心的功能不正常，可导致月经失调，因此《女科经纶》说："妇人经血属心脾所统"。薛立斋也说："东垣所谓脾为生化之源，心统诸经之血，诚哉是言也。心脾和平，则经候如常。"

【小结】心主血脉而藏神，并与胞脉相联系，对维持月经的正常有重要作用。

上面叙述了月经与脏腑的关系，特别是与肝、肾、心、脾关系更为密切，现在我们用张景岳的一段话进行一下总结。

张景岳说："经血为水谷之精气，和调于五脏，洒陈于六腑，乃能入于脉也。凡其源源而来，生化于脾，总统于心，藏受于肝，宣布于肺，施泄于肾，以灌溉一身，在男子则化而为精，妇人则上为乳汁，下归血海，而为经脉。"

在月经与脏腑的关系中还需说明一点，心主神明，肝主谋虑，脾主思虑，这些都是人的精神活动和思维意识的表现，均代表了脑的某种功能。若心、肝、脾的这种生理功能有所变化，均可引起月经失调。这说明脏腑的这种生理功能与前面所说西医学认为大脑皮层对月经周期有影响是相符合的。

全文总结（体会）

综上所述，月经是脏腑经络气血作用于胞宫的生理现象，在产生月经的机制上又各有不同的作用，但彼此又是"互相联系"的，不可分割的，"气为血帅，血为气母"，二者相互资生，相互为用是产生月经的物质基础。肝肾同源，肾主藏精，肝主藏血，精血为月经生成之本；脾为后天之本，运化精微，又为生精化血之源，心主血脉，血总属于心，心脾二脏是主血、生血之脏，为产生月经的渊源之一。在肾、肝、心、脾交互资生的条件下则精血充足，汇于冲任，任通冲盛，下达胞宫，满后则溢，经以时下，但是要建立正常的月经周期，必须在"肾气""天癸""冲任督带"和脏腑气血之间共同协调、互相支持的基础上。

结合西医学而言，因肾气是产生月经的最开始的环节，所以它类似下丘脑产生的促性腺激素释放因子的作用，而天癸则似垂体前叶所分泌的促性腺激素（FSH及LH），并代表了卵巢的一部分功能。冲任二脉直接作用于胞宫，是产生月经的最后环节，故类似卵巢所分泌的雌、孕激素的作用。督脉、任脉循环往复，维系人体阴阳脉气的平衡，维持月经的周期性，类似卵巢与下丘脑-垂体的反馈作用。而心主神明，肝主谋虑，脾主思虑的生理功能又与大脑皮层的功能相类似，对月经周期是有影响的。所以说中医学认为月经产生的环路是肾气-天癸-冲任-胞宫-月经，与西医学的下丘脑-垂体-卵巢内分泌途径反馈作用系统的作用机制是相符合的。

北京中医学院附属东直门医院

妇科　肖承悰

1979年杭州

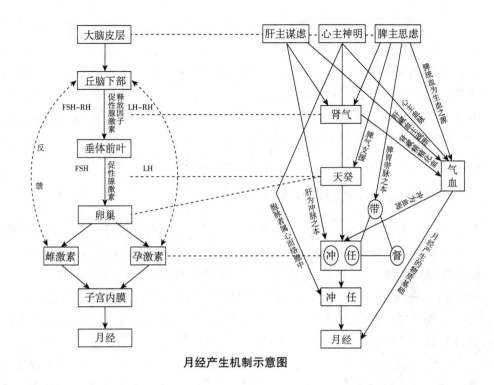

月经产生机制示意图

胎 教

胎教有悠久的历史，近年来越来越为中外学者所重视和研究。一些科学家证实，胎教对胎儿的确具有深远的影响，并从解剖生理学、内分泌、心理学等方面获得了证据。很多科学研究都证实，胎儿是会受母体的精神情绪和生活环境所影响的。

胎教有广义和狭义之分。广义胎教是指胎孕保健的全部内容；狭义胎教是指在胎、孕、产全过程中，加强精神品德的修养，怡情养性，创造舒适、愉快的环境与心境，为胎儿带来良好的影响，促进胎儿的智力发育。严格地讲，胎教不同于养胎护胎，而以养神益智为务，这里主要是指狭义胎教。

一、现代围产保健

根据临床观察、分析及现代科学研究证实，胎教是促进胎儿大脑发育比较好的一种方法。大脑发育研究证明，胎儿从第5周开始即有较复杂的生理反射机能，10周时已形成感觉、触觉功能，胎儿在20周左右开始对音响有反应，30周时有听觉、味觉、嗅觉和视觉功能，能听到妈妈的心跳和外界的声音。这时妈妈的一举一动都能影响胎儿，是对胎儿进行教育的重要时刻。美国一位医学专家研究结果表明，胎儿在6个月时大脑细胞的数目已接近成人，各种感觉器官趋于完善，对母体内外的刺激能做出一定的反应，此为胎教的实施提供了有力的科学依据。在此期给予胎儿适当的刺激，如声音、光照、触摸等，可产生一系列电脉冲，并能让脉冲所走过的路线中的神经元树突增长、延长，建立更多的传递信息的突触，使大脑神经网络更丰富，胎儿出生后的记忆容量大，思维更敏捷。胎教就是根据这一规律，科学地改善胎儿生活的内外环境，以促进胎儿大脑细胞的良性发育。

二、中医对胎教的认识

1973年底，长沙马王堆三号汉墓曾出土了大批帛书及部分竹木简，包括医药学方面的著作，合称《马王堆帛医书》。1992年湖南科学技术出版社出版的《马王堆古医书考释》一书中，包含了《马王堆帛医书》（简称《帛书》）中的《胎产书》内容，《胎产书》是迄今发现的最早的有关妇产科方面的著作。《胎产书》专论有关胎产的宜忌，内容涉及古人两性交合、受孕生育、胎孕求男、胎养胎教、优生优育、产后妇婴保健、胞衣埋藏以及不孕等方面。

《胎产书》曰："三月始脂，果隋（蓏）宵效，当是之时，未有定义（仪），见物而化，是故君公大人。毋使朱（侏）儒，不观木（沐）候（猴），不食（葱）姜，不食兔羹。"此段文字除反映胎儿性别的影响因素外，还可看出孕妇外在行为方面的注意事项，强调孕妇要注意自己的视听言行和交往接触，远侏儒、沐猴，见君公大人，促使胎儿向健康的方向发展，为现存医学文献中较早关于胎教的记载。孕妇应经常接触生机勃勃的美好事物，因为这种生机傲然的美好事物能给孕妇带来良性刺激，使之胸襟开阔，心情舒畅，积极向上，充满乐观主义的情绪，这样自然有利于胎儿的生长发育。

《胎产书》成书于春秋晚期或战国初期，其基本内容为优生，尽管只有短短数百字，却蕴含了孕期饮食、药物、精神、起居、胎教等丰富的优生学思想，成为后世中医胎教、胎养的源头。《胎产书》的出土表明在二、三千年前我国古人已认识到孕前父母身体状况及孕期胎儿的发育与出生后个体未来健康状态密切相关。

除此之外，我国古代书籍中还有很多关于胎教的论述。刘向写的《列女传》也有相似的记载（约成书于公元前30年），内云："太任者，文王之母……太任之性，端一诚庄，惟德之行。及其有娠，目不视恶色，耳不听淫声，口不出傲言，能以胎教……古者妇人妊子，寝不侧，坐不边，立不跛，不食邪味，割不正不食，席不正不坐，目不视于邪色，耳不听淫声，夜则令瞽诵诗，道正事，如此则生子形容端正，才德过人矣。故妊子之时，必慎所感，感于善则善，感于恶则恶，人生而有万物者，皆其母感于物，故形音肖之也。"

胎教之说，自隋朝以后的医著多有采用。如《诸病源候论·妊娠候》说："妊娠三月，始胎，当此之时，血不流，形象始化，未有定仪，见物而变。欲令见贵盛公主，好人端正庄严，不欲令见伛偻侏儒丑恶形人及猿猴之类……欲令子贤良盛德，则端心正坐，清虚和一，坐毋邪席，立毋偏倚，行毋邪径，目毋邪视，耳毋邪听，口毋邪言，心毋邪念，毋妄喜怒，无得思虑，食无到窬，无邪卧，无横足。思食瓜果，啖味酸菹，好芬芳，恶见秽臭。是谓外象而变者也。"

唐代《备急千金要方·养胎》节中亦有相类似的记载。《外台秘要·养胎法》指出胎教之理是通过"外象而内感"。宋代《妇人大全良方》设有《胎教门》，谓："胎教产图之书，不可谓之迂而不加信"。其后的妇产科医著亦多有论及胎教者。《叶氏女科证治》云："胎前静养乃第一妙法。不较是非，则气不动矣；不争得失，则神不劳矣。心无嫉妒，则血自充矣。情无淫荡，则精自足矣。安闲宁静，即是胎教。"至清末之《胎产心法·教育宜忌论》对胎教的内容亦有扼要而系统的叙述。可见我国医学是把胎教之说加以继承下来并予以肯定的。

三、肖承悰教授的独特认识

肖承悰教授认为，所谓胎教，是指在妊娠期间为利于胎儿在母体内的生长发育而对母亲精神、饮食、生活起居等方面所采取的有力措施，以便使母子的身心都得到健康的发展。这个观点与肖教授的祖父、北京四大名医之首萧龙友先生的思想是一脉相承的，萧老先生曾言生理学知识需掌握"自男女媾精起至一月胎象如何，以及十月胎象如何，生产后培养如何，自少至壮至老禀赋性情如何"，其原因在于"盖不从胎儿说起，不明先天之强弱，不就少壮老说通，不明后天之虚实"。在胎教中，精神方面的内容是非常重要的，即强调在妊娠过程中，加强精神品德的修养，注意情绪的调摄等等，实际上，这也就是婴儿最早教育的开始。

关于胎教学说的最早记载，在20世纪80年代之前的中医妇科及儿科学术界的一些文章著作，大多认为出自《列女传》。但肖教授一贯治学严谨，她仔细研读文献后，指出在此之前，《大戴礼记·保傅篇》就明确提出了胎教一词，并较为详细地记载了胎教的理论，以及进行胎教的措施。肖教授将此观点写成《谈谈胎教的最早记载》一文，发表在1985年《浙江中医院学报》上，引起学术界很大反响和广泛好评（编者注：此时《马王堆古医书考释》尚未出版）。文中指出，《大戴礼记·保傅篇》记有关胎教时云："《易》曰：正其本，万物理，失之毫厘，差之千里。故君子慎始也。春秋之元，诗之关雎，礼之冠婚，易之乾坤，皆慎始敬终云尔。素诚繁成，谨为子孙，娶妻嫁女，必择孝悌，世世有行仁义者。如是则子孙慈孝，不敢淫暴，党无不善，三族辅之。故曰凤凰生而有仁义之意，狼虎生而有贪庆之心，两者不等，各以其母。呜呼！戒之哉！无养乳虎，将伤天下，故曰素成。胎教之道，书之玉板，藏之金遗，置之宗庙，以为后世戒。"《青史氏之记》曰："古者胎教，王后腹之七月，而就宴室，太史持铜而御户左，太宰持斗而御户右。比及三月，王后所求声音者，非礼乐则太师缊瑟而称不习，所求滋味者，非正味则太宰倚斗而言曰：不敢以待王太子。"《保傅篇》又曰："周后妃任，成王于身，立而不跂，坐而不差，独处而不倨，虽怒而不詈，胎教之谓也。"

肖教授在文中谈到《保傅篇》是讲述如何教导太子的，其宗旨上是要谨慎，要谨始慎终。胎儿是人的起点，因此"谨始"就要始于胎教。肖教授用通俗风趣的语言解释为："从根儿就要好、要正。"正因为如此，所以从胎儿时期开始就要进行胎教，这样才能达到"好"与"正"的目的。

肖教授认为《保傅篇》受《易经》的影响，而《易经》始于乾坤，其哲学思想是对一件事物从始至终都要谨慎，故《保傅篇》开始即引用《易经》之语，强调慎始慎终，也就是说，只有从开始注意胎教，最终才能获得成功，否则就会失之毫厘，谬以千里。《保傅篇》又强调要素诚繁成，意思就是整个妊娠过程都必须谨慎，思想行为要端正，此即胎教的道理。从这段记载中，我们可以看到，古人对于胎教是非常重视的，要把胎教的道理写在玉板上，藏于金盒中，以此作为后世的戒律。

肖教授提到先秦典籍《青史子》中的话更值得重视："古者胎教，王后腹之七月而就宴室"，说明在更古的时期就有胎教之说，而所强调指出的王后在妊娠期间要分居止欲，不能听奏淫声，不能吃非正味的食物等，更明确了在孕期精神、饮食、生活上都要谨慎，注意调摄，这是进行胎教的主要方面。《保傅篇》以周文王的母亲为例，言周王季太妃太任怀文王之时，直腰正立，坐时端正，一个人独居也不骄傲，虽生气也不吵骂，是实行胎教的典范。

胎儿内耳发育开始于头部外胚层的耳板，耳蜗在妊娠第10周形态学上完全发育，第20周达到成人大小。听力反应在妊娠24周左右出现，至出生前听觉日趋成熟。相比成人的可听度范围（0.02～20.2kHz），胎儿的听力范围有限。肖教授认为，胎教其实并不直接对胎儿有效和有益，而是通过维护孕妇的身心健康来间接地促进胎儿的发育。所以，胎教的直接对象应是孕妇而不是胎儿。从这个意义出发，孕妇选择的音乐需要适当考虑其个人的偏好，过于激昂或者容易引起悲伤的音乐不宜使用，建议多选用舒缓、明朗、欢快的曲子，如舒曼的《快乐的农夫》《旋律》，舒伯特的《f小调幻想曲》，舒曼的《梦幻曲》，莫扎特的《G大调弦乐小夜曲》《法国号协奏曲》《长笛协奏曲》，肖邦的《小夜曲》《升c小调圆舞曲》等经典名曲，中国传统名曲如《春江花月夜》《渔舟唱晚》《平湖秋月》《彝族舞曲》

等，童声儿歌如《童年》《春姑娘》等也可酌情选择。

五、胎教之法

胎教的主要方法可以概括为以下几方面。

（一）端心正坐

孕妇要加强思想品德的修养，培养高尚的情操和美好的心灵。要专心致志地工作和学习，去赢得事业的成功和快乐。要胸怀开阔，乐观豁达，无私心杂念，不患得患失。生活上知足，待人宽厚，助人为乐，处事无妒忌之心，言行举止端庄大方，做到"坐无邪席，立无偏倚，行无邪径，目无邪机，口无邪言"（《诸病源候论·妇人妊娠诸病上》）。如此，胎儿禀气纯正，有助于良好气质与性格特征的形成。

（二）怡情养性

清代《叶氏女科证治》认为："宁静即是胎教。"要求孕妇遇事冷静，使心静于内，虑谧于中，做到"无悲哀思虑惊动"（徐之才《逐月养胎法》），不为七情所伤，摒弃孤独、忧伤和烦恼，始终保持稳定乐观的情绪。如此，可使孕妇气血和顺，胎元调固，有利于胎儿的生长发育。孕妇可适当地参加文体活动，培养多方面的兴趣和爱好，以丰富自己的生活，通过琴棋书画、诵读诗歌及旅游等途径陶冶情性。

西医学研究表明，胎儿生长发育需要的营养和氧气，是母亲血液通过胎盘供给的，母亲情绪变化会影响激素分泌和血液的化学成分。积极的情绪会使血液中有利于胎儿健康发育的化学物质增加，而消极的情绪则会使血液中有害于胎儿神经系统和其他组织的物质增加。在孕期，母亲的情绪过度紧张，会使肾上腺皮质激素分泌过多，引起胎儿发育畸形。据临床观察，孕妇的情绪状态对妊娠和胎儿的活动、发育有很大影响。母亲心平气和则胎动规律，情绪过于紧张或焦虑则胎动剧烈，这样的胎儿出生后也往往多动，容易激怒，好哭闹，甚至影响喂奶和睡眠。研究显示，在怀孕和分娩期间，母体素质对儿童健康状况具有非常重要的作用，若母亲在怀孕期间频繁吸烟或具有非常严重的心理压力和焦虑情绪，均会导致儿童多动症发生。

（三）近美好避邪恶

《诸病源候论》提出，孕妇宜"数视白璧美玉着孔雀"，多接触美好的事物，使秀气入胎，勿"令见伛偻侏儒丑恶形人及猿猴之类"，回避淫邪、行凶、丑陋等不良刺激。

（四）及时的胎儿训练

孕妇应在胎儿感觉系统功能发展的最佳期，及时对胎儿进行有计划、有步骤的感觉功能与动作训练，以促进各种感官与脑的信息渠道形成稳定的联系，有助于婴儿智力与行为的发展。

1.听觉训练

妊娠中期，胎儿中耳发育完成（前庭系统的发展是在婴儿出生之前），因此应当从训练胎儿的听觉入手。孕妇可以从妊娠的第13周开始，坚持有计划地对胎儿说话、诵读诗歌，为其高歌或放录音磁带，让胎儿听悠扬动听的乐曲或歌曲，可以唤起胎儿的注意力。此外，母亲与别人的谈笑声、林间鸟语、昆虫啼鸣及潺潺的流水声，都是促进胎儿听觉和神经系统发育的良好信息。研究发现，孕妇多听轻快悦耳的音乐，胎儿躁动减少，生长发育良好；如果孕妇经常听嘈杂震耳的摇滚乐，会使胎儿躁动增加。

2.抚摩动作训练

孕妇躺在床上，双手放在腹部，用手指轻轻地压抚胎儿，胎儿便出现蠕动。此法于睡前施行较好，怀孕末期尤为必要，但有早期宫缩的孕妇忌用此法。该法可激发胎儿运动的积极性，使其站立、行走早于未受过训练的婴儿。

还需要特别指出的是，胎教不仅仅需要孕妇来做，同时胎儿的父亲也可以积极参与胎教。适合胎儿父亲参与的几种胎教方式包括以下几个方面。

（一）情绪胎教

情绪胎教是通过对孕妇情绪进行调节，使之忘掉烦恼和忧虑，创造清新氛围及和谐心境，通过孕妇神经递质作用，促使胎儿大脑得以良好发育。作为丈夫和胎儿父亲，在情绪胎教中有着义不容辞的责任，应该注意做好以下几方面工作。

1.关心照顾孕妇的营养和生活

孕妇一个人要负担两个人营养及生活，非常劳累。人类智力形成的物质基础，有2/3是在胚胎期形成，如果营养不足或食欲不佳，不仅使孕妇体力不支，而且严重地影响胎儿智力发育。

2.多陪伴、倾听和开导孕妇

孕妇由于妊娠后体内激素分泌变化大，产生种种令人不适的妊娠反应，因而情绪不太稳定，特别需要向人倾诉。建议丈夫要多用风趣语言及幽默笑话宽慰与开导，以稳定孕妇情绪。还可以在清晨陪孕妇一起到环境清新的公园、树林或田野中去散步，做做早操，嘱咐孕妇白天晒晒太阳。这样，作为孕妇的妻子也会感到丈夫温馨体贴，心情舒畅惬意。

（二）抚摸胎教

妊娠24周后，孕妇可以在腹部明显地触摸到胎儿头、背和肢体。抚摩胎教是促进胎儿智力发育、加深父母与胎儿之间情感联系的有效方法。起床后和睡觉前是进行抚摩胎教的好时机，应避免在饱食后进行。孕妇应先排空小便，平卧床上，下肢膝关节向腹部弯曲，双足平放于床上，全身放松，此时孕妇腹部柔软，利于触摸。一般每天可进行3次，每次约5分钟。

具体操作方法：父亲应先用手在腹部轻轻抚摩片刻，再用手指在胎儿体部轻压一下，可交替进行。有的胎儿在刚开始进行抚摩或按压时就会做出反应，随着孕周增加，胎儿反应会越来越明显，当胎儿习惯指压后，他会主动迎上来。轻轻触摸配合轻轻指压可区别出胎儿圆而硬的头部、平坦的背部、圆而软的臀部以及不规则且经常移动的四肢。当轻拍胎儿背部时胎儿有时会翻身，手足转动，此时可以用手轻轻抚摩以安抚之。

在进行抚摩胎教时，抚摩及按压动作一定要轻柔，以免用力过度引起意外。有的孕妇在怀孕中、后期经常有一阵阵腹壁变硬，可能是子宫收缩，此时不能进行抚摩胎教，以免导致早产。孕妇如果有不良分娩史，如流产、早产、产前出血等，则不宜使用抚摩胎教。

（三）对话胎教

声学研究表明，胎儿在子宫内最适宜听中、低频调声音，而男性说话声音正是以中、低频调为主。因此，父亲坚持每天对子宫内胎儿讲话，让胎儿熟悉父亲声音，能够唤起胎儿最积极的反应，有益于胎儿出生后智力及情绪稳定。

1.父亲开场白和结束语

父亲在开始对胎儿讲话及结束时，都应该常规地用抚慰及能够促使胎儿形成自我意识的语言对胎儿讲话。开场白语言可以是："宝贝（或者叫乳名），我是你爸爸，我会天天和你讲话，我会告诉你外界一切美好事情。"对话结束时，要对胎儿给予鼓励："宝贝学习很认真，你是一个聪明孩子，但愿我对你讲授的一切都能对你将来人生有用。好吧，今天就学习到这儿，再见！"

在可能情况下，父亲应每天和胎儿对话，这样才能加深与宝宝感情。

2.具体与胎儿对话方法

丈夫可以让孕妇坐在宽大、舒适椅子上，然后由孕妇对胎儿说："乖孩子，爸爸就在旁边，你想听他对你说什么吗？"这时，丈夫应该坐在距离孕妇约半米远的位置上，用平静的语调开始对话，随着对话内容展开再逐渐提高声音，不能一下子发出高音而惊吓了胎儿。

讲授话题最好事先构思好，先拟定一篇小小讲话稿，稿子内容可以是一段优美动人小故事、一首纯真儿歌、一首内容浅显古诗，也可以谈自己工作及对周围事物认识。用诗一般的语言、童话一般的意境来告诉孩子外面这个美丽新世界。

总之，中医胎教基于对"胎儿禀质未定、逐物而变"的认识，通过"外象而内感"的关系，给胎儿以一定的影响。一切事物的好坏，往往是从最早期便开始有其根苗，胎儿是生之始，是幼嫩的根苗，故在胎儿时期便要开始进行教育，以奠下良好的基础。如前面肖教授所言，这是根源于我国古代人生哲学"慎始"的思想，有良好的幼苗，然后才易苗壮成长。

妊娠期应广泛地从思想、情绪、言行、生活、起居饮食各方面注意，给胎儿以良好而优美的信息感受。关于胎教，值得广大医务科学工作者进一步发掘和研究，以便更好地促进人类的优生优育，提高出生人口素质，为家庭和社会带来福音。

参考文献

［1］马继兴.马王堆古医书考释［M］.长沙：湖南科学技术出版社，1992.

［2］肖承悰.谈谈胎教的最早记载［J］.浙江中医药大学学报，1985（2）：12.

［3］江延姣，王正平.胎儿听力发育及对声音的感知和意义［J］.国外医学（妇产科学分册），2006，33（6）：398-401.

［4］王玉川.中医养生学［M］.上海：上海科学技术出版社，2001.

［5］于涛.儿童多动症的影响因素研究进展［J］.临床合理用药杂志，2018，11（33）：178-179.

［6］罗元恺.现代著名老中医名著重刊丛书（第七辑）·罗元恺论医集［M］.北京：人民卫生出版社，2012.

附录

学术成就及大事记

一、学术成就

56年来，肖承悰教授始终工作在临床、教学第一线。临床方面，她本着"继承传统不泥古，开拓创新不离源"的精神，严格遵循传统的中医辨证论治宗旨，结合西医学的理论与检测手段，力求辨证与辨病相结合，组方用药严谨精良，重视标本兼治，重视气血的变化，还注重肾、肝、脾、天癸与疾病的关系，以及精神情志与疾病的关系。她与时俱进，紧跟学科前沿，不断吸收西医学最新进展，提倡中西医结合，常与西医专家合作诊治疑难病证，以使患者获得最大收益。肖承悰教授多年来倾心研究中医药治疗不孕相关疾病、妇科肿瘤、经前期紧张综合征、更年期综合征、妊娠相关疾病、IVF-ET的辅助治疗、卵巢功能低下、子宫内膜异位症、复发性流产、外阴疾病、缺乳等多种妇科常见病和疑难杂症，形成了自己鲜明、独特的学术观点和治疗方法，在国内外享有很高的知名度。其研创治疗子宫肌瘤的院内制剂肌瘤内消丸和安宫止血丸，在东直门医院和东方医院应用近40年，受益患者难以计数。教学方面，她承担本科生及硕、博研究生教学任务，培养了大批中医药人才，并被学校派遣到日本、新加坡、中国台湾、中国香港等地进行教学及学术交流，为中医药学术及文化的传播做出了极大贡献。同时，她还十分重视教材和专业著作的编写，主要著作:《中医妇产科学》(2001年10月人民卫生出版社)，任第一副主编，该书获中华中医药学会优秀学术著作一等奖;《现代中医妇科治疗学》(2004年5月人民卫生出版社)，任主编，该书获2005年中华中医药学会优秀学术著作二等奖;《中医妇科学》(2004年4月学苑出版社)，任主编;《中医妇科学》(2008年1月高等教育出版社)，任主审;《中医妇科临床研究》(2009年1月人民卫生出版社，首部全国高等中医药院校卫生部规划研究生教材)，任主编;《中医妇科名家经验心悟》(2009年2月人民卫生出版社)，任主编，该书获2015年中华中医药学会优秀学术著作二等奖；《一代儒医萧龙友》（2010年1月化学工业出版社医学出版中心），任主编；《中医妇科临床技能实训》（2013年10月人民卫生出版社），任主编；《傅青主女科评注》（2015年9月人民卫生出版社），任主编；《萧龙友医学传略与传薪》（2020年8月人民卫生出版社，第一作者）。

近年来，在肖承悰教授的带领下，燕京萧氏妇科逐渐发展成为燕京地区乃至全国范围内中医妇科学界的一支力量较强的队伍。团队成员在长期的临床和科研工作中，不断探索，在萧氏学术思想精髓基础之上，结合现代疾病发展规律和现代科学技术成果，进一步开展了大量妇科疾病相关的理论、文献和科学研究，承担国家级和省市级多项科研项目课题，取得了显著成就。团队依托国家中医药管理局肖承悰名老中医药专家传承工作室、北京中医药"薪火传承3+3"萧龙友名家研究室和肖承悰名医传承工作室、北京中医药大学肖承悰教学名师工作坊等室站建设平台，系统总结萧氏妇科学术思想和临床经验，多次组织举办了继续教育项目、义诊咨询、科普宣传等活动，为维护广大女性健康和传承发展燕京医学做出了重要贡献。肖承悰教授于耄耋之年，在2015年组织创立了中国民族医药学会妇科分会，并担任第一任会长。2017年组织创立了全国中医妇科联盟，任首席专家。从1984年当选为中华中医药学会妇科分会第一届委员开始，连续担任第二届副会长，第三届主委，第四、第五、第六届名誉主委。至今，她多次出席全国各省市的学术会议，并作学术讲座，与当地医生进行交流，为妇科的学术发展奔波着，奉献着。她一生热爱中医事业，忠诚教育，践行不忘初心的使命，在新时代新征途中，年逾80高龄的她，仍为中医事业及妇女的健康事业，发挥着永恒的余热。

二、大事记

1959年9月，考入北京中医学院（现北京中医药大学）中医系，六年制。

1965年7月，毕业于北京中医学院，留任该校附属东直门医院工作至今。

1978年11月~1979年5月，参加原卫生部举办的首届全国妇科师资班。

1986年，当选北京市教学育人先进。

1993~1994年，赴香港参与创建香港同仁堂并坐诊。

1993~1994年，三次赴香港大学讲学。

1996~1997年，获北京中医药大学第一临床医学院优秀教师称号。

1997~1998年，获北京中医药大学第一临床医学院优秀教师称号。

1997~1999年，三次赴日本讲学。

2002年5月，参加香港"中医药发展、特色与应用学术研讨会"，第一次用普通话讲中医妇科。

2003年，赴新加坡讲学。

2004年，赴台湾长庚大学讲学。

2005年，任中华中医药学会妇科分会第三届主任委员。

2005年11月，主编的《现代中医妇科治疗学》（2004年5月人民卫生出版社）获2006年度中华中医药学会优秀学术著作二等奖。

2006年，获北京中医药大学东直门医院科研先进个人二等奖。

2007年10月，获中华中医药学会第一批全国15名中医妇科名师称号。

2008年1月，主审《中医妇科学》（高等教育出版社）。

2008年12月，荣获北京中医药大学东直门医院突出贡献奖。

2009年1月，主编《中医妇科临床研究》（人民卫生出版社）。

2010年，主编的《一代儒医萧龙友》由化学工业出版社医学出版中心出版。

2011年，主持编写、完成了中国中医药管理局立项的研究项目《中医妇科常见病（更年期综合征、妊娠恶阻）诊疗指南》。

2011年，被聘为北京中医药大学东直门医院中医妇科学科首席教授。

2011年，授予全国名老中医药专家工作室。

2011年，将家族珍藏多年的道光、咸丰、民国时期珍贵的老阿胶赠予阿胶行业领军企业东阿阿胶股份有限公司博物馆。

2012年，北京中医药薪火传承"3+3"工程，萧龙友名家研究室负责人。

2012年，主审的《全国中医妇科流派研究》由人民卫生出版社出版。本书获中华中医药学会优秀著作一等奖。

2013年，主编《中医妇科临床技能实训》，由人民卫生出版社出版。

2013年，获得全国第四批名老中医学术经验优秀指导老师称号，其学术继承人获得优秀师承论文及优秀学术继承人。

2013年12月，获北京中医药大学"岐黄中医药基金"传承发展奖。

2014年，担任卫健委妇幼保健研究会妇幼中医药发展委员会名誉会长。

2015年，任中国民族医药学会妇科分会会长。

2015年10月，国家中医药管理局肖承惊名老中医药专家传承工作室获北京中医药大学"新奥奖教奖学基金项目"优秀传承团队称号。

2015年，主编的《傅青主女科评注》由人民卫生出版社出版。

2015年，获"中华中医药学会优秀工作者"称号。

2015年8月，由中华中医药学会、北京市中医管理局共同主办，北京中医药大学东直门医院、中国中医科学院中医临床基础医学研究所、萧龙友名家研究室承办的萧龙友先生诞辰145周年纪念会在中国中医科学院举行。

2016年，应北京中医药大学宣传部推荐接受《千年国医》栏目录制采访。

2016年2月，主编的《中医妇科名家经验心悟》（2009年人民卫生出版社）获中华中医药学会优秀学术著作二等奖。

2016年3月，应邀参加第86届国医节、第八届台北国际中医药学术论坛讲述燕京萧龙友学术思想。

2016年12月，北京画院（办傅青主书画展）应邀做报告：作为一名大夫的傅山。

2017年4月，获中国中医药研究促进会学术特殊贡献奖。

2017年7月，获北京中医药大学东直门医院薪火传承成就奖。

2017年12月，获中国中药协会全国中医妇科引领奖。

2017年，获得全国第六批名老中医学术经验指导老师、第四批全国中医临床优秀人才研修项目指导老师称号。

2017年，荣获北京市中医管理局颁发的第三届首都国医名师称号。

2017年10月，组织成立全国中医妇科联盟，牵头单位为北京中医药大学东直门医院，任首席专家。

2018年1月，获北京中医药大学东直门医院三明工程大师级名医称号。

2018年3月，任中国中医药研究促进会中西医结合妇产与妇幼保健分会名誉会长。

2018年8月，获白求恩精神研究会、中国医师协会共同颁发的第二届"白求恩式好医生"荣誉称号。

2019年8月，荣获北京市卫生健康委员会评选的第七届"首都十大健康卫士"称号。

2019年，任中国民族医药学会妇科分会名誉会长。

2019年9月，参加中央电视台《百年巨匠——京城四大名医》开机仪式并致辞。

2020年，主编《萧龙友医学传略与传薪》，由人民卫生出版社出版。

矢志岐黄六十年

一、家学渊源，传承祖训

肖承悰教授于1940年11月出生于北京西城区兵马司胡同22号（现59号）。祖父是闻名京城的四大名医之首萧龙友先生。

古代中医教育主要有两种方式：一是师徒相授。习医者常从背诵药诀方书入门，继而研读医学典籍，并随师侍诊，抄录医案，再从中悟出医理。这种教学方式着重于实践，理论则以自学为主。由于门派、地域所限，其知识往往较为局限，而理论亦常常有所偏颇。另一种方式是以儒通医或由道、佛而通医。文人学医有着较好的古文国学根基，往往从中医经典入手，饱览前人医著，再验之于临床，进而提出己见，立一家之言。纵观历史上之医学大家，以儒通医者，如张仲景、朱丹溪、张景岳等，其特点是知识较广博，基础较深厚，因而建树良多。而佛教或道教的僧人、道士习医者亦不少，对后世影响较大者，如《竹林寺女科》和《肘后方》。一代儒医萧龙友先生正是这众多以儒通医者中的佼佼者之一。

萧龙友先生于1928年，以花甲之年，放弃高官厚禄，"不为良相，便为良医"，在北京悬壶济世。他行医素以医术高明而为世人所敬。在诊疗上，他披肝沥胆，见微知著，言行合一，从不虚词。能治者则治，不治者绝不延揽。其所诊之病多为疑难重症，如大脑炎、子宫瘤、黑热病、糖尿病等，皆精心诊治，且常常单以中药而治愈。在那中医倍遭歧视的年代，萧龙友先生凭借高超的医术博得了西医界同仁的信任和敬重，开创了中医师进入西医院用中药治病的先河，为中国人民，特别是中医界争了气，由此他的威望亦与日俱增。萧龙友先生开始仅是业余从医，后竟誉满京城，名振全国，靠自学而能达到这样的境界，并以医名流芳于世，令人赞叹。萧龙友先生潜心从事中医事业，呕心沥血，孜孜不倦而流芳于后世至今，影响了五代传人，留下了丰富的理论贡献、临床经验和文化财富。

萧龙友先生精通文史，深明医理，在中医理论方面造诣颇深，其医术可谓博大精深。他反复阅读、钻研《黄帝内经》《神农本草经》《伤寒论》等中医经典，并深刻领会其精神，用来指导临床实践，每验必效，从而积累了丰富的临床经验。他内、妇、儿科均擅长，尤其是治疗慢性病疗效显著，对治疗老年病也有独特的见解，更因治愈过不少疑难重病而闻名。萧龙友先生不仅医术高超，其医德更是令人钦佩。他致力于发展中医教育事业，积极主张开办中医学校。1929年，国民党当局试图废止中医，萧龙友先生毅然与孔伯华先生创办北平国医学院，并克服艰难困苦，坚持办学14年，培养学员700余人，其中绝大多数都成为了建设新中国的栋梁之材。1954年，萧龙友先生在第一届全国人民代表大会第一次会议上首次提案设立中医学院及中医大学。这一提案被政府采纳，成为了此后中医学院设立的肇始之议。作为中医教育家，萧龙友先生大力主张破除中医的门户之见，提倡中西医的交流、互补、借鉴、共进。萧龙友先生倡导中西医结合，他在撰写的《整理中国医药学意见书》中说到："医药为救人而设，本无中西之分，研此道者，不可为古人愚，不可为今人欺，或道或术，当求其本以定，一是万不可舍己芸人，亦不可非人是我。"

早在20世纪30年代，萧龙友先生即对中医学校的课程设置和所用教材提出了具体的编写设想，强调中医教育要"使学习和临床紧密结合，否则不易收到良好效用"。他对中医教育的期许甚高，认为现在中医学院的教学，要加强理论联系实际，而且必须打破门户之见，进一步发扬中医学，最大程度地互相交流，以供全世界同用，进而成为世界的"新医学"。时至今日，先生的这些思想已经在实践中发扬光大，全国各地的中医院校、中西医结合院校、走出国门的中医医院及诊所如雨后春笋般蓬勃发展。

肖承悰教授自幼与祖父萧龙友先生生活在一起，整整20年。她曾向我们提及，她从小很喜欢收集每味中药的小药签，那时都是一味中药附有一张药签，药签上面印有红色字图，描述的是此味草药的形状和性味归经、功能主治，闲时她就看一看，学一学。萧老先生心地特别善良，性情温和，无论是对患者还是家人、外人，从未发过脾气，在肖承悰教授的记忆中仅有一次祖父发脾气的情景：那是祖父下午外出出诊，出门时发现大门外西墙边槐树下有一位中年妇女蹲在那里，因急于出诊看了妇人一眼未说话，谁知等近黄昏时分返回医寓时，看到槐树下的妇人还在原地，萧老先生走近细观，见其腹泻不止，这时他急促地用文明棍敲打着地面大声质问家人："为什么对此妇人不闻不问？"接着把妇人引到家中亲自诊治。诸如此类之事不胜枚举。这些幼年的家庭熏染、萧龙友先生的一言一行以及兴趣爱好对肖承悰教授都起着潜移默化、水滴石穿的积极作用，故而后来肖承悰教授同祖父一样视患者如亲人，一贯主张四诊合参，并把问诊放在首位。临诊之时，她传承祖父之风，仍按祖父所言，不仅详问患者之主、兼症，局部变化及全身情况，乃至患者禀赋强弱、习惯性情、籍贯嗜好等，均要问到，以洞察病情之新旧、浅深、隐显变化，再参照望、闻、切诊做出正确诊断；专心致志，全神贯注，两耳倾听患者主诉，从不分心，开具处方时更是要求诊室所有人员缄口不语，心无旁骛，集中全部精力，故奏效者极多，误诊者少之又少。肖承悰教授遵祖父教导，不但重视医理，还非常重视药学。她非常赞同祖父"知医一定要明药"的观点，医与药不能相分，只有医药并用，知医明药，方为良医。她开出处方，用药精益求精、一箭多雕。对于临证组方用药，她仍按祖父的主张，"辨病立方，辨证施药，而其首要还在立法。法者不定之方，方者一定之法，同一法可从不同方剂中任选应用，或自组成分，但方既组成之后，必有一定之法方可"。在她的临床实践中，还体现出重视治病求本的思想。对中医的学习、交流、传承与发展，肖承悰教授与祖父萧龙友先生一样主张不执着一家之言，消除门户之见，不过分讲究派别，作为医者要博采众家之长，互相取长补短，才能真正传承中医、发展中医、发扬中医。正如肖承悰教授常提及的萧龙友老先生所言："有谓余之医学近黄坤载一派，其实余无所谓派，不过于傅青主、陈修园、徐灵胎诸人略为心折而已。"

二、践理想之路，逐岐黄之梦

新中国于1956年成立第一批四所中医学院，当时心情激动的萧龙友老先生不顾届时才初中毕业的孙女，就萌发了让肖承悰去报考的想法。当时北京中医学院要求只有高中毕业生才能报考，无奈，只好作罢。1959年，肖承悰教授高中毕业，以第一志愿考上北京中医学院，完成了祖父的心愿，也让年届89岁高龄的祖父甚感欣慰。

在北京中医学院学习的6年里，集中了现代最为著名的一代中医名家，其中不乏诸如秦伯未、任应秋、刘渡舟、颜正华、董建华、王绵之、程士德、印会河、陈慎吾、赵绍琴、李介鸣、祝谌予、施汉章、孔光一、周信有、王慎轩、马龙伯、方鸣谦等授课教师的循循教导，使得肖承悰教授走进了博大精深的中医殿堂。这一代中医名家不仅医德高尚、学识渊博、兼通古今，而且临证经验丰富，临床疗效卓著。他们在忘我的临床工作同时对培育中医后进不遗余力，把自己多年总结的临证经验毫无保留地传授给下辈，多年以后，很多老师曾经讲授的课程肖承悰教授每每提及时还历历在目，记忆犹新，使得她在以后的临床、教学及科研工作中受益颇多。

肖承悰教授上大学的时代，中医学习崇尚经典，经典学习占了相当大的比重。在6年大学的课程安排上，《黄帝内经》《伤寒论》《金匮要略》《温病条辨》等经典理论的学习课时占据较大的分量，经过如此严格的教育，肖承悰教授打下了坚实的中医基本功。此外，当时的中医大学院校教学体系已相对完备，开设了中医基础理论、中医诊断学、中药学、方剂学、中医临床等多门课程以及较为完整的西医课程，肖承悰教授在大学期间系统、全面地学习了学校设置的所有中西医课程，特别是西医课程的学习，拓展了她的视野，这些都为以后肖承悰教授在临证时辨证与辨病结合、综合运用中西医手段诊断疾病奠定了坚实的基础。自此，经过系统的、全面的、严格的学院式的学习和临床上的跟师学习，肖承悰教授开始追逐自己的岐黄之梦，踏上她的理想之路。

三、勇攀中医妇科高峰，海枯石烂矢志不渝

在北京中医学院读书的第6学期，肖承悰教授到北京市西城区护国寺中医门

诊部实习。当时她跟师随诊的老师名叫刘涵九，是《老残游记》一书作者刘鹗（刘铁云）的儿子，为人特别谦和厚道。他的患者以妇科为多，当时还有傅博恕、江鹤清两位名老中医也在同一诊室出诊。肖承悰教授曾多次感叹："当年跟着他们三位前辈学习是我的幸运。"当年她跟诊刘涵九先生一个学期，目睹了刘先生很多妙手回春的医案。刘先生一边诊病一边给肖承悰教授讲治则，子宫肌瘤、闭经、崩漏、不孕等等困扰妇女的疾病在刘先生的诊治下慢慢好转甚至痊愈，使得肖承悰教授在感叹的同时启发和收获也很大，直到现在，她还经常和我们提及那一段段往事，还保留着当时的笔记，刘老的经验至今仍然被肖承悰教授在临床上使用，而且效果俱佳。短短一学期的实习，刘老的博古通今、言传身教，使得肖承悰教授对中医有了新的认识，许多问题有豁然开朗的感觉，看到经刘老诊治过的患者大多临床效果极佳，肖承悰教授慢慢对中医妇科产生了浓厚兴趣，萌发了要从事中医妇科事业的想法。6年大学学习结束后，肖承悰教授毕业进入临床，坚定地选择了中医妇科作为自己的研究方向，并且用毕生心血学之、爱之、扬之，在行医的同时，不断钻研、摸索，勤求古训，博采众方，经年磨砺，肖承悰教授业已形成了自身独特的学术思想及行之有效的诊疗特色，成为现代中医妇科名家。

肖承悰教授毕生致力于中医妇科事业，勤奋钻研，学贯中西，前前后后跋涉60年，经历了无数风雨与坎坷，但肖承悰教授始终坚持她的理想与信念，正如她所言："从事中医妇科六十年，知之愈深，爱之愈深；爱之愈深，愈感到中医之博大精深，非吾辈穷毕生精力所能完全领会。我深知与我祖父一辈的名中医相比，在对中医的理解和贡献上我都还有很大的距离，但先辈筚路蓝缕复兴中医的信念，仁医仁术的博大胸怀，始终在激励我、鞭策我。"肖承悰教授现虽已是耄耋之年，但仍坚持在临床一线，致力于中医妇科的研究与探索、传承与发展，永不言息。正所谓"千磨万击还坚劲，任尔东西南北风"。

四、承前启后，教书育人，甘为人梯

肖承悰教授1965年毕业后留任北京中医药大学东直门医院妇科，一直从事医、教、研工作至今。从事教学工作50余年来，热衷于教书育人。她对中医临床学科的课堂与实践教学有丰富的经验，对中医教育事业倾注了毕生心血，经过多年教学实践，她提出广开思路、因材施教、因地制宜、理论结合临床的教学方法，不愧是现代中医教育的一代宗师。她的学生包括大学本科班、硕士、博士、传承博士后，涉及助教班、专科师资培训班、中医进修班、西医学习中医班、业余中医班、"乡村中医师3+3提升工程"等等，但无论是哪种学生，她都竭尽全力、毫无保留，言传身教。

肖承悰教授从1965年毕业后即下乡带教巡回医疗，长期担任各类学生的教学工作，多年担任台湾、香港学校的中医妇科教学及实习带教，还努力协调各方，将台湾的学生带到北京东直门医院进修实习，使他们看到中医治病的效果，坚定了他们毕业后从事中医事业的决心。肖承悰教授讲课生动活泼，课堂气氛轻松愉快，经常与学生保持互动，对于那些复杂难懂的知识，肖承悰教授会利用生活中通俗浅显的例子来讲解，同学们自然不仅理解透彻而且记忆深刻。

肖承悰教授在长期的临床及理论教学实践中，慢慢总结了一些自己的中医教育规律。她认为，首先，富含哲学和科学内涵的中医独特理论体系是其几经危难屹立不倒持续发展的根基；其次，中医不能也不可能脱离临床，它来源于临床，服务于临床，从古至今理、法、方、药无时无刻不应用于临床，也无时无刻不在临床应用中得以修正和完善，所以才能够在两千余年的历史长河中扎根于广大民众之中。因此，现代中医教育必须同时注重理论和临床，万万不可偏废其中的任何一面。她认为，由中医基础理论派生出各学科的理论，要以中医基础理论为纲，并用于指导本学科的临床实践；反之，中医基础和临床课程的教师也不应脱离临床，应该理论联系实际，才能避免闭门造车，才能与时俱进，才能承前启后；对学生要因材施教，启发思路，培养他们扎实的临床与研究技能，一定要授之以渔，才能将祖国的瑰宝代代相传及发展。

肖承悰教授对待学生就像母亲一般，关心着我们的方方面面，学业上的提高、工作上的进步、家庭上的和谐、身体上的健康等等无不记挂在心，甚至我们每个人的另一半和下一代也无不被她时时关心和爱护着。肖承悰教授在治学上严肃认真、一丝不苟，她以身作则，取得了丰富的经验，获得了一个个优秀表彰，完成了一个个立项课题。她在学术上要求我们一定要实事求是、刻苦钻研、勤学好问；在生活中与我们朝夕相处、关爱备至、平易近人、紧跟时尚。肖承悰教授是一个热爱生活并极具生活情趣的人，闲暇时会和徒子徒孙们畅谈时尚话题，不忙时还会时不时带着徒子徒孙们卡拉OK高歌一曲，《我和我的祖国》及邓丽君的《又见炊烟》便是肖承悰教授喜欢的曲目之一；周末时偶尔还会带着我们去"血拼"，地坛公园书市、朝阳公园书市、来福士、上品折扣……都留下过我们的快乐足迹，每每这时，祖孙三代便会乐作一团，欢乐无限了。

肖承悰教授在工作和学习生活中无不根据每个学生的特长为其创造合适的机会和发展空间，她为了晚辈的成长会不顾年事已高、身体欠佳毅然甘当人梯：晚辈做主编她做主审、晚辈作报告她做主持、晚辈做红花她做绿叶，她的良苦用心无不让晚辈们感动不已、铭刻在心，就像她的一名学生在给肖承悰教授的短信中所说："肖老师，您就是我们的太阳，永远照耀着我们每一个人，时时刻刻给我们温暖，却从不索取和要求回报。"

唐代大诗人李商隐的千古传唱佳句"春蚕到死丝方尽，蜡炬成灰泪始干"，把春蚕的执着、利人、奉献精神给予充分的表现。每当想起这句诗我不由得就想起我们的肖老师，她无愧于"春蚕"，它是对肖承悰教授无私奉献精神和高尚品质的客观、真实评价。肖承悰教授的言行也正是著名教育家朱光潜所说"只要我还在世一日，就要吐丝一日，但愿我吐的丝，能替人间增一丝丝温暖，使春意更浓"的真实写照。

五、淡泊名利，清白做人

肖承悰教授60年来，始终坚持在临床一线，是一位实实在在的临床大家，在妇科领域取得了卓越成就。她多年致力于研究中医药治疗子宫肌瘤、子宫内膜异位症、月经不调、更年期综合征、慢性盆腔炎、卵巢囊肿、多囊卵巢综合征、卵巢早衰、不孕不育症、流产、产后病及多种妇科临床疑难杂症，临床疗效甚佳，形成了自己鲜明、独特的治疗方法和学术观点，在国内外享有了很高的知名度。伴随高知名度而来的就是许多社会的任职和光环，肖承悰教授总是低调、低调、再低调，总是在不得已时才出任一些学术和社会要职，套用当今时髦话就是"被"。记得第一次近距离接触肖承悰教授还是在有一天正上班时，当时我怎么也想不到全国赫赫有名的肖承悰教授会拿着一份患者的妇科超声报告单来到我的面前："汤大夫，这个病人的超声报告我没看懂，您能给我讲讲吗？"她谦和的目光和语气让我始料未及，稍作镇静后我才详细向她解释了报告的内容及自己的看法，从此对肖承悰教授的敬佩便不再是空中楼阁、虚无缥缈的了。

众所周知，肖承悰教授的祖父萧龙友先生不仅是儒医巨匠，还是著名的收藏家。先生将精心收藏的《医方类聚》捐献给中医科学院，其子女深受影响，包括肖承悰教授的父亲萧璋教授，把父亲收藏的150件古代珍贵文物无偿捐献给故宫博物院，把现位于北京金融街价值连城的老宅也无偿捐给了国家。2011年，肖承悰教授把祖父留传下来、历经萧龙友家三代人悉心保护且保存完好的道光、咸丰、民国三个年代的阿胶全部无偿捐献给在东阿阿胶兴建的中国阿胶博物馆，其中年代最为久远的道光二十六年的阿胶，距今已有近200年历史，极有可能是现存可考证年份最老的阿胶。肖承悰教授如是说："在肖家存放，这些阿胶还只是个人私物，我们希望它能发挥更大的价值，这是它们最好的归宿。"朴实无华、真挚感人的话语表现了肖承悰教授及家人的高风亮节、淡泊名利、清白做人、忧国忧民、无私奉献的高贵品质。

肖承悰教授就是一个如此淡泊名利的人，她时刻以身示教教导我们："作为一名人民的医生就要为人民服务和着想，作为一名共产党员就要有坚定的信念和方向。"

六、一身正气，满腹才华

肖承悰教授常常对我们说："我是一名共产党员，作为党员，就要有正确的方向，要有正确的价值取向，要弘扬正气，要发扬正能量。"她如是说，也是这样做的。肖承悰教授常以"人命至重，有贵千金"为训导，诊病不问贵贱贫富，不以衣着取人，诊病极为认真详细，为了打击医院的"号贩子"，她宁可口服止痛片，拖着有病的身躯也要把来自全国各地的患者一一认真诊治，真正做到一人一方，个体化治疗。她虽医术高明，经验丰富，但尊重同道，谦虚诚恳。若遇有患者治病，中途更换大夫时，对以往大夫开的药，从不妄加评论、褒贬同行，而是博采众方，扬长避短。每每开具处方时总是再三斟酌，既要疗效好又要药价廉。对于业内弄虚作假之事肖承悰教授尤为愤恨，会当面指出，绝不姑息迁就。诸如种种，不胜枚举。虽年事已高，但她仍坚持每天阅读学习，在勤研中医经典的同时，始终关注和跟踪西医妇科理论与实践的最新进展，对西医妇科前沿理论、最新成果、新药与治疗技术进展等方面尽悉了解。每次学术会议她都会带回会议资料慢慢研读，无论是中医还是西医，她都求知若渴。肖承悰教授经常会抓住点滴时间给我们讲述中医的历史、中医的典故、老一辈中医人那些感人至深的故事……

肖承悰教授就是这样一个充满朝气、充满快乐、充满正能量的人：和她在一起，你就永远不会懒惰；和她在一起，你就永远不会消沉；和她在一起，你就永远不会平庸；和她在一起，你就永远不会悲伤；和她在一起，你就永远不会迷失方向；和她在一起，你就永远不会失去梦想。正所谓"俯仰无愧天地，褒贬自有春秋"，她性格直爽，胸怀坦荡，她是中医人的楷模，指引着一代代后辈勇往前行。